ABHANDLUNGEN DER DEUTSCHEN AKADEMIE
DER WISSENSCHAFTEN ZU BERLIN

Klasse für Medizin
Jahrgang 1961 Nr. 1

BERLINER SYMPOSION ÜBER ANAESTHESIEPROBLEME DES OFFENEN THORAX

Vom 28. bis 30. Oktober 1959
in der Deutschen Akademie der Wissenschaften
zu Berlin

AKADEMIE-VERLAG · BERLIN
1961

ABHANDLUNGEN DER DEUTSCHEN AKADEMIE
DER WISSENSCHAFTEN ZU BERLIN

Klasse für Medizin
Jahrgang 1961 Nr. 1

BERLINER SYMPOSION ÜBER ANAESTHESIEPROBLEME DES OFFENEN THORAX

VOM 28. BIS 30. OKTOBER 1959
IN DER DEUTSCHEN AKADEMIE DER WISSENSCHAFTEN
ZU BERLIN

Zusammengestellt und herausgegeben von
Dr. med. Manfred Meyer
Oberarzt der Anaesthesieabteilung und des
Laboratoriums für Anaesthesiologie,
Robert-Rössle-Klinik
der Deutschen Akademie der Wissenschaften zu Berlin,
Berlin-Buch

Mit 82 Abbildungen, davon 22 auf 12 Kunstdrucktafeln und 13 Tabellen

AKADEMIE-VERLAG · BERLIN
1961

Vorgelegt von Hrn. LOHMANN in der Klassensitzung vom 5. Nov. 1959
Zum Druck genehmigt am gleichen Tage, ausgegeben am 20. Mai 1961

Erschienen im Akademie-Verlag GmbH, Berlin W 8, Leipziger Straße 3–4

Lizenznummer 202 · 100/409/61
Satz und Druck: Druckhaus „Maxim Gorki", Altenburg
Bestellnummer: 2001/61/IV/1
Preis: DM 18,–
Printed in Germany
ES 17 G

VORWORT

Die Entwicklung der Anaesthesie als selbständiges Fach ist in der Deutschen Demokratischen Republik nun nicht mehr auf die Initiative einzelner gegründet. Welche Förderung unsere junge Disziplin erfährt und welche Bedeutung ihr in der Perspektive von den Regierungsstellen beigemessen wird, zeigt gerade das Zustandekommen dieses Symposions.

Die Veranstalter geben mit der Organisation solcher wissenschaftlicher Zusammenkünfte ein besseres Beispiel für reale Gesundheitspolitik als mit vielen wohlklingenden Erklärungen.

Wir Anaesthesisten, und nicht zuletzt unsere Patienten, werden aus solcher praktischen Hilfe mehr Nutzen ziehen, als vielleicht im Augenblick offenbar werden kann. Es wird an uns liegen, die Ergebnisse dieses Symposions so auszuwerten, daß aus ihm für alle ein nachhaltiger Gewinn hervorgeht.

Die Teilnahme von Fachvertretern aus Bolivien, Bulgarien, der ČSSR, der Deutschen Bundesrepublik, England, der Mongolischen Volksrepublik, Österreich, Polen, Schweden, der Sowjetunion, Ungarn und der gastgebenden Deutschen Demokratischen Republik gab an sich schon die Gewähr, daß die Problematik vielseitig und die Diskussion farbig wurde.

Das rege Interesse an den Kongreßbänden unserer Symposien von 1953 und 1957 gab uns den Mut, auch dieses Symposion in der alten Form zu veröffentlichen.

Ehe aber dieser Druck nun fertig vor uns liegen konnte, haben viele fleißige Hände zum Gelingen beigetragen. Es ist uns darum eine angenehme Pflicht, uns bei den Veranstaltern, dem Ministerium für Gesundheitswesen der DDR und der Deutschen Akademie der Wissenschaften zu Berlin, für alle Unterstützung, die sie uns während der Vorbereitung und im Verlaufe des Symposions zuteil werden ließen, zu bedanken. Auch den Damen des Organisationsbüros Fräulein Wroblewski und Frau Kühnau, sowie Fräulein Bräutigam vom Büro für Gesamtdeutsche- und Auslandsbeziehungen der Akademie, sowie Herrn Krause von der Auslandsabteilung des Ministeriums für Gesundheitswesen gebührt unser Dank für ihren unermüdlichen Einsatz. Ganz besonders sind wir der Tschechoslowakischen Akademie der Wissenschaften zu Dank verpflichtet, daß sie es uns ermöglichte, durch ihre drahtlose Simultandolmetscheranlage den Verlauf der wissenschaftlichen Sitzungen flüssig zu gestalten, so daß Deutsch, Russisch und Englisch als Kongreßsprachen angewendet werden konnten. Die von den Technikern der Akademie unter erschwerten Bedingungen angefertigten Tonbandaufzeichnungen, besonders des Round-Table-Gesprächs, machten es überhaupt erst möglich, daß die aus dem Stegreif gehaltenen Diskussionsbeiträge uns Wort für Wort erhalten blieben. Wir danken auch ihnen sehr herzlich. Einen bedeutenden Teil der Arbeit übernahmen Fräulein Joecks bei der Übersetzung der Tonbänder und die Sekretärin unserer Anaesthesieabteilung, Frau Malitzke, bei der Anfertigung der Druckunterlagen. Ohne solche Hilfe, für die wir ihnen unsere Anerkennung zollen möchten, hätten wir unser Vorhaben nicht ausführen können.

Wir hoffen, daß die vorliegende Schrift das Interesse und Verständnis für die Probleme der Anaesthesie fördern und einen weiteren Beitrag zur Entwicklung des Anaesthesiewesens leisten wird.

Berlin, im Juni 1960 M. Meyer

VERANSTALTER

Das Ministerium für Gesundheitswesen der Deutschen Demokratischen Republik
und die
Deutsche Akademie der Wissenschaften zu Berlin
unter Teilnahme der Gesundheitsministerien der UdSSR, der ČSSR, sowie der Volksrepubliken Ungarn, Polen und Bulgarien

TAGUNGSORT

Plenarsaal der Deutschen Akademie der Wissenschaften zu Berlin

WISSENSCHAFTLICHE LEITUNG

Dr. med. habil. LOTHAR BARTH,
Chefarzt der Anaesthesieabteilung und Leiter des Laboratoriums für Anaesthesiologie, Robert-Rössle-Klinik der Deutschen Akademie der Wissenschaften zu Berlin, Berlin-Buch

TEILNEHMER AM SYMPOSION

BARK, J., Priv.-Doz., Dr. med. habil., Leiter der Anaesthesieabteilung der Chirurgischen Universitätsklinik Tübingen

DÉMANT, L., MUDr, Leiter der Anaesthesieabteilung der II. Chirurgischen Universitätsklinik Prag, ČSSR

FILIPOFF, F., Dr., Anaesthesist am Militärkrankenhaus Sofia, Volksrepublik Bulgarien

FORGÁCS, ISTVÁN, Dr. med., Anaesthesieabteilung der III. Chirurgischen Klinik der Medizinischen Universität Budapest, Volksrepublik Ungarn

FREY, R., Prof. Dr. med., F. F. A. R. C. S., Leiter der Anaesthesieabteilung der Chirurgischen Universitätsklinik Mainz

GRAY, T. CECIL, Professor der Anaesthesie, M. D., F. F. A. R. C. S., Vizepräsident der Vereinigung der Anaesthesisten Großbritanniens und Irlands, Direktor der Anaesthesieabteilung der Universität Liverpool, England

GUMMEL, H. P., Prof. Dr. med., Direktor der Robert-Rössle-Klinik der Deutschen Akademie der Wissenschaften zu Berlin, Vorstandsmitglied der Forschungsgemeinschaft der naturwissenschaftlichen, technischen und medizinischen Institute der DAdW zu Berlin

HOLMDAHL, M. H.: SON, Doz., Leiter der Anaesthesieabteilung des Akademiska Sjukhuset Uppsala, Schweden

HUTSCHENREUTER, K., Doz. Dr. med. habil., Leiter der Anaesthesieabteilung der Chirurgischen Universitätsklinik Jena

JORDANOW, J. G., Dr. med., Anaesthesist, Wissenschaftliches Institut für Tuberkulose, Sofia, Volksrepublik Bulgarien

KESZLER, HUGO, MUDr, Chefarzt der Anaesthesieabteilung des Instituts für klinische und experimentelle Chirurgie, Prag, ČSSR

MAYRHOFER, O., Doz. Dr. med. habil., Leiter der Anaesthesieabteilung der II. Chirurgischen Universitätsklinik Wien, Österreich

MEYER, MANFRED, Dr. med., Oberarzt der Anaesthesieabteilung und des Laboratoriums für Anaesthesiologie, Robert-Rössle-Klinik der Deutschen Akademie der Wissenschaften zu Berlin, Berlin-Buch

MUSHIN, W. W., Professor der Anaesthesie, M. A., M. B., B. S., F. F. A. R. C. S., F. F. A. R. A. C. S., Direktor der Anaesthesieabteilung der Welsh National School of Medicine, University of Wales, Cardiff, England

NÁBĚLKOVÁ-MONCOĽOVÁ, D., MUDr, Chefärztin der Anaesthesieabteilung des Landeskrankenhauses Trnava, ČSSR

PAYNE, J. P., M. D., M. B., F. F. A. R. C. S., D. A., Lecturer für Anaesthesie, Direktor der Anaesthesieabteilung des Hammersmith Hospital und der Postgraduate Medical School of London, England

POKRZYWNICKI, S., Doz. Dr., Medizinische Akademie Lodz, Volksrepublik Polen

POPPELBAUM, F., Dr. med., Chefarzt der Anaesthesieabteilung des Hufeland-Krankenhauses, Berlin-Buch

RACENBERG, E., MUDr, Anaesthesist, Institut für klinische und experimentelle Chirurgie, Prag, ČSSR

RUBÁNYI, PÁL, Prof. Dr. med., Direktor der III. Chirurgischen Klinik der Medizinischen Universität Budapest, Volksrepublik Ungarn

SHOROW, I. S., Doktor der medizinischen Wissenschaften, Professor, Direktor der Chirurgischen Klinik der sanitären Fakultät des I. Moskauer medizinischen Instituts, Moskau, UdSSR

SMETANA, J., MUDr, Chirurg, Institut für klinische und experimentelle Chirurgie, Prag, ČSSR

STOFFREGEN, J., Priv.-Doz., Dr. med. habil., Leiter der Anaesthesieabteilung der Chirurgischen Universitätsklinik Göttingen

SZÁNTÓ, KATHARINE, Dr. med., Anaesthesieabteilung der Herz- und Gefäßchirurgischen Universitätsklinik Budapest, Volksrepublik Ungarn

WANIEWSKI, W. L., Dozent, Leiter der Anaesthesieabteilung der I. Chirurgischen Klinik des Instituts für Ärztliche Fortbildung, Leningrad, UdSSR

INHALTSVERZEICHNIS

30. Oktober 1959

Vormittagssitzung

Nachmittagssitzung

Begrüßung der Teilnehmer durch

Prof. Dr. METTE,

als Vertreter des

Ministeriums für Gesundheitswesen

der Deutschen Demokratischen Republik,

und

Prof. Dr. H. P. GUMMEL,

als Vertreter der

Deutschen Akademie der Wissenschaften zu Berlin

L. Barth

Einleitung und Begrüßung

Dies ist der dritte Anaesthesiekongreß, welcher von der Deutschen Akademie der Wissenschaften zu Berlin veranstaltet wird. Das erste Symposion im Frühjahr 1953 war für die Akademie und für uns ein Experiment. Die Anaesthesiologie steckte damals in unserem Lande noch in den Kinderschuhen und fand wenig Beachtung. Aber das Ergebnis der ersten Veranstaltung war günstig. So konnten wir uns im Jahre 1957 erneut zusammensetzen und über aktuelle Themen der Anaesthesiologie diskutieren. Bei der zweiten Veranstaltung waren wir nicht mehr allein und auf uns selbst gestellt. Bekannte Anaesthesiologen aus Österreich und der Schweiz, namhafte Kollegen aus der Bundesrepublik und mein Freund Holmdahl aus Schweden halfen uns bei unseren Bemühungen, tiefer in die Anaesthesiologie einzudringen und das Interesse an diesem Fach und unserer Tätigkeit zu wecken.

Letzteres ist uns ganz offensichtlich gelungen. Das kommt darin zum Ausdruck, daß das diesjährige Symposion von höchster Stelle, vom Ministerium für Gesundheitswesen, ins Leben gerufen wurde. Das Ministerium für Gesundheitswesen der DDR und die Deutsche Akademie der Wissenschaften zu Berlin sind die gemeinsamen Veranstalter dieses Anaesthesietreffens. Mir wurde die hohe Ehre zuteil, dieses Symposion zu organisieren und zu leiten. Ohne die Hilfe der Behörden und der Akademie und ohne aktive Unterstützung durch die Mitarbeiter meiner Abteilung wären die Vorbereitungsarbeiten kaum soweit gediehen, daß wir heute in einem internationalen Gremium zusammensitzen können.

Ich bin sehr glücklich, eine so große Teilnehmerschar an diesem Ort begrüßen zu dürfen. Ganz besonders freue ich mich, daß wir diesmal eine sehr große Zahl ausländischer Gäste bei uns haben, und daß wir erstmalig Kontakt mit unseren Anaesthesiekollegen aus der Sowjetunion, aus der Mongolischen Volksrepublik, aus Polen, aus der ČSSR, aus Ungarn und Bulgarien aufnehmen können. Durch die Anwesenheit dieser Gäste, mit denen uns hoffentlich bald herzliche Freundschaft verbindet, sind wir sehr geehrt. Ich darf Sie, liebe Gäste aus der UdSSR und Mongolischen Volksrepublik, aus Polen, Ungarn, Bulgarien und der ČSSR, wohl im Namen aller Anwesenden, herzlich willkommen heißen. Namentlich darf ich die Delegationsleiter der genannten Länder, Herrn Prof. Shorow aus Moskau, Herrn Dr. Basardarja aus Ulan-Bator, Herrn Prof. Rubányi aus Budapest, Herrn Dr. Pokrzywnicki aus Lodz, Herrn Dr. Keszler aus Prag und Herrn Dr. Filipoff aus Sofia herzlich begrüßen.

Eine unverdient hohe Ehrung für uns alle ist die Anwesenheit vier prominenter englischer Anaesthesiologen. Wir alle wissen — und es ist auch unseren Gesundheitsbehörden nicht verborgen — daß Großbritannien auf dem Gebiete der Anaesthesie die führende Rolle innehat. Die Anaesthesisten des United Kingdom sind unsere Lehrmeister und Vorbilder. Deshalb möchte ich die hohen Vertreter der britischen Anaesthesiegesellschaft, Herrn H. G. Epstein aus Oxford, den Abgesandten von Sir Robert Macintosh und Leiter des Anaesthesielaboratoriums an der Universität in Oxford, Herrn Prof. T. Cecil Gray von der Universität in Liverpool, dem gegenwärtigen Präsidenten der Association of Anesthetists of Great

Britain and Ireland, Herrn Prof. WILLIAM W. MUSHIN von der Universität in Cardiff, dem wir für die Abhaltung des unvergeßlichen Anaesthesie-Fortbildungskursus im Jahre 1957 zu großem Dank verpflichtet bleiben, und Herrn Dr. J. P. PAYNE, den Leiter der Anaesthesieabteilung der Postgraduate Medical School of London, welcher im Anschluß an das Symposion einen 10tägigen Fortbildungskursus leiten wird, auf das herzlichste willkommen heißen.

Von den vielen alten Freunden, die uns heute wieder die Ehre ihrer Anwesenheit und Mitarbeit geben, möchte ich nur Herrn Doz. Dr. HOLMDAHL aus Uppsala in Schweden, Herrn Doz. Dr. MAYRHOFER aus Wien und Herrn Dr. EDLINGER aus Graz sowie Herrn Doz. Dr. JUST aus Berlin, den gegenwärtigen Präsidenten der Deutschen Gesellschaft für Anaesthesie, Herrn Doz. Dr. ZINDLER aus Düsseldorf, den vorjährigen Präsidenten dieser Gesellschaft, und Herrn Prof. Dr. RUDOLF FREY, den ständigen Schriftführer der Deutschen Gesellschaft für Anaesthesie, welcher leider erst am Donnerstag eintreffen kann, herzlichst begrüßen.

Die zahlreichen anderen namhaften Vertreter der Deutschen Anaesthesie mögen mir erlauben, sie ohne namentliche Nennung herzlich willkommen zu heißen.

Bevor wir das wissenschaftliche Programm eröffnen, möchte ich nicht versäumen, dem Ministerium für Gesundheitswesen und der Deutschen Akademie der Wissenschaften zu Berlin meinen Dank für die Ausgestaltung dieses Symposions auszusprechen. Ferner möchte ich alle Kongreßteilnehmer ermuntern, auch an den gesellschaftlichen Veranstaltungen teilzunehmen. Zu einem Symposion, dessen ursprüngliche Bedeutung wörtlich „Trinkgelage“ ist, gehört auch das Vergnügen. Ein guter Anaesthesist muß, wie Sir ROBERT MACINTOSH zu postulieren pflegt, auch eine gute Portion Alkohol vertragen. Das wollen wir heute Abend und am Empfangsabend am Freitag unter Beweis stellen. Jetzt wenden wir uns den weniger feuchten geistigen Genüssen zu und beginnen mit dem wissenschaftlichen Programm.

28. Oktober 1959

Vormittagssitzung

Thema: Anaesthesiemethoden für intrathorakale Operationen

Vorsitzender: W. W. Mushin, Cardiff

Beisitzer: S. Pokrzywnicki, Lodz

P. Rubányi

Zur Frage der Anaesthesie in der Thoraxchirurgie

Die Erfolge intrathorakaler chirurgischer Eingriffe hängen nicht nur von der Indikation und der Operationstechnik ab, sondern stehen auch mit den angewendeten Anaesthesieverfahren in engem Zusammenhang.

Die mit Eröffnung des Thorax verbundenen Operationen können in Lokalanaesthesie und in kombinierter Intubationsnarkose durchgeführt werden. In Ungarn hat die Thoraxchirurgie nach dem zweiten Weltkrieg eine sehr große Entwicklung durchgemacht. Da aber in dieser Zeit die Grundbedingungen der modernen Anaesthesiologie weder hinsichtlich eines entsprechend geschulten Personals, noch auf dem Gebiete der apparativen Ausrüstung gegeben waren, und die Lokalanaesthesie in Ungarn über große Traditionen verfügte, ging diese große Entwicklung der Thoraxchirurgie unter Beibehaltung der Lokalanaesthesie vor sich. Mit Ausnahme der Herzoperationen wurden alle großen Eingriffe am Thorax (Lunge, Pleura, Mediastinum, Oesophagus usw.) in Lokalanaesthesie, und zwar mit überraschend guten Erfolgen durchgeführt. Wir berichteten über diese Erfolge öfter in Form von Publikationen und Vorträgen, jüngst gemeinsam mit Dr. Kerényi auf dem Leipziger Kongreß 1955.

Inzwischen wurden jedoch alle notwendigen Bedingungen der modernen kombinierten Intubationsanaesthesie in Ungarn geschaffen, und es stellten sich nun zahlreiche Kliniken und chirurgische Abteilungen auf die Narkose um. Auch an meiner Klinik wurden die früher verwendeten lokalanaesthetischen Verfahren aufgegeben, und wir verwenden heute bereits die Intubationsnarkose. Ich darf wohl annehmen, daß es nicht uninteressant sein wird, einen Vergleich zwischen den beiden Anaesthesieverfahren im allgemeinen und auf Grund unserer eigenen Ergebnisse zu ziehen. Die beiden Methoden können nach folgenden Gesichtspunkten verglichen werden:

1. Sicherung der Analgesie

In Narkose ist die Schmerzaufhebung vollkommen. Auch bei der besten Lokalanaesthesie gibt es Krankentypen, sowie Operationstypen (z. B. Empyem, Dekortikation eines Pleurakallus, Reoperationen usw.), bei denen keine vollkommene Schmerzlosigkeit erreicht werden kann. Die Wirkung läßt sich zwar potenzieren, wenn man große Dosen solcher Pharmaka verabreicht, die auf das Zentralnervensystem — dabei aber auch auf das Atemzentrum — deprimierend wirken (wie z. B. Morphin, Dolargan, Skopolamin usw.), dieses Verfahren ist jedoch gerade wegen der Gefahr einer Hypoxie nicht ungefährlich. Das gleiche gilt auch für die Kombination der Anaesthesie und Hibernation.

2. Bedingungen des Gasaustausches

a) Sauerstoff

Bei Intubationsnarkose und kontrollierter Atmung ist die Oxygenisation eine vollkommene, die oxymetrischen Werte liegen auch während mehrstündiger Eingriffe im allgemeinen über

90%. In Lokalanaesthesie muß mit einer mehr oder minder starken Hypoxie immer gerechnet werden. In Seitenlage sind selbst 75%ige Saturationswerte keine Seltenheit, in Overholt-Lagerung ist die Desaturation (wie unsere eigenen Ergebnisse zeigten) geringer.

b) Kohlendioxyd

Bei längeren Narkosen besteht die Gefahr der CO_2-Retention um so mehr, da ihre Symptome durch das Fehlen der Hypoxie überschattet werden. In Lokalanaesthesie wird die CO_2-Retention infolge der unbeeinflußten Spontanatmung und des Hustens meist beseitigt, bzw. sie kommt nur als eine der Folgen von Hypoventilation, in jedem Falle gemeinsam mit Hypoxie vor. In Narkose besteht bei Hyperventilation auch die Gefahr einer Hypokapnie, die bei Lokalanaesthesie praktisch nicht vorkommt.

3. Schockbereitschaft

Sie besteht bei Lokalanaesthesie in gesteigertem Maße. Besonders gefährlich sind diesbezüglich jene Operationen, die mit stumpfen Gewebsläsionen großer Oberflächenausdehnung verbunden sind (Dekortikation, Thorakoplastiken) und solche Fälle, bei denen z. B. neben Pleuracallus weder die parietale noch die hiläre reflexogene Zone zugänglich ist. Bei der heutigen Narkosetechnik kommen Schocks kaum mehr vor.

4. Das Problem des Bronchialsekrets

Ein Vorteil der Lokalanaesthesie ist der spontane Hustenreiz und die Möglichkeit des Hustens bei Aufforderung, diese bieten jedoch keinen absoluten Schutz gegen Aspiration und Suffokation. Wenn zu viel Sekret abgesondert wird, hustet der Kranke dauernd und dies stört die Operation. Bei Narkose gibt es zahlreiche Maßnahmen zur Abwehr der Aspiration, jedoch ist keine dieser Methoden frei von allen Mängeln und auch ihre technische Anwendung ist ziemlich schwierig. Die beste Vorbeugung der Aspiration besteht in entsprechender Lagerung und im öfter wiederholten Absaugen.

5. Gefahr der Luftembolie

Bei Intubationsnarkose kommt diese Komplikation unseres Wissens nicht vor, sie droht nur in Lokalanaesthesie und kann auch durch Trendelenburgsche Lagerung nicht mit Sicherheit abgewehrt werden.

6. Atmungsfunktion

Kontralaterale Lungen- oder Pleuraprozesse, sowie frühere kontralaterale Operationen bedeuten wegen der Gefahr von Hypoxie eine Gegenindikation der Lokalanaesthesie.

7. Operationstechnische Gesichtspunkte

Die Vorteile der mit Muskelrelaxantien kombinierten modernen Narkose sind zur Genüge bekannt. Bei Lokalanaesthesie wird die Aufmerksamkeit des Operateurs zum Teil dadurch abgelenkt, daß er sich mit dem Kranken auch psychisch beschäftigen muß. Durch die ständigen Bewegungen wird die Durchführung feinerer technischer Operationen oft stark erschwert.

Auf Grund sorgfältiger Erwägung aller Gesichtspunkte gingen auch wir auf die kombinierte Intubationsnarkose über.

Vom Januar 1953 bis zum Juli 1955 führten wir 416 Eingriffe am Brustkorb in Lokalanaesthesie durch. Vom März 1957 bis zum September 1959 betrug die Zahl der bei uns in kombinierter Intubationsnarkose durchgeführten Thoraxoperationen 469 (Tab. 1—3). Ich möchte nun diese beiden Serien bezüglich jener Komplikationen kurz vergleichen, die auf irgendeine Weise mit der Anaesthesie im Zusammenhang stehen.

Hinsichtlich der Beurteilung der während und nach der Operation auftretenden Schocks, diente uns das klinische Bild als Grundlage. Wir bezeichneten den Schock als leicht, wenn der Blutdruck bis 90 mm Hg abnahm, als mittelschwer, wenn die Tension zwischen 90 und 70 mm Hg schwankte und sprachen von schweren Schocks bei einem Tensionssturz bis unter 70 mm Hg. Wir wählten diese Einteilung auch deshalb, weil auch das frühere, in Lokalanaesthesie operierte Krankengut nach dieser Klassifizierung verarbeitet wurde, und es ist so einfacher, eine Parallele zwischen den beiden Verfahren zu ziehen. Unter den 469 in Narkose operierten Kranken beobachteten wir leichte Schocks bei 6 Fällen (1,2%), mittelschwere bei ebenfalls 6 Fällen (1,2%) und schwere bei 2 Fällen (0,4%); irreversibel und zum Exitus führend war der Schock bei 3 Fällen (0,6%). Vergleicht man diese Werte nun mit den 416 in Lokalanaesthesie durchgeführten Operationen, so läßt sich folgendes feststellen: leichte Schocks kamen bei 8 Fällen (1,9%), mittelschwere bei gleichfalls 8 Fällen (1,9%) und schwere bei 2 Fällen (0,4%) vor, während die Zahl der irreversiblen, tödlichen Schocks 6 Fälle (1,4%) betrug (Tab. 4). Die leichten und mittelschweren Schocks konnten durch Unterbrechung der Operation und Anwendung der Trendelenburgschen Lagerung sowie durch Beschleunigung der Transfusion behoben werden. Die schweren Schocks ließen sich durch ähnliche Maßnahmen, Verabreichung von Noradrenalin sowie Stunden hindurch fortgesetzter Sauerstoffzufuhr beheben. Beim ersten der 3 Verlustfälle trat der irreversible Schock nach Vernähen eines Aortenaneurysmas, beim zweiten während der zervikalen Phase einer Torekschen Operation auf. Beim dritten Fall verlief der Eingriff ungestört, der Schock stellte sich jedoch irreversibel und unbeeinflußbar sekundär, plötzlich in den frühen Morgenstunden nach der Operation ein. Bei diesem Kranken wurde wegen Trümmerlunge unter einer Thorakoplastik eine Pulmonektomie durchgeführt. Schwerere Schocks beobachteten wir in der Regel nach schweren Lungenresektionen (Resektion nach Thorakoplastik, Lungenresektion und Thorakoplastik usw.). Die Schockmortalität bei den früheren in Lokalanaesthesie durchgeführten 387 Operationen betrug 4 Fälle (0,9%), demgegenüber war die Schockmortalität bei den mit intratrachealer Technik durchgeführten 372 Lungenoperationen 1 Fall (0,2%). Bei den in Lokalanaesthesie durchgeführten 69 sonstigen Brustkorboperationen betrug die Verlustziffer 2,9% (2 Fälle), während unter den mit intratrachealer Technik durchgeführten sonstigen 97 Brustkorboperationen 2 tödlich ausgingen (2%); hierzu soll auch bemerkt werden, daß in den letzten Jahren bedeutend mehr schwere Fälle operiert worden waren.

Die Analyse der postoperativen Komplikationen zeigt, daß nach Resektionen wegen tuberkulöser Prozesse keine Streuung auftrat. Von den 372 in Narkose durchgeführten Lungenresektionen traten postoperative Atelektasen bei 18 Fällen auf (4,8%), bronchoskopische Absaugung mußte deshalb bei 12 Fällen vorgenommen werden (3,4%). Vergleicht man diese Zahlen mit den Werten der 387 in Lokalanaesthesie durchgeführten Resektionen, so kann festgestellt werden, daß unter diesen eine Atelektase bei 34 Fällen (8,7%) vorkam, und bronchoskopische Absaugung bei 10 Fällen vorgenommen werden mußte (2,6%) (Tab. 5). Ähnliche Erfahrungen hatten auch andere ungarische Autoren. So stellt z. B. Fabian aus Debrecen beim Vergleich der in Lokalanaesthesie und in Narkose durchgeführten Operationen fest, daß die Häufigkeit der Atelektasen von 14,2% bei Resektionen in Lokalanaesthesie auf 4,9% bei ähnlichen Eingriffen in Narkose abgenommen hat. Löblovics und Lencz von der

IV. Chirurgischen Universitätsklinik fanden Atelektasen nach Resektionen in Lokalanaesthesie bei 11%, nach Resektionen in Narkose hingegen nur bei 4,5%.

Bei 2 Fällen beobachteten wir bei Brustkorboperationen Verbrennungen, die von der Diathermie herrührten. Bei 3 Fällen verursachte die nicht vollkommen richtige Lagerung geringgradige Radialislähmung. Diese Feststellungen mahnen zu gesteigerter Sorgfalt bei der Beobachtung der narkotisierten und relaxierten, deshalb also leichter verletzbaren und ihrer Abwehrmechanismen beraubten Kranken während der Operation.

Wir überprüften die Narkoseprotokolle unserer operierten Kranken und fanden, daß bei thorakalen Eingriffen, die in gut geleiteter Narkose durchgeführt werden, Tensionsschwankungen nur sehr selten auftreten.

Was unsere Narkosetechnik betrifft, weicht diese in keiner Hinsicht von der üblichen kombinierten Intubationsnarkosetechnik ab. Wir führten eine Modifikation nur insoweit ein, daß wir bei Kardia- und Oesophagusoperationen nach Eröffnung des Brustkorbs und Durchschneidung des Diaphragmas die Umgebung des Lig. pulmonale, der Nervi vagi und des Nervus phrenicus regelmäßig mit Novocain infiltrieren. Bei Lungenoperationen verwendeten wir kein Novocain. Bei in Narkose durchgeführten Thorakoplastiken führen wir die Anaesthesierung der Interkostalmuskeln mit tonogenhaltigem Novocain durch. Im vergangenen Jahr beobachteten wir Dank der Entwicklung unserer Narkosetechnik überhaupt keine Schocks mehr und gleichzeitig sank die Menge der angewendeten Transfusionen im Vergleich zu den in Lokalanaesthesie durchgeführten Operationen um etwa 33%.

Unsere Erfahrungen mit der modernen kombinierten Intubationsnarkose sind durchweg gute. Die Kranken werden durch die Operation psychisch nicht mitgenommen; der Chirurg kann ungestört seine ganze Aufmerksamkeit der Operation zuwenden. Die Komplikationen nach Operationen in Narkose nahmen im Verhältnis zu den postoperativen Komplikationen nach Eingriffen in Lokalanaesthesie beträchtlich ab. Ähnliche Erfahrungen machte man auch in anderen ungarischen Instituten.

Tabelle 1

Eingriffe an der Lunge wegen Tuberkulose in Intubationsnarkose

Lobektomie	133 Fälle
Segmentresektion	105 „
Pulmonektomie	14 „
Lobektomie und Dekortikation	12 „
Segmentresektion und Dekortikation	8 „
Lobektomie und Plastik	11 „
Pulmonektomie und Plastik	1 „
Dekortikation	7 „
Thorakoplastik	15 „
	306 Fälle

Tabelle 2

Andere Eingriffe an der Lunge in Intubationsnarkose

Lobektomie (Abszeß, Bronchiektasen)	19 Fälle
Pulmonektomie (Abszeß, Bronchiektasen)	9 „
Lobektomie (Carcinom)	5 „
Pulmonektomie (Carcinom)	13 „
Dekortikation	6 „
Pleuratumor	3 „
Thorakoplastik	11 „
	66 Fälle

Tabelle 3

Andere Eingriffe am Thorax in Intubationsnarkose

Oesophagokardiale Tumoren (Oesophagogastrische Resektion)	35 Fälle
Oesophagus Tumor (Torek' Op.)	3 ,,
Explorative Thorakolaparotomie	14 ,,
Explorative Thorakotomie	15 ,,
Zwerchfellbruch	5 ,,
Mediastinaltumor	4 ,,
Mediastinale Struma	6 ,,
Thymektomie	1 ,,
Thorakale Sympathektomie	6 ,,
Splenektomie	4 ,,
Splenorenalshunt	1 ,,
Aortenaneurysma	1 ,,
Oesophagusdivertikel	2 ,,
	97 Fälle

Tabelle 4

	In Lokalanaesthesie operierte Fälle (1953–1955) 416	In Narkose operierte Fälle (1957–1959) 469
Komplikationen		
Leichter Schock	8 (1,9%)	6 (1,2%)
Mittelschwerer Schock	8 (1,9%)	6 (1,2%)
Schwerer Schock	2 (0,4%)	2 (0,4%)
Irreversibler Schock	6 (1,4%)	3 (0,6%)

Tabelle 5

	Lungenoperationen in Lokalanaesthesie (1953–1955)	Lungenoperationen in Narkose (1957–1959)
Komplikationen		
Atelektase	34 (8,7%)	18 (4,8%)

Bezüglich der Anaesthesie bei intrathorakalen Eingriffen vertreten wir gegenwärtig folgenden Standpunkt: Wir führen die Operationen in allen Fällen, in denen die objektiven und persönlichen Bedingungen der modernen kombinierten Intubationsnarkose gegeben sind, in Narkose durch. In jenen Instituten, in denen diese Möglichkeiten nicht vorhanden sind, muß noch mit der früheren, bei uns gut bewährten und über große Traditionen verfügenden Lokalanaesthesie gearbeitet werden.

T. C. Gray

Beobachtungen über die für intrathorakale Operationen erforderliche Narkosetiefe

Die ideale Narkose wurde nie besser beschrieben als von William Shakespeare. In dem Schauspiel „Cymbeline" skizziert der Arzt Cornelius die Eigenschaften einer Substanz, die, wie man behauptet, die Königin im Besitz hat. Shakespeare beschreibt dieses Gift in folgender Weise:

„Das, was sie hat,
betäubt und stumpft den Sinn auf kurze Zeit:
Vielleicht versucht sie's erst an Hunden, Katzen;
Dann immer höher auf; doch in dem Schein des
Todes, den dies gibt, ist nicht Gefahr,
Es fesselt nur auf kurze Zeit den Geist,
Der um so frischer dann erwacht."

Cornelius plädiert, daß der Königin dieser „so höllsche' Trank" nicht anzuvertrauen ist — wahrscheinlich war ihre Ausbildung in Anaesthesie unzulänglich!

Es ist gewiß interessant, in dieser Beschreibung, die vor dreihundert Jahren geschrieben wurde, vorgeschlagen zu finden, daß so eine Substanz erst an Tieren versucht werden solle, bevor sie zur klinischen Erprobung kommt, und auch, daß sie alle Eigenschaften eines guten Narkotikums haben soll. Erstens muß sie den Sinn „betäuben und stumpfen" und dies muß auf „kurze Zeit" geschehen. Zweitens muß vollkommene Muskelentspannung und das Fehlen aller Bewegung, Atembewegung eingeschlossen, vorhanden sein. Ein Zustand, der sehr gut in dem Ausdruck „in dem Schein des Todes" zusammengefaßt ist. Es darf „keine Gefahr" in seinem Gebrauch liegen, und der Patient soll nach seinem Erwachen an keiner Nachwirkung des Mittels leiden. Sein Kreislauf, Atemsystem und geistiger Zustand sollen während und nach der Anwendung unverändert sein. Er soll „um so frischer dann erwachen". Das sind die Bedingungen, die an alle Narkosemethoden zu stellen sind, aber sie sind die durchaus dringenden Erfordernisse einer Narkose bei intrathorakalen Eingriffen. Eine nichttoxische und nichtdepressive Narkose ist für den Patienten, der sich einer thorakalen Operation unterzieht, nötiger, als bei allen anderen Operationen. Das Herz und der Kreislauf müssen ungestört bleiben und die postoperative Erholung soll nach kurzer Zeit vollständig sein, um kräftiges Husten zu ermöglichen zur Lösung von Sekreten und zu effektiver Respiration mit völliger Lungenventilation. Atelektase und andere Komplikationen sind sonst unvermeidlich.

Die rapide Erholung und das Fehlen einer Depression erfordert das oberflächlichste Stadium der Anaesthesie, das möglich ist. Das Fehlen solcher autonomer Reflexe, wie man sie während intraabdominaler Operationen sieht, wenn am Mesenterium gezogen wird, beseitigt auf diesem Gebiete einen großen Teil der Angst, die manche hinsichtlich der Zulänglichkeit eines sehr leichten Narkosestadiums hegen. Der einzige Reflex, der während intrathorakaler Eingriffe möglicherweise vorkommen kann, folgt der Manipulation am Lungenhilus, am Herzen selbst oder gewöhnlich dem Ziehen am Perikard. Oft verursachen diese Reize vorübergehende Bradykardie oder elektrokardiographisch atrioventrikulären Rhythmus. Eine intravenöse Dosis von Atropin stellt immer normalen Rhythmus wieder her, und man braucht nur eine sehr kleine Menge von etwa 0,1 oder 0,2 mg. Ist der Thorax einmal offen und sind keine pleuralen Adhäsionen vorhanden, so hat man bei diesen Operationen weniger traumatische Stimuli als bei irgend einer anderen Form von großer Chirurgie mit Ausnahme der des Gehirns. Das Gewebstrauma, das beim Öffnen des Thorax gesetzt wird, verlangt dagegen eine genügende Narkosetiefe, um Bewußtlosigkeit und Blockade der Schmerzreize zu bewirken. Dieses Blockieren der Schmerzstimuli ist mit dem ersten Stadium der Narkose erreicht. Ich wiederhole: das erste Stadium einer Äthernarkose, nicht die erste Stufe des dritten Stadiums. Vorausgesetzt, daß der Blutverlust sofort ersetzt wird, sieht man während des Öffnens des Thorax in diesem Stadium der Analgesie nicht die von CRILE erwarteten Veränderungen. Dies wurde von ARTUSIO dramatisch demonstriert, der die Ätheranalgesie für Thorakotomien und Mitralklappenvalvulotomien benutzte. Er hielt bei seinen Patienten das Bewußtsein aufrecht, aber sie waren schmerzfrei und hatten keine Erinnerung an das, was sich ereignet hatte. Nichtsdestoweniger ist Ätheranalgesie bei weitem keine ideale Technik. Sie ist nicht leicht, und aus dem Fehlen der Möglichkeit, die Respiration zu kontrollieren, wenn der Thorax offen liegt, resultieren eine ungenügende Ventilation und Operationsbedingungen, die von vielen Chirurgen nicht so leicht geduldet werden.

Lachgas heißt eine Alternative. Wenn eine genügende Dosis Relaxans benutzt wird, um Muskelentspannung und Atmungskontrolle zu ermöglichen, so ist die Bewußtlosigkeit und die Analgesie, die mit Lachgas entsteht, vollkommen adäquat, sogar in Gegenwart von 30% Sauerstoff. Die Lachgas-Relaxans-Narkose, ohne intravenöses Barbiturat, Steroid oder sonstige Zusätze, wird mehr und mehr benutzt — besonders da, wo ein Patient einem großen Operationsrisiko ausgesetzt wird, und bei allen Fällen, wo eine geschädigte Herzmuskelfunktion besteht oder anzunehmen ist. In diesem Vortrag möchte ich Ihre Aufmerksamkeit auf den ausschließlichen Gebrauch von Lachgas richten und auf Fragen, die sich aus dem Gebrauch eines so schwachen Mittels ergeben. Es erhebt sich darum die Frage: Ist die Narkose verläßlich, oder werden sich vielleicht manche Patienten ihrer Operation erinnern? In den Fällen, wo sich Patienten postoperativ des Eingriffs erinnern, muß das einer falschen Technik zugeschrieben werden.

Wir und andere haben festgestellt, daß man bei vollständiger Sauerstoffsättigung des Blutes ein Stadium von Bewußtlosigkeit und Analgesie aufrechterhalten kann, das in der Tat tiefer ist, als das von ARTUSIO in seiner Ätheranalgesie erreichte. Wenn ein Zweifel besteht, ob dies in allen Fällen stattfindet, dann wird eine mäßige Hyperventilation mit Lachgas bei allen Patienten eine Narkose erzeugen.

Sogar gesunde Studenten ohne Praemedikation waren sich weder der Reize, noch ihrer Umgebung bewußt, sobald die Lachgaskonzentration im Blut ungefähr 20 Vol.-% erreichte, was man mit einer Lachgaskonzentration von 50% im Atemgemisch erreichen kann. Zweckvolle Reaktionen auf Schmerzreize finden immer noch statt, aber soweit man feststellen kann, ist der Patient sich des Reizes und seiner Reaktion nicht bewußt. Eine kürzlich erschienene Arbeit aus Skandinavien scheint diese Beobachtungen zu bezweifeln. Während Anaesthesie mit Lachgas, Sauerstoff und Relaxans wendete ROSEN nachträglich Reize an und fand, daß die Lachgaskonzentrationen sogar in Höhe von 71 bis 73% nicht immer das Hörvermögen ausschalteten, ebensowenig die Fähigkeit, sich an die gehörten Geräusche zu erinnern.

In Abb. 1, die aus ROSENS Arbeit stammt, stellen die opaken Kreise Patienten dar, die nachher berichteten, daß sie sich der Hörreize bewußt waren — und wie Sie sehen — *ein* Patient atmete 73% Lachgas und Sauerstoff. Die leeren Kreise stellen die Patienten dar, die sich nicht an Reize erinnerten. Das kam in einem Fall vor, wo die Einatmungskonzentration nur 30% Lachgas betrug. Die Majorität der Patienten, die 30 bis 50% Lachgas einatmeten, hatten keinerlei Erinnerungen. Rosens Schlußfolgerung war, daß, obgleich in einigen Fällen Bewußtlosigkeit besteht, die Majorität der Patienten, die 70% Lachgas in Sauerstoff einatmeten, sich ihrer Umgebung bewußt blieben. Ihmzufolge besteht eine individuelle Variation in der Reaktion auf das Mittel. Solch eine Variation kommt bei allen Arzneien vor, aber wenn es Tatsache ist, daß die Variation bei Benutzung von Lachgas so groß ist wie Rosen vorschlägt, dann muß man irgend ein Ergänzungsmittel benutzen, um sicher zu sein, daß man Bewußtlosigkeit erzielt. Rosens Forschungen wurden alle am Ende einer Operation gemacht, bei der die Narkose mit einer kleinen intravenösen Dosis Narcodorm, Lachgas, Sauerstoff und Relaxans eingeleitet und unterhalten war. Nach Beendigung der Operation wurde das geschlossene System in ein offenes verwandelt. Man ließ die Patienten ohne Unterstützung spontan atmen. Da kein Antagonist gegeben worden war, um das Relaxans, das in manchen Fällen das langwirkende Laudolissin war, auszuschalten, waren diese Patienten sicherlich in einem Stadium respiratorischer Acidose. Auf Grund von Erfahrungen muß man zu dem Schluß kommen, daß ein mäßiger Grad von Hyperkapnie in der Lage ist, den Patienten aufzu-

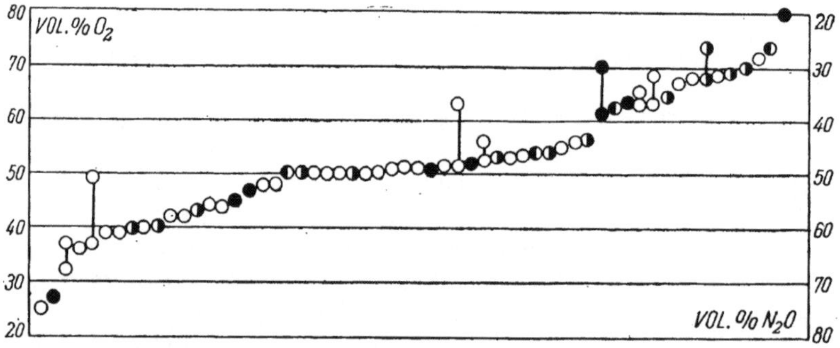

Abb. 1. Ergebnisse von Hörtesten unter verschiedenen $N_2O:O_2$-Gemischen, an die sich die Patienten erinnerten (nach Rosen: Acta Anaesth. Scand. *3*, 5, 1959)

wecken. Es ist eine häufige und allgemeine klinische Beobachtung, daß während der Narkose, die nur mit Lachgas und Relaxans aufrechterhalten wird, eine Periode von mäßiger Hypoventilation zu einer vermehrten Reaktion auf Reize führt — bewiesen durch Bewegung, durch Stirnrunzeln oder sogar durch Phonation. Dr. Geddes und ich haben gezeigt, daß Hyperventilation bis zu einem Punkt milder respiratorischer Alkalose im Elektroencephalogramm Zeichen hervorrufen kann, die eine vertiefte Narkose andeuten, und daß andererseits ein Zusatz von Kohlendioxyd im Elektroencephalogramm eine Rückkehr zum mehr Normalen hervorruft, obgleich die Ventilation unverändert bleibt.

Die Abb. 2 zeigt das Elektroencephalogramm eines Patienten, der nur mit Lachgas und Sauerstoff narkotisiert wurde, und demonstriert das Auftreten langsamer Wellen während der Hyperventilation. Die Wasserstoffionen-Konzentration des Blutes ist erniedrigt.

In Abb. 3 ist die Veränderung nach Zusatz von CO_2 gezeigt. Eine cerebrale Depression folgt natürlich auf größere Konzentrationen von Kohlendioxyd.

Die Arbeit von Rosen kann nicht überzeugen, weil die wirkliche Blutkonzentration von Lachgas nicht bestimmt wurde, und, was wichtiger ist, weil das experimentelle Vorgehen vermuten läßt, daß diese Patienten in der Tat hypoventiliert waren.

Vierzehn Jahre lange Erfahrung mit dieser Methode der Narkose hat keinerlei Zweifel in uns aufkommen lassen, daß die Patienten bewußtlos sind, so lange 70% Lachgas mit Sauerstoff und vollständige Relaxation angewandt werden, vorausgesetzt, daß die Ventilation adäquat ist. Der einzige Zusatz, der je benötigt wird, ist leichte Hyperventilation. Dieser

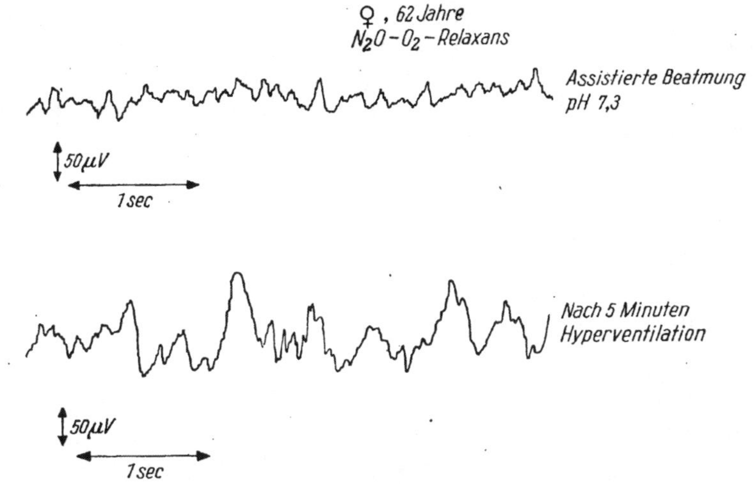

Abb. 2. Elektroencephalogramm einer weiblichen Patientin von 62 Jahren, Cholecystectomie unter $N_2O:O_2$, Relaxans und Hyperventilation. Auftreten langsamer Wellen bei Hyperventilation der Patientin

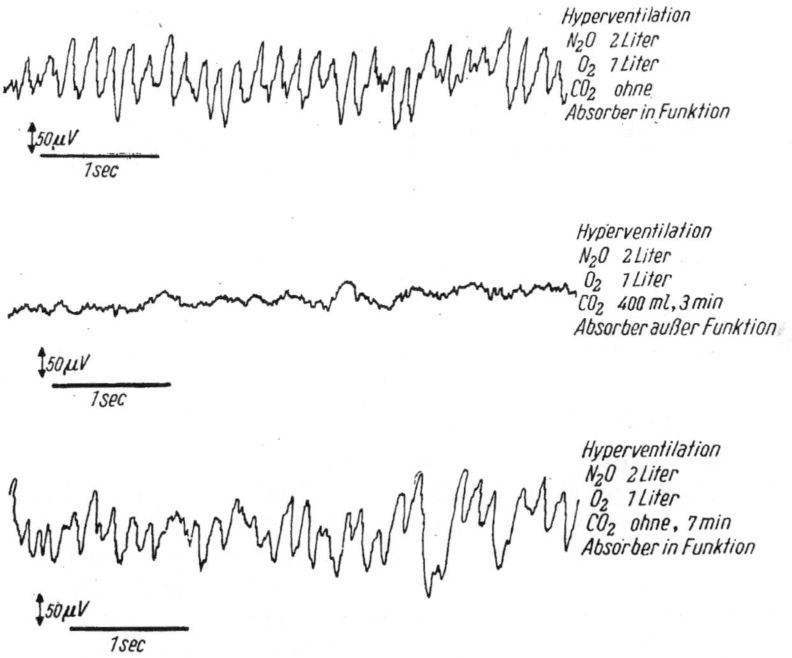

Abb. 3. Elektroencephalogramm (fronto-occipitale Ableitung) einer Patientin von 62 Jahren. Cholecystectomie unter $N_2O:O_2$, Relaxans und Hyperventilation. Bemerkenswert ist das Verschwinden der langsamen Wellen nach Zusatz von CO_2 zum Narkosegemisch (nach GEDDES und GRAY: Lancet 1959, II, 4)

Zusatz ist nicht depressiv und ist sofort umkehrbar. Eine Tatsache, die die Hyperventilation dem Zusatz eines starken Gases oder kräftigen Analgeticums vorziehen läßt. Das Elektroencephalogramm von Patienten unter mäßig tiefer Inhalationsnarkose und von solchen, die mit Lachgas überventiliert wurden, sind sehr ähnlich.

Die nächste Frage, die sich erhebt, betrifft die Möglichkeit der Ventilation bis an die Grenze einer respiratorischen Alkalose, wenn der Thorax offen liegt, wenn ein teilweiser Lungenkollaps durch Retraktion erfolgt, oder wenn die Lungenfunktion weniger wirksam ist — verursacht z. B. durch Stauung bei Mitralstenose. Dr. Robinson bearbeitet im Moment in meiner Abteilung das Problem der Säure-Basen-Bilanz während der Operation, und ich bin ihm sehr dankbar für die Informationen, die die nächsten 3 Bilder wiedergeben. Man kann auch unter diesen Umständen genügende Ventilation erreichen, wenn der Atembeutel mit der Hand gedrückt wird, und kann dabei zu ziemlich hohen p_H-Werten kommen.

Die Abb. 4 zeigt den Zustand während einer Mitralvalvulotomie, wo die Lungen manuell mit einer Mischung von 70% Lachgas in Sauerstoff ventiliert wurden. Beachten Sie bitte die hohe Frequenz der Ventilation. Mein Kollege Dr. Rees, der diesen Patienten ventilierte, steht auf

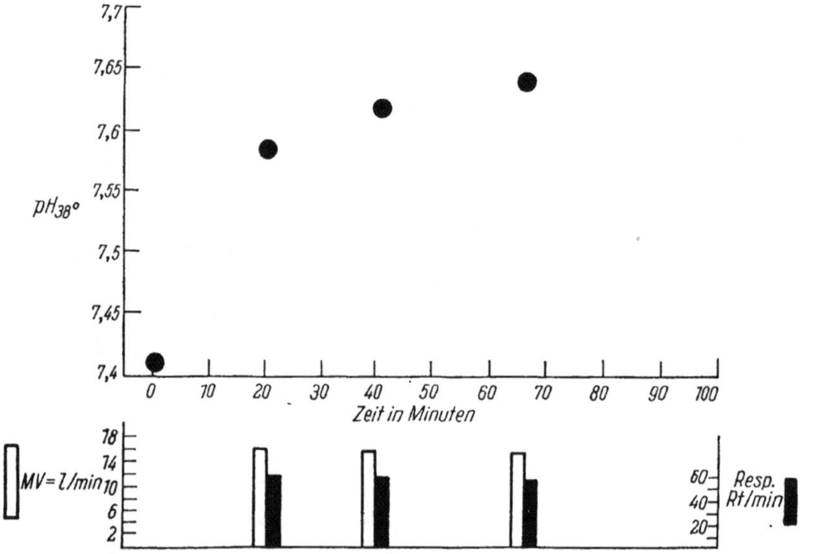

Abb. 4. p_H-Wert, Atemfrequenz und Minutenvolumen eines Patienten, der einer Mitralvalvulotomie unterzogen wurde. Die Anaesthesie wurde durchgeführt mit Lachgas: Sauerstoff, Relaxans und Hyperventilation

dem Standpunkt, daß die hohe Atemfrequenz mit einem kleinen Luftvolumen eine bessere alveoläre Ventilation ergibt, als wenn die Lungen mit großem Luftvolumen ventiliert werden. Er ist der Ansicht, daß eine Verschlechterung der alveolären Ventilation bei Anwendung großer Volumina die Folge einer Vermehrung des physiologischen Residualvolumens ist.

Das Problem, welche Form der Ventilation vorzuziehen ist, ist noch „sub judice", aber es ist eine Untersuchung im Gange, um diesen Punkt aufzuklären. Wenn man finden würde, daß eine rasche Ventilation genau so effektvoll wie die übliche langsame tiefe Variante wäre, so gäbe es Umstände in der Thoraxchirurgie, wo der Chirurg eine geringere Störung und Unruhe im Operationsfeld angenehm empfinden würde. Allerdings erschwert eine ungeschickte rasche Ventilation die chirurgischen Bedingungen sehr.

Es ist ohne Zweifel, daß ein Respirator hinreichende Ventilation während thorakaler Operationen bewirkt, und wegen der Konstanz der Ventilation ist sein Gebrauch sehr zu empfehlen. Andererseits muß man aber zugeben, daß bei einem Patienten mit einer normalen oder niedrigen Lungencompliance, eine subatmosphärische oder sogenannte negative Phase während der Ausatmungspause nicht angewandt werden kann.

Eine weitere Schwierigkeit während intrathorakaler Operationen besteht darin, daß eine Vermehrung des Totraumes als Resultat des Eingriffes folgen kann.

Das Fehlen der Unterhaltung einer respiratorischen Alkalose wird in einem Fall deutlich, wo die Pulmonalarterie vor dem Bronchus abgeklemmt werden mußte. Dieser Patient, ein alter Mann von 72 Jahren, bei dem eine Pneumonektomie vorgenommen wurde, war wahrscheinlich in einer relativen Alkalose, da seine ursprüngliche Kohlendioxydspannung — wie aus der ersten Ablesung hervorging — hoch war. Aber man fand, daß das geringste Nachlassen der Hyperventilation zur Spontanatmung führte.

Zum Schluß möchte ich noch kurz den Mechanismus untersuchen, mit dem die Hyperventilation und respiratorische Alkalose die Lachgasnarkose ergänzen können.

Die gebräuchlichste Erklärung ist, daß durch eine Reduzierung des Blut-CO_2 eine cerebrale Hypoxie entsteht. Diese kommt, so glaubt man, auf zwei Wegen zustande. Der erste ist der Effekt, der von Bohr beschrieben wurde. Er zeigte, daß die Erniedrigung der CO_2-Spannung die Oxyhämoglobindissoziationskurve beeinflußt, so daß Sauerstoff weniger leicht im Gewebe abgegeben wird. Ich glaube, daß allgemeine Übereinstimmung darüber besteht, daß dieser Faktor unter den Bedingungen, die wir betrachten, keine Bedeutung hat.

Kety und Schmidt machten die zweite Beobachtung, wonach cerebrale Hypoxie für die cerebralen Effekte der Hyperventilation verantwortlich zu machen sei. Sie zeigten an Tieren und am Menschen, daß Hyperventilation den cerebralen Blutstrom um 30% herabsetzt. Man schlug vor, daß darauf die Symptome des Schwindels, Konfusion, letztlich auch Bewußtlosigkeit und sogar Konvulsionen zurückzuführen seien. Jedoch dies ist nicht so klar bewiesen, wie man glauben möchte. Es wird nämlich oft übersehen, daß dieselben Autoren zeigten, daß trotz dieser Reduktion in der gesamten Hirndurchblutung die cerebrale arteriovenöse Sauerstoffdifferenz erheblich vergrößert war, das heißt, die eigentliche Sauerstoffaufnahme war dieselbe wie normalerweise. Alle Beweise sprechen gegen diese Hypothese. Die klinische Erfahrung hat sicher nicht gezeigt, daß Patienten, die stundenlang in respiratorischer Alkalose gehalten wurden, an einer mangelnden cerebralen Sauerstoffsättigung gelitten hätten. In der Tat, wir wissen, daß Patienten, die infolge von Poliomyelitis paralytisch sind, ohne Nachteil wochen- oder womöglich monatelang in Hyperventilation gehalten werden können.

Die wahre Erklärung dieser Effekte der Hyperventilation muß, so glauben wir, anderswo gesucht werden. Bonvallets und Dells Arbeiten in Paris (1956) sowie Holmberg (1953) zeigen, daß eine niedrigere CO_2-Spannung im Blut verantwortlich ist. Das retikuläre aktivierende System des Diencephalons reagiert auf diese Veränderungen genau so wie die Fortsetzung dieses hochsynaptischen Gebiets in der Medulla, nämlich das Atmungszentrum. Das heißt, das Weckzentrum wie das Atemzentrum werden durch geringe CO_2-Akkumulation stimuliert und durch starke Erhöhung und Erniedrigung der CO_2-Spannung bzw. des p_H-Wertes unterdrückt. Genauso wie das Atemzentrum auf Hypokapnie mit Apnoe reagiert, so reagiert das Weckzentrum mit einer Vertiefung der Narkose. Eine solche Hypothese würde bestimmt das Erscheinen von langsamen Wellen im Elektroencephalogramm erklären, da diese, neben vielen anderen Dingen, charakteristisch für die Depression des retikulären Systems sind.

Es ist bewiesen, daß eine cerebrale Hypoxie während einer normalen CO_2-Bilanz in der Tat nicht zum Auftreten von langsamen Wellen führt.

Eine Lachgas-Sauerstoff-Narkose, die nur mit mäßiger Hyperventilation ergänzt wird, ist eine Narkosemethode, die für die Thoraxchirurgie besonders geeignet erscheint. Sie gewährleistet schnellstmögliche Erholung und geringstmögliche Störung des Kreislaufs während der Operation und des respiratorischen Systems in der postoperativen Phase.

Eine weitere Beobachtung wurde bei Patienten gemacht, die bei der Narkose kein Thiopenton oder andere Barbiturate erhielten. Es besteht der anerkannte klinische Eindruck, daß diese Patienten in der Zeit des Erwachens ruhiger und schmerzfreier sind, als Patienten, die eine Barbituratinduktion erhielten. Dr. CLUTTON-BROCK aus Bristol hat den Beweis erbracht, daß Thiopenton und wahrscheinlich auch andere Barbiturate nicht nur schlechte Analgetica sind, wie allgemein anerkannt ist, sondern daß sie in Wirklichkeit antianalgetisch wirken. Er demonstrierte, daß eine kleine Dosis Thiopenton — etwa 20 bis 50 mg — den Schmerzgrenzwert wieder erniedrigte, der durch ein Analgeticum wie z. B. Morphium oder Lachgas erhöht ist. Wir wissen, daß es nach Saturation des Körpers bis zu 5 Stunden dauern kann, bis das Gas total ausgeschieden ist. In der Tat, die Untersuchung der vom Patienten postoperativ ausgeatmeten Luft zeigte das Bestehen einer wider Erwarten hohen alveolären Lachgaskonzentration nach einer Stunde Luftatmung. Es ist möglich, daß die relativ niedrige Konzentration noch einen gewissen analgetischen Effekt hat. Schon 1937 demonstrierten SEEVERS und seine Kollegen, daß der Schmerzgrenzwert bei Versuchspersonen erhöht wurde, wenn kurzzeitig Lachgaskonzentrationen von sogar nur 10 Vol.-% eingeatmet wurden. Das wurde später von CHAPMAN, ARROWOOD und BEECHER bestätigt. Wenn wir imstande sind, mit Konzentrationen von 2% und weniger, einen analgetischen Effekt zu zeigen, dann erklärt dies die klinische Beobachtung vielleicht, daß die Patienten, die Lachgas als Induktion bekamen, mehr analgetisch und ruhiger sind als die, die Thiopenton erhielten. Die postoperative Analgesie wäre in diesem Fall schwach genug, um durch die antianalgetische Wirkung des Thiopentons aufgehoben zu werden. Dies ist natürlich nur Hypothese und bedarf weiterer Bestätigung.

H. Keszler und E. Racenberg

Einfluß der Narkosetiefe auf den Operationsverlauf bei intrathorakalen Operationen

Lange war fast allgemein die Ansicht vertreten, daß bei oberflächlicher Narkose die Neigung zum Schock und zu reflektorischen Kreislaufstörungen bedeutend größer ist. Diese Ansicht vertritt die Mehrzahl von Lehrbüchern, und z. B. T. A. B. Harris behauptet in seiner umfangreichen Monographie wiederholt, daß verhältnismäßig gefahrloses Operieren zumindest die zweite Stufe des dritten Stadiums erfordert. In Frankreich entstand vor etwa 9 Jahren eine neue Richtung, die bemüht ist, durch die Kombination verschiedener Stoffe in sogenannten lytischen Cocktails das vegetative Nervensystem und die innere Sekretion zu dämpfen (Huguenard, Laborit). Die durch diese Gemische erreichte „Neuroplegie" soll die gefahrlose Ausführung auch großer Operationen in Lachgas-Sauerstoff-Narkose in Kombination mit kleinen Gaben von Muskelrelaxantien ermöglichen. Ungefähr zur gleichen Zeit begann sich besonders in den angelsächsischen Ländern ebenfalls eine neue Richtung zu verbreiten, die in ihrer reinsten Form während der ganzen Narkose nur ein Lachgas-Sauerstoff-Gemisch in Kombination mit Muskelrelaxantien verwendet. Auch diese Methode wurde für große Operationen als hinreichend bezeichnet. Obwohl sie bereits im Jahre 1946 empfohlen wurde (Harroun et al.), begann sie anscheinend erst 1950 rascher Boden zu gewinnen (Neff et al.), und während der letzten Jahre ist sie eine der verbreitetsten Anaesthesiemethoden geworden, die auch für intrathorakale Operationen verwendet wird.

Was die Anaesthesie mit neurovegetativer Dämpfung anbelangt, so haben wir dieses Verfahren zwischen 1954 und 1956 ausprobiert, und zwar hauptsächlich für große Operationen an Kranken mit schlechtem Allgemeinzustand, miteinbegriffen eine kleine Zahl von intrathorakalen Eingriffen. Experimentelle und klinische Arbeiten in unserem Institut (Buda-Racenberg) haben gezeigt, daß die klassische Praemedikation mit Morphium und Atropin vom Standpunkt der Toxicität und der gegenseitigen Steigerung der Wirkung günstiger ist als die lytischen Gemische M I und M II. Versuche an Ratten und Hunden (Špaček et al.) haben weiter gezeigt, daß Morphium mit Atropin den lytischen Gemischen, auch was die Einwirkung auf traumatischen und haemorrhagischen Schock anbelangt, zumindest ebenbürtig ist. Auch unsere klinischen Erfahrungen mit der Anaesthesie unter neurovegetativer Dämpfung zeigten, daß die Ergebnisse mit dieser zeitraubenden Methode nicht überzeugend sind, und in vielen Fällen war es zweifelhaft, ob die Ergebnisse besser waren, als bei Verwendung unseres, zur Zeit üblichen Vorgehens. Für intrathorakale Operationen verwendeten wir damals fast immer die Narkoseeinleitung mit Thiopental und Decamethonium, und nach der Intubation wurde die Narkose mit einer geringen Konzentration von Äther in Kombination mit Tubocurarin oder Gallamin weitergeführt.

Ab Ende 1955 begannen wir, unter Einfluß der Veröffentlichungen von Heller und Mitarbeitern und des Vortrages von Schotz auf dem Weltkongreß der Anaesthesiologen weniger tiefe Anaesthesie zu verwenden. Zu einer fast allgemeinen Verwendung dieser Methode in der Thoraxchirurgie gingen wir erst ab Herbst 1957 über, nachdem wir während einer Studienreise in Italien diese Methode bei vielen kardiochirurgischen Fällen gesehen hatten. Während der letzten zwei Jahre verwendeten wir eine Variante dieser Methode für die Mehrzahl aller Operationen. Es ist der Zweck dieser Mitteilung, die Ergebnisse, die mit der neuen Methode erreicht wurden, mit denjenigen unserer älteren Methode zu vergleichen.

In unserem Institut wurden während der 8 Jahre seines Bestehens fast 800 thorakochirurgische Operationen durchgeführt. Da ein Teil dieser Operationen an der Brustwand ausgeführt wurde und einige Anaesthesieberichte verloren gegangen sind, ist die Gesamtzahl der Narkosen für intrathorakale Operationen, über die wir genügende Daten besitzen 628. Diese Zahl ist natürlich nicht groß, wir haben aber gleich von Anfang an eine sorgfältige Dokumentation ausgeführt und die vorhandenen Anaesthesieberichte enthalten daher verhältnismäßig genaue Angaben. Von der Gesamtzahl der 628 Operationen waren 59 transthorakale Operationen am Verdauungstrakt, 167 kardiochirurgische Eingriffe und 402 Operationen an den Lungen oder am Mediastinum.

Bevor wir die erlangten Ergebnisse einer Analyse unterziehen, müssen wir erst die ursprüngliche und die neue Anaesthesiemethode näher beschreiben.

Die *Praemedikation* bestand beim älteren Narkoseverfahren in Dihydrooxycodeinon (Eucodal) mit Atropin oder Scopolamin in einer durchschnittlichen Gabe von 10 mg Eucodal und 0,5 mg Atropin oder Scopolamin. Beim neuen Narkoseverfahren bekam der durchschnittliche Kranke 10 mg Morphium oder 75 mg Pethidin in Kombination mit 0,5 mg Atropin und zwei Drittel der Kranken erhielten außerdem 50 mg Promethazin (Phenergan) entweder gleichzeitig, meistens aber bereits um 7 Uhr morgens.

Die *Einleitung* der Narkose bestand beim älteren Verfahren in der Verabreichung eines intravenösen Barbiturates — meist 0,4 bis 0,5 g Thiopental in Kombination mit Decamethonium 4 mg. Nach der Intubation wurde die Anaesthesie mit einer geringen Konzentration von Äther aufrechterhalten. Neben Äther wurde häufig auch etwas Cyclopropan gegeben und nur ausnahmsweise wurde die Ätheranaesthesie mit Lachgas oder kleinen Gaben von Pethidin kombiniert. In fast allen Fällen verwendeten wir außerdem wiederholte Gaben von Tubocurarin oder Gallamin und einen Dauertropf von Procain 1:1000. Das Procain sollte die Gesamtmenge der anderen Anaesthetica herabsetzen und die Reflexbereitschaft dämpfen. Was die Dämpfung der Reflexe anbelangt, verließen wir uns aber nicht auf die verhältnismäßig geringen Gaben von Procain (ungefähr 250 mg je Stunde), sondern verlangten von unseren Chirurgen die Infiltration wichtiger reflexogener Zonen — hauptsächlich des Periostes, der Lungenwurzel und eventuell des Herzbeutels. Was die Narkosetiefe anbelangt, so waren wir bemüht, diese an der Grenze zwischen der ersten und zweiten Stufe des dritten Stadiums aufrecht zu erhalten. Die durchschnittliche Zeit des Nachschlafes nach Lungenoperationen war 53 Minuten, nach kardiochirurgischen Operationen 88 Minuten, wenn wir die Zeit vom Operationsende bis zum Augenblick, da der Kranke auf einfache Fragen antworten konnte, rechnen.

Beim neuen Anaesthesieverfahren wurde die Anaesthesie ähnlich eingeleitet, nur mit dem Unterschied, daß die Gabe von Decamethonium mehr individualisiert wurde. Nur in gewissen Fällen wurde die Narkose mit Lachgas eingeleitet, wie später noch erwähnt wird. Die Infusion von Procain und die Lokalanaesthesie reflexogener Zonen blieben ebenfalls beim neuen Verfahren bestehen, aber zur Aufrechterhaltung der Anaesthesie wurde ausschließlich Lachgas und Sauerstoff, meistens im Verhältnis 2 l Lachgas: 1 l Sauerstoff verwendet und nur mit kleinen Gaben Pethidins, die fast nie mehr als 50 bis 75 mg betrugen, ergänzt. Die Muskelerschlaffung wurde in der Mehrzahl der Fälle durch eine Infusion von Succinylcholin, Bromid oder Jodid, 1:1000 hervorgerufen. Bei 40 Lungenresektionen verwendeten wir durchschnittlich nicht ganz 550 mg, das sind etwa 5 mg je Minute.

Was die Praemedikation anbelangt, so hat sich sehr bewährt, Promethazin allen Kranken, die später als um 10 oder 11 Uhr operiert werden sollten, intramuskulär bereits um 7 Uhr morgens zu verabreichen. Nach Promethazin sind die Kranken gewöhnlich sehr schläfrig, und so fällt die Erregung weg, die durch das Warten auf die Operation bedingt ist. Die Kombination eines Opiates mit Scopolamin verwenden wir nach Promethazin nur ausnahmsweise bei besonders starken, kreislaufgesunden Patienten, denn sonst kommt sehr häufig ein Blutdruckabfall vor.

Bei gewissen Kranken, die an sehr schweren, schlecht kompensierten Herzklappenfehlern leiden, kann die von uns früher ausschließlich verwendete intravenöse Narkoseeinleitung zu einem Versagen des Kreislaufes während der Operation beitragen. In diesen Fällen verwenden wir während der letzten zwei Jahre das Narkoseverfahren, das von Gray und Riding beschrieben wurde, d. h., daß die Narkose mit einem Lachgas-Sauerstoff-Gemisch eingeleitet wurde, und zwar nach vorheriger, drei Minuten dauernder Inhalation von reinem Sauerstoff. Wir hatten den Eindruck, daß diese Methode für die beschriebene Gruppe von Kranken wirklich viel schonender ist. Bei den anderen Kranken, die wegen eines Klappenfehlers oder Coronarsklerose operiert werden sollten, verwendeten wir die Erkenntnis von Froněk und Píša, die gezeigt haben, daß die durch intravenöse Barbiturate bedingte Schwächung des Herzmuskels durch Calcium verhindert werden kann. Eine intravenöse Narkoseeinleitung scheint uns ja doch für die Psyche des Kranken schonender zu sein, und vorausgesetzt, daß gleichzeitig Calcium in eine andere Vene injiziert wird, haben wir den Eindruck, daß diese Methode auch von Herzkranken gut vertragen wird, mit Ausnahme der vorhin erwähnten besonders schweren Klappenfehler. Zur Intubation verwenden wir auch weiterhin Decamethonium, und zwar aus zwei Gründen. Nach Decamethonium kommen die Muskelzuckungen, die sonst von Succinylcholin hervorgerufen wurde, nicht vor, und die protrahierte Wirkung des Decamethoniums bedeutet, daß wir mehr Zeit zur Verfügung haben, um den Kranken aus dem Vorbereitungsraum in den Operationssaal transportieren und dort auf dem Operationstisch lagern zu lassen, bevor die Infusion mit Succinylcholin angelegt werden kann. Bei Verwendung genügender Dosen Decamethoniums sind die Verhältnisse für die Intubation ebenso günstig wie nach Succinylcholin.

Wiederholte Gaben von Pethidin geben wir nur, wenn uns eine Blutdrucksteigerung oder übermäßiger Verbrauch von Succinylcholin dazu zwingen. Die kleinen Gaben von Pethidin und die zur Einleitung verwendete Gabe von Thiopenthal verlängern den Nachschlaf nur unbedeutend, rufen aber eine gewisse Dämpfung von Schmerzempfindung und Bewußtsein hervor, die wir aber nicht für unwünschenswert halten. Procain geben wir auch weiterhin, weil wir den Eindruck haben, daß die Stabilisierung von Blutdruck und Puls besser ist. Es ist möglich, daß bei Verwendung von Tubocurarin oder Gallamin Procain überflüssig ist, denn es wird ja behauptet, daß diese Stoffe das Entstehen von reflektorischen Störungen in einem gewissen Maße verhindern. Wir sind uns natürlich dessen bewußt, daß diese Frage noch strittig ist. Wir haben keine Bedenken Succinylcholin mit Procain zu kombinieren, und haben den Eindruck, daß dabei der Verbrauch von Succinylcholin kleiner ist. Länger dauernde Apnoe haben wir nur in vereinzelten Fällen gehabt, und nach protrahierter Applikation von Succinylcholin ist es uns einigemal gelungen, eine ungenügende Atemtiefe durch Neostigmin zu beseitigen. Bevor wir unsere Kranken aus dem Operationssaal entlassen, überzeugen wir uns, daß keine residuale Curarisierung vorhanden ist, und wenn Zweifel darüber bestehen, messen wir außerdem das Atemvolumen.

Wir waren bemüht, die Narkosetiefe an der Grenze zwischen dem ersten und zweiten Stadium aufrecht zu erhalten und fast alle Kranken waren kurz nach Beendigung der Operation ansprechbar. Die künstliche Beatmung wurde in allen Fällen manuell durchgeführt, und die Methoden der Sekretbeherrschung haben sich während der letzten Jahre bei uns im großen und ganzen nicht geändert. Beide Narkoseverfahren waren vom Standpunkt des Chirurgen gleich geeignet.

Eine Analyse der Todesfälle zeigte keinen eindeutigen Unterschied zwischen den beiden Narkoseverfahren. Die Mortalität war während der letzten 2 Jahre etwas kleiner, der Unterschied ist aber nicht signifikant und keiner der Todesfälle war durch die Narkose bedingt.

Außer der Mortalität interessierte uns das Vorkommen von Komplikationen während und nach der Operation. Was postoperative Komplikationen anbelangt, müssen wir gleich sagen, daß im Vorkommen von Lungenkomplikationen kein signifikanter Unterschied vorhanden war. Das Vorkommen von Tachykardie, Arrhythmie und Blutdruckabfall nach der Operation war in beiden Gruppen auch ungefähr gleich. Es ist möglich, daß das Vorhandensein einer Wachstation und intensive Nachbehandlung den Unterschied zwischen beiden Narkoseverfahren bei unseren Kranken etwas verwischt haben. Das Vorkommen von Erbrechen und Brechreiz nach der Operation haben wir bei 270 Kranken, die 1954 bis 1956 operiert wurden, und bei 139 Kranken, bei denen das neue Narkoseverfahren angewendet wurde, ausgewertet. In der ersten Gruppe kam Erbrechen bei 21,1% und Brechreiz bei 32,9% vor. Beim neuen Verfahren kam es zum Erbrechen nur bei 10% der Kranken und Nausea ohne Erbrechen war bei 8,6% vorhanden. Die besseren Ergebnisse beim neueren Verfahren sind aber unzweifelhaft zum Teil auf das Vorhandensein von Promethazin in der Praemedikation bei zwei Drittel der Kranken zurückzuführen.

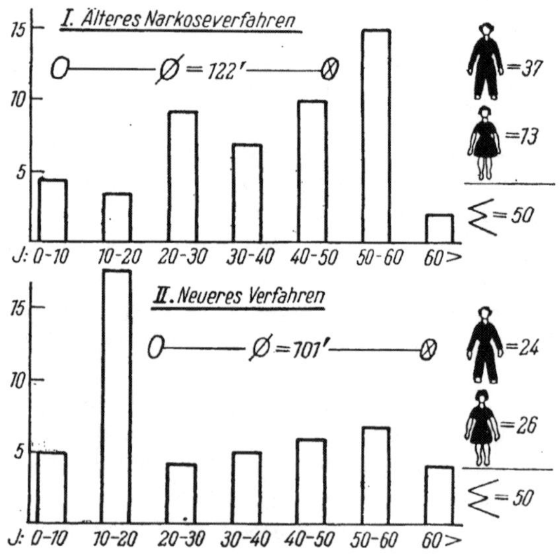

Abb. 1

Um den Operationsverlauf verläßlich auswerten zu können, schien es uns wünschenswert, zwei möglichst ähnliche Gruppen miteinander zu vergleichen. Wir wählten zu diesem Zweck 50 konsekutive Lungenresektionen, die im Jahre 1955 nach dem älteren Verfahren narkotisiert wurden und verglichen die Ergebnisse mit 50 ähnlichen Operationen, bei denen die Narkose in den Jahren 1958 und 1959 nach dem neuen Verfahren durchgeführt wurde. Explorative Thorakotomien und Kranke mit schweren komplizierenden Leiden wurden vorher aus beiden Gruppen ausgeschieden. Das durchschnittliche Alter in der ersten Gruppe war ungefähr 40 Jahre, in der zweiten Gruppe ungefähr 32 Jahre. Die Verteilung der Altersgruppen ist aus Abb. 1 ersichtlich. In der ersten Gruppe waren 37 Männer und 13 Frauen. In der zweiten Gruppe 24 Männer und 26 Frauen. Die durchschnittliche Operationsdauer in der ersten Gruppe betrug 122 Minuten, in der zweiten Gruppe 101 Minute. Wir sind der Meinung, daß die zweite Gruppe zwar etwas besser daran war, daß aber die Unterschiede zwischen den beiden Gruppen zu klein sind, um das Vorkommen von Komplikationen besonders beeinflussen zu können.

Bei der Bewertung der Fälle zählten wir Blutdruck- und Pulsänderungen, die durch Blutverlust, Hypoxie usw. hervorgerufen wurden, nicht mit, sondern bemühten uns, nur solche Veränderungen, die auf eine Labilität des Kreislaufes zurückzuführen waren, in Erwägung zu ziehen. Außerdem verzeichneten wir auch das Vorkommen von Bronchospasmus. Diese Komplikation kam in beiden Gruppen nur bei zwei Kranken vor. Das Vorkommen von Blutdruckanstieg, der meist nicht groß war, war ebenfalls in beiden Gruppen gleich, und zwar 24% (Abb. 2). Bradykardie kam beim älteren Verfahren 5mal, beim neueren Verfahren 4mal vor. Arrhythmien beobachteten wir in der Kontrollgruppe bei 10% der Fälle, beim neueren Verfahren nur bei 2%. Wir sind uns natürlich dessen bewußt, daß das alleinige klinische Auswerten, was Vorkommen von Arrhythmien anbelangt, unverläßlich ist. Überraschend günstig fiel der Vergleich beider Gruppen aus, was das Vorkommen von Blutdruckabfall und Tachykardie anbelangt. Eine Blutdrucksenkung von mehr als 20% des systolischen Druckes kam beim neuen Verfahren nur bei 4%, beim alten aber bei 40% vor. Tachykardien gab es nur in 16% der Fälle gegenüber 54% beim älteren Verfahren. Die Technik unserer Chirurgen hat sich während der letzten Jahre praktisch nicht geändert, und die Unterschiede zwischen den beiden Gruppen sind so groß, daß wir trotz der verhältnismäßig geringen Zahl der Fälle glauben, nicht an der Verläßlichkeit der Ergebnisse zweifeln zu müssen.

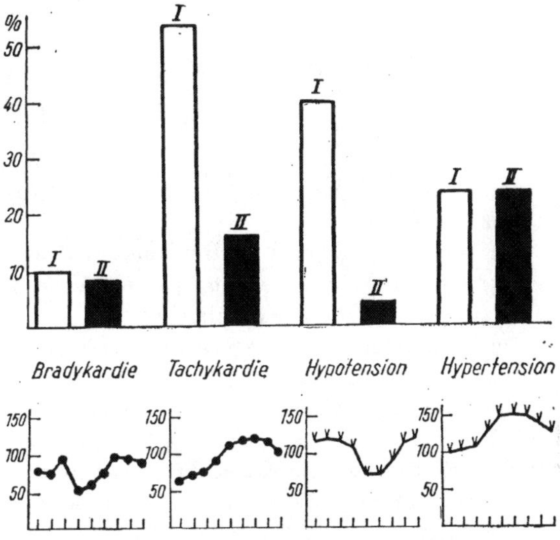

Abb. 2

Es ist schwierig, unsere Ergebnisse mit denen anderer Autoren zu vergleichen, die ebenfalls eine oberflächliche Narkose mit einem Lachgas-Sauerstoff-Gemisch und Muskelrelaxantien verwenden. Im allgemeinen können wir aber wohl sagen, daß unsere Erfahrungen in Einklang mit denen anderer Autoren sind. Insbesondere glauben wir, daß unsere Ergebnisse die Meinung widerlegen, daß der Blutkreislauf in oberflächlicher Narkose labiler ist.

Literatur

Buda, J., Racenberg, E.: Otázky premedikace v klinice. Rozhl. chir. *37*, 675 (1958).

Froněk, A., Píša, Z.: Ovlivnění tlumivého účinku pentothalnatria kalciem. Čas. lék. česk. *94*, 254 (1955).

Gray, T. C., Riding, J. E.: Anaesthesia for mitral valvotomy. Anaesthesia *12* (2), 129 (1957).

Harris, T. A. B.: The Mode of Action of Anaesthetics. Livingstone, Edinburgh 1951.

Harroun, P., Beckert, E. E., Hathaway, H. R.: Curare and nitrous oxide anesthesia for lengthy operations. Anesthesiology *7*, 24 (1946).

Heller, M. R.: Nitrous oxide-oxygen-curare anesthesia for the Geriatric Patient: An electrocardiographic Study. Anesth. and Analg. *34*, 121 (1955).

Huguenard, P.: L'association Diparcol-Dolosal-anesthésie locale (DDL). Anesth. et Analg. *7*, 569 (1950).

Huguenard, P.: Essais d'anesthésie générale sans anesthésique Anesth. et Analg. *8*, 5 (1951).

Laborit, H.: Note complementaire concernant l'utilisation des anti-histaminiques de synthèse en anesthésie. Acta chir. Belg. *3*, 42 (1950).

Neff, W., Mayer, E. C., Thompson, R.: Nitrous oxide anaesthesia without hypoxia. Brit. Med. J. 1950 *I*, 1400.

Peleška, B.: La défibrillation transthoracique et directe à haute tension. Anesth. et Analg. *15*, 238 (1958).

Špaček, B., Keszler, H., Racenberg, E.: K otázce ovlivnění šoku neuroplegiky. Rozhl. chir. *36*, 197 (1957).

I. S. Shorow, G. I. Lukomsky, W. M. Jurewitsch und A. M. Wichert

Zur Frage der Blockade des vegetativen Nervensystems bei Operationen an Organen des Brustkorbes

Das Öffnen der Pleuraräume ruft schon von selbst erhebliche Atmungs- und Kreislaufstörungen hervor.

Ein operativer Eingriff an Herz und Lungen, das dadurch hervorgerufene Trauma am vegetativen Nervensystem, läßt pathologische Veränderungen an den lebensnotwendigen Funktionen des Organismus entstehen.

Die Verhütung dieser Störungen ist bis jetzt noch ein sehr aktuelles und noch lange nicht gelöstes Problem.

Für die Prophylaxe der bei Thoraxoperationen auftretenden Komplikationen kann es keine Schablone geben. Viel hängt von den kompensatorischen Fähigkeiten des Kranken, von den Besonderheiten der Krankheit, dem Charakter der Operation und der Qualität der Anaesthesie ab. Zu diesem Zwecke wurde neben der allgemeinen Schmerzausschaltung

1. eine Novocaininfiltration der Gebiete mit reicher vegetativer Nervenversorgung durchgeführt,
2. intravenöse Injektionen mit vagolytischen Präparaten (Atropin u. a.) und
3. die Anwendung von neuroleptischen und ganglienblockierenden Stoffen

durchgeführt.

Wir gestatten uns, Ihre Aufmerksamkeit auf die Bedeutung der zuletzt genannten Stoffe zu konzentrieren. Wir hoffen, daß dieses Symposion, an welchem bekannte Wissenschaftler teilnehmen, helfen wird, Klarheit über dieses Problem zu schaffen.

Unsere Mitteilungen stützen sich auf eigene Erfahrungen und auf Erfahrungen, welche sowjetische Chirurgen bei der Anwendung der Neuroplegie oder der sogenannten potenzierten Narkose bei 11451 Operationen der verschiedensten Gebiete gesammelt haben.

Mehr als 300 Operationen davon wurden am geöffneten Thorax und an experimentellem Material durchgeführt.

Die Anwendung „hibernisierender" Gemische in Form eines „lytischen Cocktails" nach Laborit und Huguenard oder einige ihrer Komponenten hat einige Vorzüge, jedoch auch einige negative Seiten.

Der Vorzug der Neuroplegie zeigt sich in folgendem:

1. Sogar bei einer nicht allzu tiefen Stufe der Neuroplegie zeigt sich als Folge der Hemmung des Stoffwechselprozesses eine Verminderung des Verbrauches an Sauerstoff bis zu 14% (nach Angaben von Jurewitsch). Die Untersuchung der Sauerstoffsättigung des Blutes wurde mit Hilfe des Küvettenoxymeters durchgeführt und zeigte in diesem Falle, daß sich die Sauerstoffkonzentration des Blutes nicht vermindert.

[1] Der Vortrag stützt sich auf eigene Beobachtungen, statistisches Material aus 50 chirurgischen Kliniken und auf Experimente von G. I. Lukomsky und A. M. Wichert.

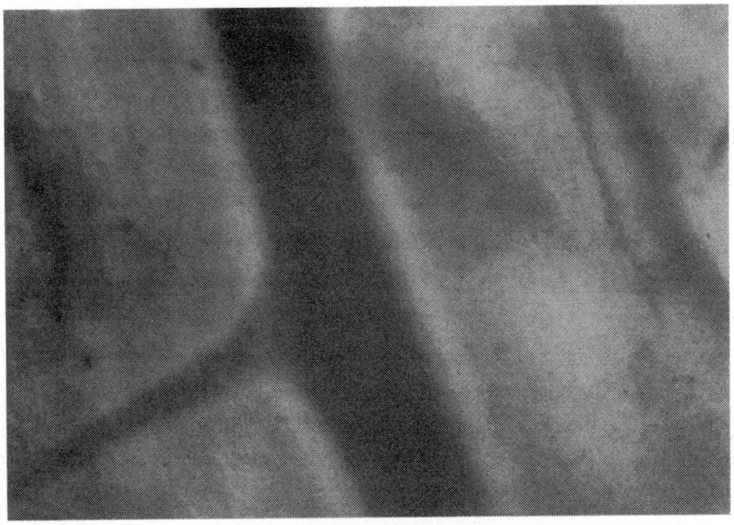

Abb. 1. Arteriole vor Arfonadinjektion (Objektiv 10, Okular 5)

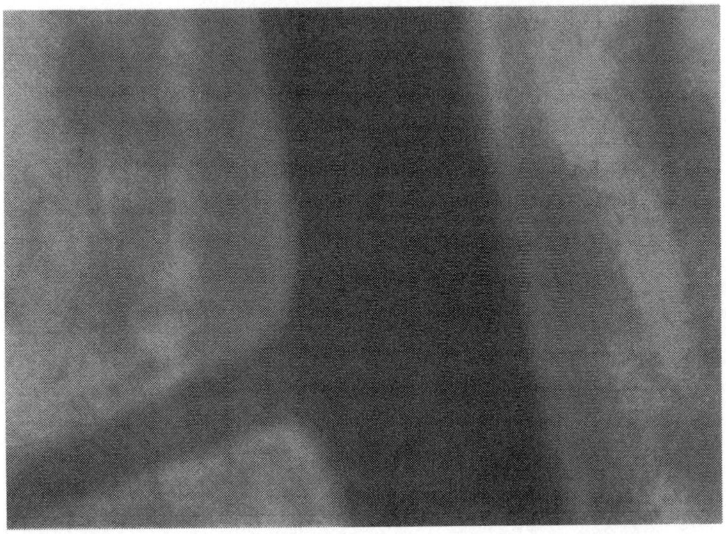

Abb. 2. Akute Erweiterung der Arteriole 1 Min. nach Arfonadinjektion. Arterieller Blutdruck 40 mm Hg (Objektiv 10, Okular 5)

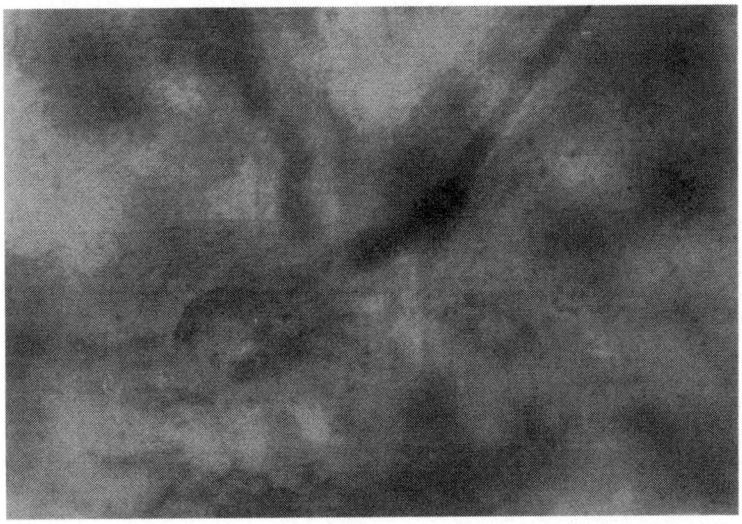

Abb. 3. Arteriovenöse Anastomose vor Arfonadinjektion (Objektiv 10, Okular 5)

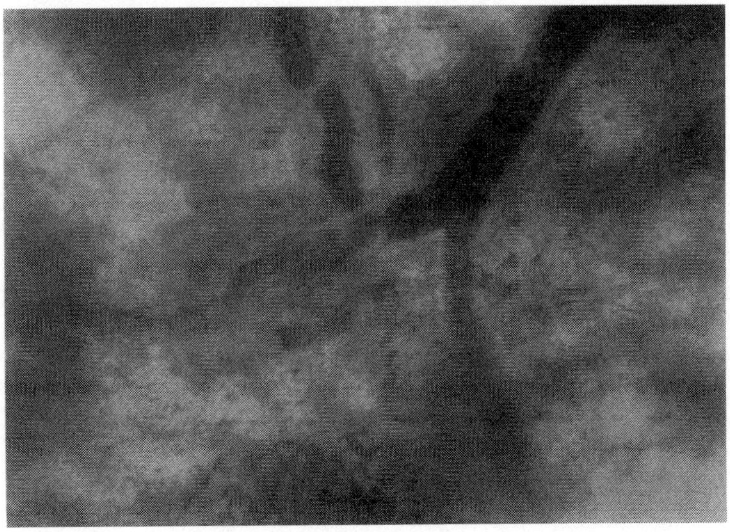

Abb. 4. Arteriovenöse Anastomose 1 Min. nach Arfonadinjektion.
Arterieller Blutdruck 40 mm Hg

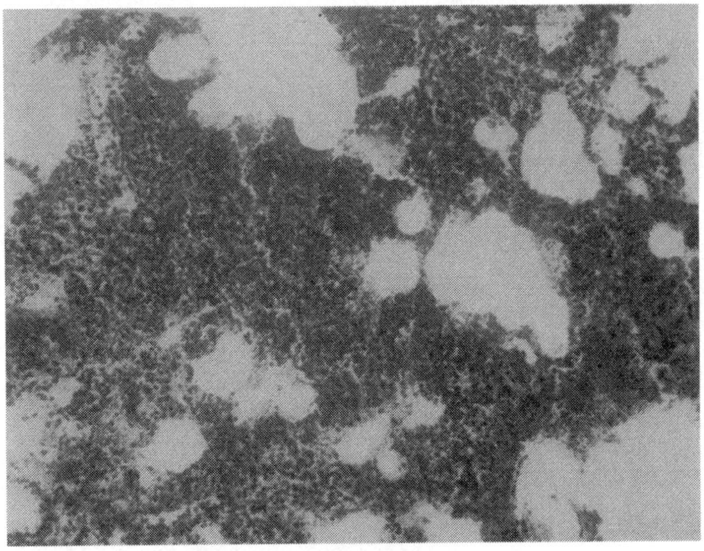

Abb. 6. Alveolare Blutungen im Lungengewebe (Objektiv 20, Okular 5)

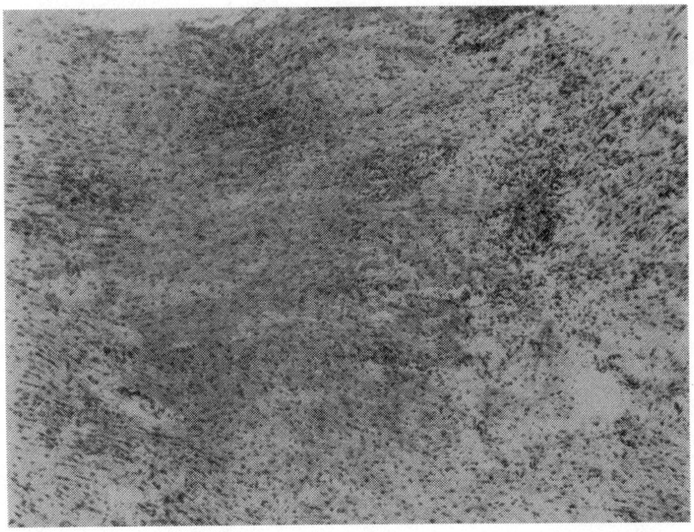

Abb. 7. Zahlreiche Herznekrosen in verschiedenen Muskelfasern mit schwacher leukocytärer Reaktion (Objektiv 20, Okular 7)

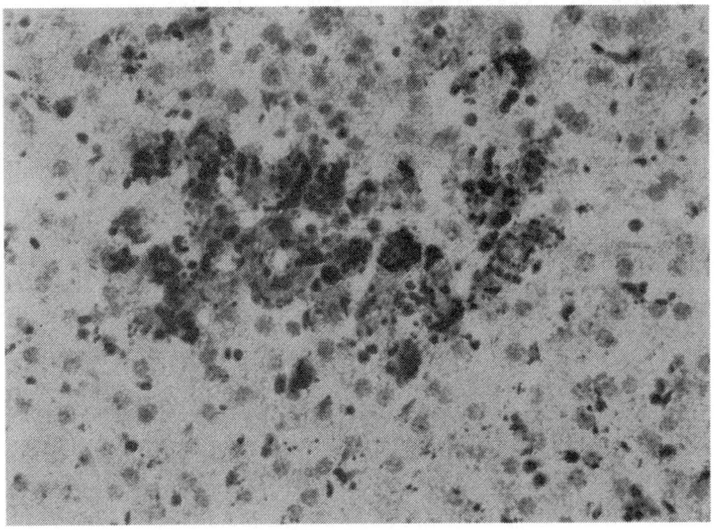

Abb. 8. Herdförmige Fettdegeneration und Verfettung der Kupfferschen Zellen (Objektiv 20, Okular 10)

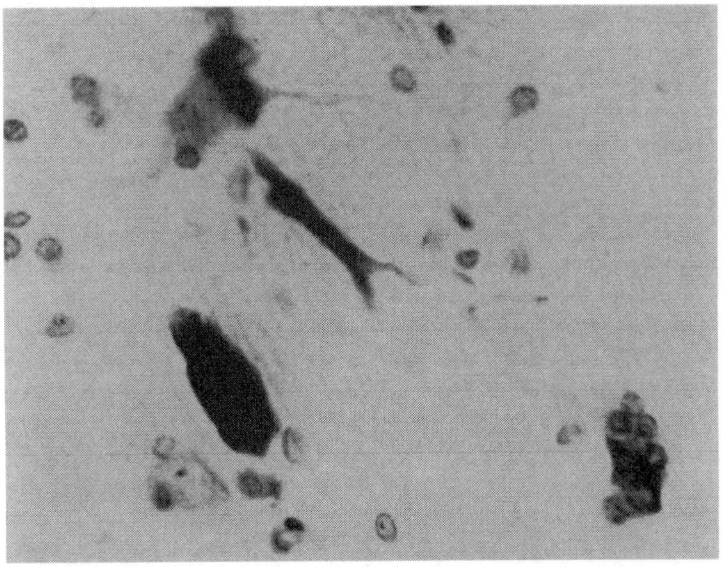

Abb. 9. Schwere nekrobiotische Veränderungen der Ganglienzellen. Die Nisslsche Substanz fehlt. Beginnende Anzeichen der Neuronophagie. Färbung nach Nissl (Objektiv 20, Okular 7)

2. Wenn der lytische Cocktail in zweifach verminderter Dosis, also in Form einer medikamentösen Vorbereitung angewandt wird, zeigt es sich, daß er den Bedarf an Narkosemitteln herabsetzt. Dieses konnte auch durch spezielle Versuche, welche von unseren Mitarbeitern Jurewitsch, Michelson, Manewitsch u. a. durchgeführt wurden, festgestellt werden.

Sie bestimmten die Konzentration der Barbiturate und des Äthers im Organismus mit Hilfe der Encephalographie.

Über die Wirkung eines hibernisierenden Gemisches beim Schockzustand besteht bis jetzt noch keine einheitliche Meinung. Das Bestehen eines solchen Effektes wurde durch die früheren Arbeiten von Laborit und Huguenard und die letzten Beobachtungen von Schippo, Inglis und ihren Mitarbeitern Gilewitsch, Smetanin u. a. festgestellt.

Die experimentellen Arbeiten von L. F. Kosonogow (Woronesch) lassen jedoch die Antischockeigenschaften des lytischen Cocktails vermissen. Diese Beobachtungen zeigten sogar, daß bei Anwendung dieses Gemisches der durch Traumatisierung der Thoraxorgane hervorgerufene experimentelle Schock viel früher auftritt, als ohne neuroplegische Mittel.

Es ist jedoch nötig zu bemerken, daß nach unseren Beobachtungen kleine Dosen des neuroplegischen Gemisches die Reaktionsfähigkeit des Organismus im allgemeinen herabsetzen und dadurch beim Operationstrauma im Thorax die cardiopulmonalen Störungen etwas vermindern, welche ein Begleitsymptom bei Thoraxoperationen sind. Dies gilt auch für Operationen wie schwere thyreotoxische Strumen.

Die Anwendung dieser hibernisierenden Gemische einschließlich des Chlorpromazins hat bei intrathorakalen Operationen in der UdSSR eine Reihe von Anhängern, so z. B. W. I. Kolesow, W. I. Kasanski, wie auch in anderen Ländern gefunden (Bajue und Niossa, Lian, Kan, Melon und Djubrake, Djubek und Daniel, Papolzy u. a.).

Jedoch nicht alle Wissenschaftler teilen diese Meinung. P. A. Kuprijanow, A. N. Bakulew sowie auch unsere Klinik sind der Meinung, daß die Hibernation in der Form, wie sie von Laborit und Huguenard vorgeschlagen wurde, besonders bei Operationen am Herz und anderen Organen des Thorax nicht vorteilhaft ist.

Es ist bekannt, daß diese Methode sogar in ihrem Mutterland, also in Frankreich, in einigen bekannten Kliniken in den Hintergrund getreten ist. D'Allen, Dühe u. a. verwenden diese neurolytischen Cocktails bei Herzoperationen überhaupt nicht mehr. Eine Reihe anderer französischer Autoren verhält sich zur Neuroplegie als Komponente der modernen Narkose äußerst zurückhaltend.

Dieses wird durch folgende negative Eigenschaften, welche dieser Methode eigen sind, bestimmt:

1. Durch die starke Herabsetzung der Reaktionsfähigkeit des Organismus und seiner kompensierenden Mechanismen, was hauptsächlich durch die Wirkung des Chlorpromazins bedingt wird.

2. Chlorpromazin macht den Organismus bei einigen schweren, akut auftretenden Komplikationen während intrathorakaler Eingriffe (verursacht durch große Blutverluste, Operationsschock u. a.) abwehrunfähig. Bei der Neuroplegie, wo wir eine allgemeine Hyporeflexie zu verzeichnen haben, ist die reflektorische Erregung der Atmung durch die sinocarotide Zone bei Hypoxie blockiert und die völlige Atemausschaltung zentralen Ursprungs tritt viel früher auf.

Uns ist bekannt, daß analoge Experimente von Scheimol und Lewassort durchgeführt wurden. Bei der tiefen Neuroplegie erweisen sich die Atmungsanaleptika wie Lobelin u. a. als uneffektiv.

Nach Untersuchungen des Laboratoriums für Wiederbelebung unter der Leitung von W. A. Negowski sind die Mittel der Wiederbelebung im Zustand einer tiefen Neuroplegie unwirksam.

Die allgemeine Hyporeflexie wird auch durch das langandauernde Fehlen des Hustenreflexes charakterisiert, was ebenfalls negative Bedeutung hat.

Die intravenöse Injektion des Chlorpromazins führt fast in allen Fällen und die intramusculäre Injektion bei der Hälfte der Fälle zum Auftreten einer Tachykardie und eines mittelmäßigen, jedoch schwer zu regulierenden Hypotonus. Dieses ist ebenfalls ein negativer Faktor, besonders bei der Operation angeborener Herzfehler. Die durch das Chlorpromazin hervorgerufene Vasodilatation, besonders die Dilatation der Bronchialarterien, wird begleitet von einer erhöhten Schleimabsonderung des tracheobronchialen Raumes. Die Ansammlung des Bronchialsekretes während und nach der Operation ist ebenfalls nicht wünschenswert. Zum Schluß ist auch die Frage der Wechselbeziehung des sympathischen und parasympathischen Nervensystems unter den Bedingungen der Neuroplegie von großer Bedeutung.

Das Vorhandensein des Chlorpromazins im lytischen Cocktail, welches ein starkes Adrenolyticum ist, ruft eine ausgeprägte Blockade des adrenergischen Systems hervor und als Folge davon ein Überwiegen des Vagotonus. Unter diesen Bedingungen ruft jede Reizung des Vagus und seiner Zweige, was bei intrathorakalen Operationen nicht zu vermeiden ist, eine erhöhte Reaktion und erhebliche pathophysiologische Veränderungen hervor. Dies alles erklärt die Umstände, daß von 11451 Operationen unter Verwendung neuroplegischer Mittel von verschiedenen Chirurgen und Anaesthesiologen der UdSSR 100 verschiedene Komplikationen, von denen 13 ad exitum führten, beobachtet wurden.

Das oben Angeführte verlangt folgende Fragestellung: Ist die Anwendung der Neuroplegie bei großen Operationen überhaupt zu befürworten und besonders bei Operationen am geöffneten Thorax?

Einige Chirurgen und Anaesthesiologen antworten auf diese Frage verneinend.

Wir sind der Meinung, daß die Neuroplegie bei einigen Thoraxoperationen, wie z. B. Operationen an den Lungen, Neoplasmen des Oesophagus und des Mediastinums anwendbar ist, jedoch nicht in der von Laborit und Huguenard vorgeschlagenen Form. Diese Methode muß wesentliche quantitative Veränderungen erfahren.

Es ist vor allen Dingen wichtig, aus dem lytischen Cocktail das Chlorpromazin zu entfernen. Die Hauptkomponenten des lytischen Gemisches müssen Promethazin (Diprasin, Phenergan, Atosil) und Dietasin (Dinesin, Diparcol, Latibon) sein.

Beide Präparate verfügen über ausgezeichnete analgetische, hypnotische, sedative und potenzierende Wirkungen. Promethazin ist eine gute adrenolytische, M-cholinolytische und starke antihistamine Wirkung, Dietasin eine starke N-cholinolytische Wirkung eigen.

Dadurch hat das Gemisch, welches beide dieser Präparate einschließt, außer seiner neuroplegischen Eigenschaft eine ausgezeichnete cholinolytische und antihistamine Wirkung. Die Verwendung eines solchen Gemisches gewährleistet sogar ohne zusätzliche Atropingabe eine mehr oder weniger ausgeprägte Blockade des Vagus. Diese Blockade ist besonders wichtig bei Lungenoperationen, was uns aus den Arbeiten von Storm und Keller bekannt ist, da in Abhängigkeit von den cholinergischen Substanzen, die Lunge sogar auf eine sympathische Nervenreizung hauptsächlich mit einer Reaktion antwortet, die durch den Vagus bedingt ist.

Man ist bis zum heutigen Tage nach der Konzeption von Selye der Meinung, daß die Genese des Schocks ganz von dem adrenergischen System abhängt. Jedoch in nicht weit zurückliegenden Untersuchungen von Frommel wurde gezeigt, daß auch die Hypercholinergie bei der Genese des Schocks eine große Rolle spielt. Dieses unterstreicht noch einmal die große Bedeutung der cholinergischen Blockade während traumatisierender Operationen. Das gleichzeitige Vorhandensein beider Präparate in diesem Komplex ist jedoch nicht unbedingt notwendig, sowie auch nicht immer vorteilhaft. Bestimmend ist der Charakter der Operation. So konnten U. und S. Foster, welche Pioniere der Hibernation in der Thoraxchirurgie sind, bei

Operationen an den Lungen und am Oesophagus mit Erfolg Dietasin (Diparcol) anwenden. Nur in einigen Fällen kombinierten sie es mit Promethazin (Phenergan).

Cecil Gray, Dü-Busche, B. S. Uwarow und eine Reihe anderer Wissenschaftler verwandten bei Herzoperationen vorzugsweise Promethazin (das russische Diprasin).

Es ist wichtig, zu bemerken, daß die vegetative Blockade, die mit Hilfe dieser Präparate erreicht wird, elektiven Charakters ist. Diese Art der vegetativen Blockade nennen wir seit 1958 nach Jurewitsch „gerichtete Neuroplegie". Seit dieser Zeit wurden in unserer Klinik 59 Thoraxoperationen mit Anwendung der gerichteten Neuroplegie durchgeführt. Die Resultate dieser Operationen gestatten uns, zu sagen, daß die Anaesthesie unter Anwendung der sogenannten gerichteten Neuroplegie ohne Chlorpromazin bei einigen Thoraxoperationen Aufmerksamkeit verlangt.

Wir sind der Meinung, daß es nötig ist, unsere Aufmerksamkeit noch auf eine weitere Art der vegetativen Blockade zu richten — auf die Ganglioblockade.

Es ist bekannt, daß der Grund der hypnotischen Wirkung des Arfonads, Pendiomids und anderer Ganglioplegica durch ausgeprägte vasoplegische Effekte hervorgerufen wird. Dieses konnte sehr demonstrativ durch Experimente an Kaninchen mit Hilfe der in vivo durchgeführten Mikroskopie der Ohrengefäße in der Sandison-Kammer bewiesen werden (Abb. 1 u. 2). Diese 2 Photographien haben die gleiche Vergrößerung. Die Beobachtung der Gefäße in vivo zeigte, daß 1 bis 2 Minuten nach Injektion von Arfonad eine akute Erweiterung der kleinen Arterien und Arteriolen, arteriovenösen Anastomosen und Kapillaren auftritt. Die Gefäßerweiterung erstreckt sich über die gesamte Versuchsdauer und verändert sich nur gering in ihrer Intensität.

Es gelang uns, die Anschauungen von Fiseli, Wrana und Wokruglitzki über die Entstehung der Erweiterung der arteriovenösen Anastomosen unter Wirkung des Arfonads mit Hilfe unserer Versuche zu unterstützen (Abb. 3 u. 4). Es ist daraus ersichtlich, daß bei der künstlichen Hypotonie, hervorgerufen mit Hilfe von Arfonad, eine starke Erweiterung des peripheren arteriellen Gefäßnetzes erzeugt wird. Dieses ist bei Thoraxoperationen durchaus nicht bedeutungslos für den Organismus, bei denen ein sehr reicher Receptorenapparat gestört werden kann. Die Blockade des vegetativen Nervensystems mit Hilfe von Arfonad gibt dem Körper nicht die Möglichkeit, seine kompensatorischen Kräfte auszunutzen. Das Gefäßsystem des Patienten ist im Falle einer massiven Blutung nicht in der Lage, sich den veränderten Kreislaufverhältnissen anzupassen. Die Gefäße sind paralysiert.

Die Arbeiten Fiselis und anderer Autoren an der chirurgischen Klinik unter der Leitung von Prof. Prochaska und des Lehrstuhles für pathologische Physiologie unter der Leitung von Prof. Wanra, der medizinischen Militärakademie in Gradz-Kralow zeigten, daß die Vagotonie der Hauptgrund der Hypoxämie der Organe und Gewebe ist.

Zu diesen Schlußfolgerungen kommen auch wir auf Grund des klinischen Studiums der Anwendung von Arfonad bei Operationen im Thorax und durch Beobachtungen, welche in speziellen Experimenten von G. I. Lukomski und A. M. Wichert gemacht wurden. Die Vasoplegie führt zur Verminderung der Kreislaufgeschwindigkeit, wodurch in einer kurzen und oberflächlichen Hypotonie die Sauerstoffaufnahme der Gewebe nicht verschlechtert, ja sogar etwas verbessert wird.

Nach unseren letzten Untersuchungen konnten wir jedoch feststellen, daß eine langandauernde Vasoplegie sogar bei ausreichender Sauerstoffsättigung die Entwicklung einer Gewebshypoxie fördert. Das Vorhandensein von hypoxämischen Veränderungen konnten wir bei der morphologischen Untersuchung von Organen und Geweben unserer Versuchstiere feststellen.

Die Tiere wurden, nachdem sie einer 4- bis 5stündigen Hypotonie ausgesetzt waren, nach 24 Stunden seziert. Die Hypotonie wurde durch Arfonad hervorgerufen. Im Verlauf der

Hypotonie (Abb. 5) beobachteten wir ein progedientes Sinken der Oxyhaemometerwerte, eine Verlangsamung der Blutzirkulation und eine starke Vergrößerung der arteriovenösen Differenz des Sauerstoffs bis zu 4 bis 6%.

Morphologisch erhielten wir in den Organen der nach 24 Stunden sezierten Versuchstiere nach langer Hypotonie folgende Resultate: In den Lungen beobachteten wir bei erhöhter Blutfüllung des Lungengewebes viele subpleurale Blutergüsse. Mikroskopisch wurden in dem Gewebe der Lungen verstreute alveoläre Blutungen, welche Gruppen von 5—10—15 Alveolen ergriffen, beobachtet (Abb. 6).

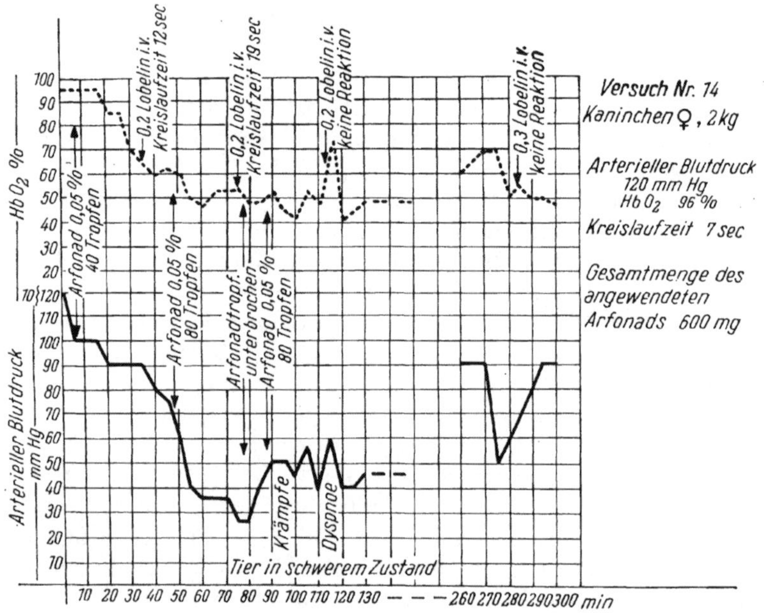

Abb. 5. Die Kurven charakterisieren den arteriellen Blutdruck und den Prozentgehalt an Oxyhämoglobin bei der künstlichen Hypotonie

Im Herzen wurde eine Vielzahl von Nekrosen in verschiedenen Muskelfasern mit einer schwach entwickelten leukocytären Reaktion gefunden (Abb. 7), sowie Herde von Muskelverfettungen im Bereich der Papillarmuskeln.

In der Leber: Erweiterung der Zentralvenen und der Disseschen Räume, sowie Herde der Fettdegeneration kleinerer Leberzellgruppen und eine Verfettung der Kupfferschen Zellen (Abb. 8).

Im verlängerten Mark fanden wir schwere nekrobiotische Veränderungen der Ganglienzellen. Die Nisslsche Substanz fehlte, die Kerne waren exzentrisch, peripher gelagert. Einige Zellen waren degeneriert (Zellschatten) mit beginnenden Anzeichen der Neuronophagie. Das Plasma vieler Zellen färbte sich diffus mit Toluidin, so daß die Nisslsche Substanz vom Zellkern nicht zu unterscheiden war (Abb. 9). Daraus ist ersichtlich, daß der Grund der möglichen Komplikationen der künstlichen Hypotonie die Hypoxämie ist.

Die Bedingungen für das Auftreten der Hypoxämie werden noch durch den Eingriff an den Organen des Thorax bei Vorhandensein eines ein- oder zweiseitigen Pneumothorax erleichtert.

Es entsteht die Frage — ist die Ganglioblockade beim Schock kontraindiziert oder nicht?

Über diese Fragen besteht zur Zeit noch keine einheitliche Meinung. Die Experimente von Kosonogow zeigten, daß nach Verwendung ganglienblockierender Mittel das Auftreten eines experimentellen Schocks stark vermindert wird, und die Verwendung dieser Mittel beim Schock mit einem systolischen Blutdruck von nicht weniger als 70 mm Hg den Zustand der Versuchstiere wesentlich verbessern. Daraus kann man schließen, daß die Anwendung der künstlichen Hypotension bei intrathorakalen Operationen nur während der am meisten traumatisierenden Momente und nur für eine kurze Zeit zu befürworten ist.

Zusammenfassung

Die vegetative Blockade ist ein ernster Eingriff in die Physiologie des Organismus. Man soll sie nicht völlig verwerfen, sie muß jedoch weitestgehend eingeschränkt werden.

Die Indikationsmöglichkeit für die Anwendung der Neuroplegie muß in Abhängigkeit von den individuellen Besonderheiten der Kranken, dem Charakter der Krankheit und dem Charakter der Operation gestellt werden.

Die tiefe Neuroplegie muß völlig abgelehnt werden. Die Neuroplegie muß nicht tief, jedoch zielgerichtet und die Ganglioblockade kurz sein. Nur unter diesen Bedingungen hat die Blockade des Nervensystems bei einigen intrathorakalen Operationen gute Ergebnisse zu verzeichnen.

J. P. Payne

Spezifische Probleme der Anaesthesie bei der operativen Versorgung der Oesophagusatresie Neugeborener

Obgleich die angeborene Oesophagusatresie schon seit etwa 300 Jahren bekannt ist, sind erst in den letzten 20 Jahren erfolgreiche Behandlungsmethoden empfohlen und in der Praxis erprobt worden. Nach Franklin (1947) hat dies zwei Gründe. Erstens wurde die Anomalie für überaus selten gehalten; neuere Untersuchungen haben jedoch gezeigt, daß sie gar nicht so selten auftritt. Belsey und Donnison (1950) behaupten, daß auf 800 Geburten ein Fall von Oesophagusatresie kommt. Der zweite Grund für die so späte Entwicklung von Behandlungsmethoden war die irrige Annahme, daß diese Atresie gewöhnlich mit dem Auftreten anderer gleichermaßen ernster Mißbildungen verbunden ist. Es ist zweifellos richtig, daß auch andere angeborene Anomalien in Verbindung mit der Oesophagusatresie auftreten, doch fand Cameron Haight in einer Serie von 45 aufeinanderfolgenden Fällen nur eine solche Mißbildung, die mit dem Leben unvereinbar war.

Diagnose

Eine angeborene Oesophagusatresie sollte immer dann bei einem neugeborenen Kind angenommen werden, wenn eine ständige oder periodische Zyanose auftritt, insbesondere, wenn diese mit einem Übermaß an Schleim im Nasopharynx verbunden ist. Sind die Anfälle periodisch, so treten sie gewöhnlich bei Fütterungsversuchen auf. Die Diagnose kann bestätigt werden, wenn man einen weichen Gummikatheter durch den Mund in den Oesophagus einführt. Bei Vorliegen einer Atresie wird das Vorschieben des Katheters in 10 bis 12 cm Entfernung von der Zahnleiste aufgehalten. Die obere Tasche kann festgestellt werden, wenn man 0,5 ml eines jodierten Öls als Kontrastmittel durch den Katheter einführt und das Kind durchleuchtet. Mit Hilfe der Durchleuchtung kann man außerdem das Ausmaß der Läsion bestimmen. Wenn sich Luft im Magen und im Dünndarm zeigt, so kann eine Fistel zwischen dem unteren Segment und der Trachea angenommen werden, obgleich auch das Fehlen von Luft eine solche Fistel nicht ausschließt. In 80% aller Fälle endet die obere Tasche des Oesophagus blind, während das untere Segment direkt in die Rückwand der Trachea unmittelbar über der Bifurkation einmündet.

Behandlung

Praeoperativ: Da nur ein chirurgischer Eingriff Aussicht auf Rettung dieser kleinen Patienten bietet, sollte die Operation ohne Verzögerung vorgenommen werden. In der Praxis bedeutet dies, daß die Operation in den ersten 12 Stunden nach Einlieferung des Patienten erfolgt. In der Zeit vor der Operation sollte der Nasopharynx durch häufiges Absaugen von Sekret freigehalten werden und das Kind mit dem Kopf leicht nach unten geneigt gelagert werden, um ein eventuelles Überlaufen in den Larynx zu verhindern. Die Lage des Babys sollte in regelmäßigen Zeitabständen verändert werden, da dies eine Sekretansammlung in den Hauptbronchien mit dem damit verbundenen Risiko eines Kollapses verhindern hilft. Ein ausreichender Schutz durch Antibiotika ist erforderlich, um jeder eventuellen Lungeninfektion begegnen zu können.

Intravenöse Therapie ist gewöhnlich nicht unbedingt erforderlich, aber da es notwendig sein wird, jeden bei der Operation auftretenden Blutverlust zu ersetzen und Narkosemittel zu verabfolgen, ist es ratsam, eine intravenöse 5%ige Dextroseinfusion anzulegen, bevor das Kind in den Operationssaal gebracht wird.

30 Minuten vor Beginn der Operation werden 0,3 mg Atropin intramuskulär verabfolgt.

Operation

Die Operation wird unter Endotrachealanaesthesie vorgenommen, wobei der Patient sich in Linksseitenlage befindet. Während das Baby durch eine Gesichtsmaske reinen Sauerstoff einatmet, wird die Anaesthesie mit der Einleitung einer 2,5%igen Thiopentonlösung in die intravenöse Infusion begonnen. Die normale Dosis beträgt 2,5 mg/kg Körpergewicht. Darauf folgen 0,25 mg/kg Tubocurarin als 0,1%ige Lösung. Wenn erforderlich, werden Pharynx und Larynx von Sekret gereinigt und der Larynx intubiert. In diesem Zusammenhang ist die Wahl des Endotrachealtubus am wichtigsten. Der Larynx des Kindes ist gewöhnlich nicht mehr als 4 cm lang, und deshalb besteht die Gefahr, daß die verschiedenen erforderlichen Manipulationen den Tubus verlegen können. Unserer Erfahrung nach ist diese Gefahr weniger groß, wenn man den Oxford-Endotrachealtubus nimmt. Weitere Sicherheit kann erreicht werden, indem man einen weichen Ballen oder einen Dentalschwamm zwischen Tubus und harten Gaumen schiebt, so daß er gegen die Zunge gepreßt wird. Nach der Intubation wird die Narkose mit einer 50%igen Mischung von Lachgas und Sauerstoff aufrechterhalten. Es wird ein Gasstrom von 4 Litern bei Benutzung eines modifizierten WATERS-to-and-fro-System angewendet.

Unter normalen Bedingungen hat das durchschnittliche Neugeborene einen Sauerstoffverbrauch von 25 ml/min (SMITH, 1951). Da solch ein Baby ein Atemvolumen von 20 ml hat, kann eine Atemfrequenz von 40 Atemzügen je Minute optimal sein. Jede Herabsetzung der alveolären Ventilation wird aber zu einer Erhöhung der Frequenz neigen. Falls dies eintritt, sind drei Nachteile die Folge: Erstens kann der venöse Rückstrom eingeschränkt werden, was zu einer Herabsetzung des Herzminutenvolumens führt. Zweitens können der Gasaustausch je Atemzug und letztlich das Minutenvolumen herabgesetzt sein. Wenn dies längere Zeit andauert, so muß es unbedingt zu einer Kohlendioxydretention kommen, die durch das Vorhandensein eines hohen Sauerstoffdrucks in den eingeatmeten Gasen verschleiert sein kann. Unter solchen Umständen kann eine narkotische Konzentration von Kohlendioxyd unbemerkt entstehen. Es wurde nachgewiesen, daß alle Narkotica und Anaesthetica in großen Dosen ein Versagen der Medulla hervorrufen und es besteht kein Grund zu der Annahme, daß Kohlendioxyd eine Ausnahme von dieser Regel bildet (DONALD & PATON, 1955). Außerdem scheint es, obgleich ein gewisser Grad von metabolischer Acidose beim Neugeborenen als physiologisch betrachtet werden kann (BELL et al., 1928), kaum wahrscheinlich, daß eine überlagerte respiratorische Acidose gleichermaßen ungefährlich ist (PAYNE, 1955). Drittens verursacht jede Erhöhung der Frequenz, da die Atmung des Kindes vorwiegend eine Zwerchfell- und Bauchatmung ist, beträchtliche Schwierigkeiten bei der Anastomosierung des Oesophagus. Des weiteren behindern Husten und Spannen den Chirurgen zusätzlich, wenn das Kind unter leichter Narkose spontan atmet. Aus all diesen Gründen wird immer die Curarisierung mit künstlicher Beatmung bei der Operation angewandt. Die Anwendung eines Relaxans beseitigt die Spannung und gestattet dem Chirurgen, die Anastomose bedächtig und ohne Eile durchzuführen, während die künstliche Beatmung eine ausreichende Belüftung und die exakte Beseitigung des Kohlendioxyds sicherstellt.

Der Chirurgische Eingriff erfolgt von einer Incision im 5. Intercostalraum rechts aus. Gewöhnlich ist der Blutverlust bei diesem Eingriff sehr gering, trotzdem ist unter der Berücksichtigung, daß das durchschnittlich 3 kg schwere Baby ein zirkulierendes Blutvolumen von 270 ml (Mollison et al., 1950) hat, die Ersetzung auch eines kleinen Blutverlustes notwendig. In der Praxis handelt es sich hierbei selten um mehr als 60 ml Blut, was zu ersetzen ist.

Sobald die Pleura eröffnet ist, werden eventuell kollabierte Lungenbezirke zur Ausdehnung gebracht, bevor irgendwelche weiteren Eingriffe unternommen werden. Danach wird die Lunge wieder zum Kollabieren gebracht, und der Vena-azygos-Bogen aufgesucht. Wenn dieser durchtrennt ist, ist die Lokalisierung des oberen Segmentes gewöhnlich leicht, insbesondere, wenn ein dünner Gummikatheter von oben her eingeführt wird. Dies wird am besten durch die Nase gemacht, da es eine Störung des Endotrachealtubus vermeidet. Der Katheter sollte möglichst vor Operationsbeginn vom Anaesthesisten eingeführt werden.

Manchmal erweist sich eine Fistel als Hindernis sowohl für den Chirurgen, als auch für den Anaesthesisten, da eine Blähung des Magens und Darms die Folge der künstlichen Beatmung sein können. Manchmal kann dies durch Änderung der Tubuslage beseitigt werden, doch wenn dies nicht geht, sollte der Chirurg die Fistel so schnell wie möglich zu schließen versuchen.

Weitere Behinderungen sind häufig ein müder Assistent oder unachtsame Anordnung der Wundhaken. Eine schwere Hand kann die Lungendehnung beträchtlich herabsetzen und der Druck der Wundhaken an der falschen Stelle den Luftstrom in einem Hauptbronchus hindern. Wie bekannt wurde, ist gelegentlich sogar eine Kompression der Trachea beobachtet worden. Es ist in unserer Klinik üblich, den pulmonalen Gasaustausch während der Operation von Zeit zu Zeit durch Entfernung der Wundhaken zu unterstützen, um die kollabierten Lungensegmente wieder aufzublähen. Durch sanfte Massage mit den Fingerspitzen des Operateurs werden atelektatische Bezirke zur Ausdehnung gebracht.

Wenn das untere Segment einmal mobilisiert worden und die Trachea geschlossen ist, wird von dem Chirurgen ein zweiter Katheter durch den Oesophagus in den Magen und aufwärts zum Mund geführt, wo er vom Anaesthesisten befestigt wird. Die Anastomose wird über diesem Katheter vollendet, der danach entfernt wird. Nachdem man sich vergewissert hat, daß der Tracheaverschluß luftdicht ist und nach Anlegen einer Interkostaldrainage wird der Brustkorb geschlossen. Das Drain wird unter Wasser luftdicht angeschlossen.

Wenn nach Beendigung der Operation das Baby noch immer Zeichen einer Curarisierung aufweist, so sollte Neostigmin nach vorheriger Injektion von 0,3 mg Atropin verabfolgt werden. Die intravenöse Dosis beträgt 0,06 mg/kg. Wenn die Atmung als zufriedenstellend betrachtet wird, wird das Baby in einem Sauerstoffzelt zurück auf die Station gebracht.

Postoperativ

Nach der Operation sollte einige Tage lang eine intravenöse Therapie erfolgen, doch muß eine Übertransfusion vermieden werden. Nach Smith (1951) ist eine Totalzufuhr von 20 bis 30 ml/kg je Tag ausreichend. Dabei ist Dextrose ungefährlicher als Salzlösungen; bei Benutzung der letzteren sollte die Stärke 1/5 n betragen.

Wenn diese kleinen Babys überleben sollen, dann ist der höchste Standard der Patientenbetreuung in der unmittelbar postoperativen Periode erforderlich. Dies verlangt von seiten der

Schwester eine ständige Aufmerksamkeit, sorgfältige Beobachtung und die Fähigkeit, frühe Anzeichen einer Atemnot festzustellen. Eine häufige nasopharyngeale Absaugung ist notwendig sowie eine gelegentliche Absaugung der Trachea durch direkte Laryngoskopie. Dafür ist der Anaesthesist verantwortlich. In seltenen Fällen kann auch dies unzureichend sein, dann muß eine Tracheotomie durchgeführt werden. Die Antibiotikatherapie muß fortgesetzt werden und tägliche Röntgenaufnahmen des Thorax können notwendig sein.

Literatur

BELL, W. B., CUNNINGHAM, L., JOWETT, M., MILLET, H., and BROOKS, J.: Brit. Med. J. 1928, I, 126.

BELSEY, R. H. R., and DONNISON, C. P.: Brit. Med. J. 1950, II, 324.

DONALD, K. W., and PATON, W. D. M.: Brit. Med. J. 1955, I, 313.

FRANKLIN, R. H.: Ann. roy. Coll. Surg. Engl. *2*, 69 (1948).

HAIGHT, C., zitiert nach FRANKLIN, R. H.: Surgery of the oesophagus. Edward Arnold and Co., London (1952).

MOLLISON, P. L., VEALL, N., and CUTBUSH, MARIE: Arch. Dis. Childh. *25*, 242 (1950).

PAYNE, J. P.: Brit. J. Anaesth. *27*, 388 (1955).

SMITH, C. A.: The Physiology of the New Born Infant, 2nd ed., Blackwell, London (1951).

K. Szántó

Anaesthesieerfahrungen bei über 1000 Mitralkommissurotomien

Die in den letzten Jahren beobachtete rapide Entwicklung der Thorax- und insbesondere der Herzchirurgie erfolgte parallel mit Fortschritten auf dem Gebiete der Anaesthesiologie.

Bei Manipulationen an so lebenswichtigen Organen, wie Herz und Lunge, muß die Anaesthesie vollkommene Schmerzlosigkeit sichern, darf aber die Operationsbelastung nicht vermehren, sie soll sie im Gegenteil durch Schaffung optimaler Verhältnisse vermindern.

Hieraus folgt, daß die Aufgabe des Anaesthesisten nicht allein in der geschickten technischen Ausführung der Narkose bestehen kann. Der Anaesthesist muß den zu operierenden Kranken genau kennen, an seiner Vorbereitung aktiv teilnehmen, den Operationsplan mit dem Operateur beraten und dementsprechend einen Anaesthesieplan anfertigen.

Um dem zu entsprechen, soll bei Herzoperationen der mit der Anaesthesie beauftragte Arzt ein Mitglied der kardiochirurgischen Arbeitsgruppe sein. In diesem Falle wird er — anstatt den Kranken erst unmittelbar vor der Operation, oder eventuell am Vortage zum ersten Mal zu sehen — in der Lage sein, schon vom Aufnahmetag an an der Untersuchung des Patienten und der Vorbereitung zur Operation teilzunehmen.

Dieses Prinzip hat sich an unserer Klinik als richtig erwiesen. Die an Mitralstenose leidenden Patienten befinden sich — ausgenommen einige Frühfälle, bei denen das Myokard noch nicht geschädigt ist — im Zustand der chronischen Hypoxie. Diese durch die pathologische Hämodynamik bedingte Hypoxie stellt für das ohnehin kranke Myokard eine weitere Belastung dar. Es bedarf keines Beweises, daß ein solches Herz gegenüber jeder Belastung, also auch gegenüber der Narkose, wesentlich empfindlicher ist. Hieraus folgt, daß die Operationsvorbereitung für den Organismus möglichst optimale Verhältnisse schaffen soll. Die Narkose selbst muß so schonend wie möglich sein und mit dem Operationsvorgang ständig im Einklang stehen.

Patienten, die an Mitralstenose leiden, operieren wir erst dann, wenn sie durch geeignete Vorbehandlung, evtl. mit Kombetin und Diuretica, in ein kompensiertes Stadium gelangt sind. Nach unserem Erachten braucht dies nicht besonders betont zu werden, dennoch möchte ich ein diesbezügliches Beispiel hier erwähnen. Bei einer 55jährigen Kranken wurde beschlossen, wegen obliterierender Gefäßsklerose der unteren Gliedmaßen eine lumbale Sympathektomie durchzuführen. Gleichzeitig hatte die Kranke auch einen kombinierten Mitralklappenfehler. In der praeoperativen Periode wurde sie in einer allgemeinchirurgischen Abteilung behandelt, wo man die nötige kardiale Vorbereitung unterließ. Nach der Intubation trat ein Lungenödem auf, so daß wir von der Operation Abstand nehmen mußten. Hätte die Patientin die entsprechende kardiale Vorbereitung erhalten, wäre es sicherlich nicht zum Lungenödem gekommen, operieren wir doch Patienten oft bei einem erheblich schwereren Herzstatus — allerdings nach einer entsprechenden Vorbereitung —, ohne dann solche Erscheinungen zu beobachten. An diesem Beispiel wollte ich Ihnen lediglich zeigen, welch entscheidende Bedeutung der gründlichen Vorbehandlung bei allen Operationen an Herzkranken zukommt.

Die Mitralkommissurotomie wird bei uns immer in Intubationsnarkose ausgeführt. Hinsichtlich der Lokalanaesthesie stehen uns nur Literaturangaben zur Verfügung. Eigene Erfahrungen haben wir keine (Bakuljew). Wir sind jedoch der Meinung, daß die modernen Narkoseverfahren, die eine oberflächliche Narkose mit entsprechender medikamentöser Muskelerschlaffung, kontrollierter Beatmung, reichlicher Sauerstoffzufuhr usw. ermöglichen, in der Herzchirurgie jeder anderen Anaesthesiemethode überlegen sind.

Unser Anaesthesieziel bei diesen Kranken ist daher die oberflächliche Narkose, die Sicherung einer optimalen Sauerstoffversorgung und die Bekämpfung der Hyperkapnie. Vor der Besprechung der Verfahren, die die Verwirklichung der erwähnten Ziele ermöglichen, möchte ich darauf hinweisen, daß die Vorbereitung der Kranken und der Verlauf der Narkose im Rahmen dieses Vortrages nur schematisch dargestellt werden kann, da ja sozusagen in jedem Fall individuelle Gesichtspunkte berücksichtigt werden müssen.

Wir halten es für wichtig, daß die Patienten die der Operation vorangehende Nacht ruhig verbringen. Dazu verabreichen wir den Kranken abends ein Schlafmittel, hauptsächlich Barbiturate. Von Gewicht und Alter des Patienten abhängig, geben wir 30 bis 50 ctg Veronal peroral. Handelt es sich jedoch um einen Kranken, der an Schlaflosigkeit leidet und regelmäßig Schlafmittel nimmt, geben wir außer Veronal noch 50 mg Promethazin intramuskulär. Zwar nicht sehr oft, aber es kommt vor, daß der Kranke auf die Mitteilung, daß er am nächsten Tag operiert werden soll, mit Unruhe reagiert. In solchen Fällen geben wir am Vortage der Operation, nachmittags und abends, Ataraktika. Mit diesen Maßnahmen erzielen wir zumeist eine ruhige Nacht. Um diese Ruhe auch am Operationstage aufrechtzuerhalten, bekommt der Kranke früh um 6 oder 7 Uhr, abhängig von der Operationszeit, 50 mg Promethazin und 100 mg Dolantin intramuskulär. Letzteres Mittel hat gegenüber den Morphinderivaten den Vorteil, daß es die Atmung nicht beeinträchtigt. Eine Stunde vor dem Operationsbeginn werden wieder 50 mg Promethazin und 100 mg Dolantin injiziert, diesmal mit $^1/_4$ mg Atropin, wegen seiner vagolytischen Wirkung. Einige Autoren raten von der Atropinanwendung ab, da sie Tachykardie verursacht, die bei Herzkranken unerwünscht ist. Nach unserer Ansicht ist der Schutz gegen die Vaguswirkung bei Mitralstenose ein wesentliches Moment, weshalb wir, von seltenen Ausnahmen abgesehen, in allen Fällen Atropin verabreichen. Wir haben unter der Intubation vergleichende Elektrokardiogramme zwischen Mitralstenoseoperationen nach Atropinverabreichung und anderen Operationen an Herzgesunden ohne Atropinanwendung aufgenommen. Das Ergebnis war, daß das EKG bei Kranken mit Mitralstenose, die mit Atropin vorbereitet wurden, im Vergleich mit dem präoperativen EKG eine geringere Abweichung zeigte, als bei Herzgesunden, die ohne Atropin vorbereitet wurden. Die in dieser Weise vorbereiteten Kranken sind stark gedämpft, ruhig und haben keine Angst vor der Operation. Man kann mit ihnen Kontakt aufnehmen. Wir halten es für wichtig, daß diese Kranken ständig unter Beobachtung stehen. Die Transfusionsnadel wird rasch in eine Knöchelvene eingeführt und dort fixiert, dann wird die Narkose mit einer 5%igen Thiobarbituratlösung (Pentothal, Farmothal) eingeleitet. Davon geben wir gewöhnlich 40 bis 55 ctg. Durch langsame Injektion sichern wir, daß die erforderliche Dosis nicht überschritten wird. Der Umstand, daß die Barbiturate auf Atmung und Blutdruck deprimierend wirken, darf dabei nie außer acht gelassen werden. Bei Beginn der Injektion lassen wir den Patient zählen, und von dem Augenblick an, wo er sein Bewußtsein verliert, geben wir ihm reichlich Sauerstoff mit der Maske. Gleichzeitig wird durch die fixierte Nadel ein Kurzrelaxans aus der Succinylreihe gegeben, und zwar 1 mg je kg des Körpergewichts. Die Wirkung tritt ca. 30 Sek. nach der Injektion ein. Inzwischen wird reichlich Sauerstoff gegeben, und sobald die Apnoe eintritt, erfolgt rasch die Intubation. Danach wird der Sauerstoff durch den Tubus eingeführt. Der Tubus ist mit einer Gleitsalbe, die auch ein Lokalanaestheticum enthält, bestrichen. Dadurch erzielt man an den Stimmbändern eine reflexhemmende

Wirkung. Ich möchte noch einmal betonen, eine wie große Bedeutung der reichlichen Sauerstoffzufuhr *vor der Intubation* zukommt.

In der Mehrzahl der Fälle hat die einleitende Narkose eine gewisse Blutdrucksenkung zur Folge. Nach der Intubation geben wir den Kranken reichlich Sauerstoff. Die Operation wird solange nicht begonnen, bis der Blutdruck seinen Ausgangswert erreicht hat. Dies erfolgt zumeist spontan und in kurzer Zeit. Im Bedarfsfall injizieren wir 2 ctg Sympathol intravenös, solche Fälle kommen aber selten vor. Erst wenn der Zustand des Patienten völlig befriedigend ist, wird er auf die rechte Seite gelagert. Zugleich erhält er die erste Curaredosis von 8 bis 10 mg und Äther.

Heute steht es außerhalb jeder Polemik, daß bei Herzkranken, bei denen sich ja so schwere pathologische Vorgänge abspielen, die Verabreichung großer Narkoticamengen den Zustand nur verschlimmern würde. Unter solchen Umständen ist es nicht wahrscheinlich, daß selbst die technisch einwandfreieste Operation den Zustand der Kranken zu bessern imstande wäre. Hier tritt die Anaesthesiologie in ihre Rechte. Sie ist dazu berufen, die Operationsmöglichkeiten bei oberflächlicher Narkose so zu sichern, daß dadurch für den Kranken keine Mehrbelastung, sondern eher eine gewisse Entlastung, d. h. eine Steigerung der Belastungsfähigkeit eintritt.

Die Anwendung von Curare, ein Mittel das auf das Herz und seine Funktion nicht schädlich einwirkt, sichert die Muskelerschlaffung des Patienten und die Ausschaltung der Reflexe bei oberflächlicher Narkose. Zugleich wird soviel Sauerstoff verabreicht, daß es nicht zur Hypoxie kommt.

Die erwähnte erste Curaredosis von 8 bis 10 mg pflegen wir im allgemeinen durch eine neue Dosis von 5 bis 6 mg zu ergänzen. Diese fraktioniert angewendete Menge hat sich als genügend erwiesen. Am Ende der Operation kehrt stets die Spontanatmung wieder zurück. Wir legen auf diesen Umstand besonderen Wert, da wir auch in den seltenen Fällen einer verlängerten Curarewirkung das Antidot Prostigmin wegen der Gefahr der Recurarisation nicht gern verwenden.

Infolge der von uns geübten Praemedikation, der einleitenden Narkose und der Curareanwendung wird im Laufe der Operation nur eine kleine Menge vom Narkosemittel benötigt. Im Verlauf einer Kommissurotomie kommen wir mit 15 bis 18 g Äther aus. Nach unserer Ansicht ist Äther bei Mitralstenosen ein geeignetes Narkosemittel, weil er das Myokard nicht schädigt und den Kreislauf nicht beeinträchtigt. Neben Äther kann Sauerstoff reichlich gegeben werden. Unsere Patienten erhalten während der Äther-Sauerstoff-Narkose ständig 1,5 bis 2 l Sauerstoff je Minute. Mit Rücksicht auf die chronische Hypoxie der Mitralvitiumkranken messen wir der reichlichen Sauerstoffzufuhr eine besondere Wichtigkeit bei. Aus demselben Grund möchten wir bei Mitralvitien von der Stickoxydulanwendung abraten, da bei dieser Narkose der Sauerstoffanteil zu beschränkt ist. Unsere oxymetrischen Untersuchungen haben nachgewiesen, daß bei Stickoxydulnarkose der Sauerstoffgehalt des Blutes abnimmt.

Unmittelbar vor der Operation geben wir nie Kombetin, um es im Notfall unter der Operation geben zu können. Nimmt der Blutdruck während der Operation ab, so injizieren wir eine kleine Sympatholdosis intravenös.

Wir versuchen die Narkose so zu steuern, daß die Reflexe nach der Extubation noch im Operationssaal zurückkehren und der Kranke auf Aufforderung seine Augen öffnet. Danach lassen wir die Patienten auf die Wachstation bringen, wo sie 24 Stunden lang unter ständiger Beobachtung bleiben.

Literatur

Bakuljew, A. N.: Chirurgische Behandlung von Mitralstenosen. Moskau, Medgis, 1958.
Du Bouchet, N.: Vesztnyik Hirurg. *5*, 3 (1957).
Ciocatto, E.: Giorn. ital. anest. *16*, 3 (1950).
Écsy, L.: Chirurgenkongreß, Separatheft, Budapest 1955.
Keszler, P.: Magyar sebészet. *6*, 247 (1953).
Pálos, L., und Keszler, P.: Anaesthesist, *6*, 86 (1957).

28. Oktober 1959

Nachmittagssitzung

Vorsitzender: I. S. SHOROW, Moskau

Beisitzer: H. KESZLER, Prag

W. L. Waniewski

Die Schmerzausschaltung zur Thymektomie bei Myasthenia gravis

Die Schmerzausschaltung bei chirurgischen Operationen an Myasthenia gravis erkrankten Patienten ist immer mit großen Schwierigkeiten und einem Risiko verbunden.

Besonders schwierige Probleme stehen vor dem Anaesthesiologen bei der Durchführung einer Schmerzausschaltung für intrathorakale Eingriffe, z. B. der Exstirpation des „hyperplasierten" Thymus.

Dieser auf den ersten Blick sehr engen Fragestellung sollen unsere Ausführungen gewidmet sein. Wir haben festgestellt, daß die Anaesthesie dieser intrathorakalen Operationen, welche mit einem einseitigen, manchmal auch mit einem doppelseitigen Pneumothorax verbunden sind, ein äußerst originelles, jedoch auch mit das schwerste und unbekannteste Gebiet der Anaesthesie bei Operationen am geöffneten Thorax ist. In der Literatur gibt es zwar einige, jedoch sehr widersprüchliche Mitteilungen zu diesem Thema. Chang und seine Mitarbeiter z. B. empfehlen zur Entfernung des Thymus bei Myasthenie Curare, jedoch Succinylcholin bei leichten Formen der Krankheit. Vourc'h lehnt eine Relaxansanwendung bei Myasthenie ab, da eine Muskelerschlaffung schon besteht. Er sagt weiter, daß ein Myorelaxans der acetylcholinomimetischen Reihe nicht die übliche Wirkung bei der Myasthenie zeigt, sondern den Muskeltonus sogar noch erhöhen kann. Auf die gleichen Ergebnisse weisen auch einige andere Autoren hin.

Es ist nötig zu sagen, daß unsere Beobachtungen diese Meinung nicht unterstützen können. In der I. Chirurgischen Klinik des Leningrader Instituts für ärztliche Fortbildung wurden seit Februar 1958 10 Kranke operiert, welche ausschließlich an sehr schweren Formen von Myasthenie erkrankt waren. Allen diesen Kranken wurde mit dem Ziel der Besserung ihres Zustandes eine Exstirpation des „hyperplasierten", nur gering vergrößerten Thymus durchgeführt (es operierte Dozent A. S. Tschetschulin). Bei der histologischen Untersuchung der entfernten Organe konnten wir keine spezifischen Veränderungen im Gewebe der Drüsen feststellen. Nur in einem Fall sahen wir ein Tbc-ähnliches Bild. Unter den Operierten befanden sich 6 Frauen und 4 Männer im Alter von 24 bis 56 Jahren. Die Mehrzahl der Patienten war jünger als 35 Jahre. Alle Kranken erhielten vor der Operation große Dosen von Proserin (Prostigmin).

Bei 4 Patienten konnten wir eine ausgeprägte Lungeninsuffizienz, unabhängig von der allgemeinen Muskelschwäche, feststellen. Ohne Proserininjektionen konnten diese Patienten nicht einmal Nahrung zu sich nehmen und nicht deutlich sprechen. Bei 6 Kranken wurde die Operation durch einen linksseitigen transpleuralen Zugang durchgeführt. Bei 2 Patienten entstand im Verlaufe der Operation ein doppelseitiger, nicht beabsichtigter Pneumothorax. Bei 4 Patienten wurde die Operation durch eine Sternotomie durchgeführt. Bei 2 Patienten dieser Gruppe beobachteten wir einen einseitigen Pneumothorax. Die Dauer der Operationen schwankte von 45 Minuten bis zu 2 Stunden und 25 Minuten. Bei der Auswahl der Anaesthesie für diese schweren und nicht alltäglichen Kranken gingen wir von folgenden Prinzipien aus:

1. Während der intrathorakalen Operation ist es bei Myasthenie nötig, eine gute Ventilation der Lungen zu gewährleisten, was mit der ausschließlich aktiven Atmung dieser Kranken ausgeschlossen ist.

2. Die Narkose darf nach Möglichkeit nicht tief sein, da eine Intoxitation mit Narkosemitteln die Erscheinungen der Myasthenie verstärkt.

3. In der postoperativen Periode ist eine schnelle Normalisierung der aktiven Atmung, welche für die Aufrechterhaltung des normalen Gasaustausches unbedingt notwendig ist, sehr wünschenswert, oder jedenfalls der Atmung, die vor der Operation bestand. Dieses erleichtert wesentlich den Zustand der Kranken wie auch ihre Pflege.

All dies gewährleisteten wir durch eine die Atmung regulierende und kontrollierende Narkose, indem wir als Relaxans das Ditilin anwendeten (ein Jodsalz des Succinylbischolins), welches eine Depolarisation der Endplatten hervorruft. Die vorherige Gabe von Proserin bzw. Prostigmin, welches alle unsere Kranken erhalten mußten, verstärkt und verlängert die Wirkung von Ditilin. Wir zogen es vor, die gesteuerte Atmung bei diesen Patienten mit der Handmethode — mit Hilfe des Atembeutels am Narkoseapparat — durchzuführen; nur ein einziges Mal griffen wir zur automatischen mechanisch gesteuerten Atmung.

Der Plan der Anaesthesie war folgender:

1. Praemedikation mit kleinen Dosen von Luminal, Diprasin (= Promethazin), Propasin (= Promazin) und Promedol (ein Präparat ähnlich dem Dolantin).

2. Eine Stunde vor Operationsbeginn s. c. Proserin (Prostigmin 0,1% — 1 bis 2 ml).

3. I. v. Narkose mit 2% Thiopental.

4. Ditilin (Succinylcholin) i. v. 70 bis 100 mg. Tracheale Intubation mit anschließender Ätherinhalationsnarkose, Sauerstoff und Steuerung der Atmung.

Die Narkose wurde hauptsächlich im halboffenen System und nicht tiefer als Stadium III_1 durchgeführt. Bei allen Patienten gab es keine Narkosekomplikationen. Ditilin wurde während der Narkose nicht öfter als 1- bis 2mal verabfolgt. Die allgemeine Maximaldosis dieses Präparates betrug bei unseren Patienten 220 mg. Die Minimaldosis betrug 60 mg.

Die maximale Dauer der relaxierenden Wirkung betrug 2 Stunden 15 Minuten gegenüber 5 bis 7 Minuten für dieses Präparat unter normalen Bedingungen. Dieses erklären wir als potenzierte Wirkung des vorher zugeführten Proserin, wie auch der Hyperventilation, welche wir bei diesen Operationen durchführten. Dieses äußerst interessante Resultat fordert jedoch weitere Untersuchungen. Bei dem größten Teil der Patienten erfolgte eine Normalisierung der aktiven Atmung am Ende der Operation. Sieben Kranke von zehn erholten sich gut und ihr AZ verbesserte sich postoperativ wesentlich. Drei letale Fälle wurden am 2., 3., und 7. Tag postoperativ beobachtet, wobei 24 Stunden nach der Operation auch diese Patienten sich in einem verhältnismäßig befriedigendem Zustand befanden.

Die Ursachen des Todes zweier Patienten waren starke myasthenische Anfälle mit Störung der Herztätigkeit. Beide Patienten befanden sich vor der Operation in einem äußerst schlechten, praktisch aussichtslosen Zustand. Die Operation wurde bei diesen Kranken aus vitaler Indikation in einem hoffnungslosen Fall durchgeführt. Ein Kranker starb nach unserer Meinung durch Überdosierung des Proserin (Prostigmin) in der postoperativen Periode (es ist übrigens sehr schwierig, eine rationale Dosierung des Proserins bei solchen Kranken auszuarbeiten).

Große Bedeutung bei der operativen Heilung äußerst schwerer Fälle von Myasthenie hat nach unserer Meinung die praeventive Tracheotomie, auf die wir in 3 Fällen zurückgriffen und die es uns gestattete, eine Kranke aus ihrem hoffnungslosen Zustand herauszuführen.

Wir bringen einen kurzen Ausschnitt aus dem Krankenblatt dieser Kranken:

Die Kranke K. — 30 Jahre — befand sich im Laufe von 7 Jahren ständig in stationärer Behandlung verschiedener Krankenhäuser wegen einer sich zunehmend verschlechternden

Myasthenie. Die übliche konservative Therapie (einschließlich Röntgentherapie) brachte keine Erleichterung. Bei der Kranken beobachteten wir eine schwere Lungeninsuffizienz. Sie konnte nicht gehen, auch das Essen war erschwert. Nach vorhergehender Tracheotomie wurde am 10. Oktober 1958 die Thymusdrüse entfernt. Die Anaesthesie wurde nach der oben genannten Methode durchgeführt. Der Tubus wurde durch das Tracheostoma in die Trachea eingeführt. Postoperativ befand sich der Schlauch ungefähr 2 Wochen in der Trachea und bei Bedarf wurde eine künstliche Atmung durchgeführt. Zur Zeit ist der AZ der Patientin zufriedenstellend. Sie wurde aus dem Krankenhaus entlassen und verrichtet jetzt ihre Hausarbeit.

Zusammenfassung

Die Anaesthesie für operative Exstirpationen des Thymus bei Myasthenie ist ein äußerst schwieriges und wenig bekanntes Gebiet der Schmerzausschaltung für intrathorakale Operationen. Die Durchführung der Narkose bei derartigen Kranken unter künstlicher Beatmung sowie Anwendung von Myorelaxantien mit depolarisierender Wirkung erscheint nach unseren Beobachtungen am zweckmäßigsten und manchmal auch der einzig mögliche Weg einer Schmerzausschaltung.

Literatur

Chang, T., Harland, J. H., and Graves, H. B.: Canad. Anaest. Soc. J. *4*, 13 (1957).

Vourc'h, J.: Cahiers d'Anesthésiol. *6*, 663 (1959).

F. Poppelbaum

Oxymetrische Untersuchungen bei Luftbeatmung in der Thoraxchirurgie

Die alliierten Truppen, die im Juni 1944 an der Kanalküste die zweite Front errichteten, waren mit Narkosegeräten ausgerüstet, denen in ihrer Konzentration regulierbare Luft-Äther- bzw. Luft-Chloroform-Gemische entnommen werden konnten. Diese relativ einfachen, leichten Geräte stellten, da sie ohne auf Stahlflaschen komprimierte Gase und ohne Atemkalk betrieben wurden, kein besonderes Nachschubproblem dar.

Auf dem Anaesthesiesymposion der Deutschen Akademie der Wissenschaften wurde 1957 die Frage der luftbetriebenen Narkosegeräte erneut behandelt. Die damals ausgesprochene Vermutung, daß die Luftatmung nur unter physiologischen Bedingungen, nicht aber unter Narkose und Operation ausreichen soll, veranlaßte uns, Luft als einziges Vehikel für narkotische Dämpfe, wie Äther, Chloroform oder Fluothane, bei transpleuralen Thoraxoperationen anzuwenden. Fußend auf den Erkenntnissen der künstlichen Beatmung mußte es möglich sein, Patienten, deren Eigenatmung durch Curare ausgeschaltet war, ebenso wie mit Sauerstoffgemischen auch mit entsprechenden Luftgemischen zu beatmen, soweit ihnen ihr adäquates Minutenvolumen mit adäquaten Drucken zu und auch abgeführt wurde.

Als geeignetes Beatmungsgerät erschien uns ein Wechseldruck-Doppelfaltenbalg, der mit sichtbar arbeitenden Ventilen ausgerüstet im halboffenen System die Zufuhr und auch Abfuhr der Atemluft ohne Rückatmung unter einem ausreichenden Atemminutenvolumen gewährleistete. Die Druckwerte dieses Apparates lagen bei + 15 und − 10 cm Wassersäule, das Atemminutenvolumen bei über 10 l. Die Analyse der Ausatemluft nach Haldane ergab stets Werte, die unter 3% CO_2 lagen. Das Atemminutenvolumen wurde mittels Volumeter, mit der Gasuhr und mit der Douglassackmethode bestimmt. Gegenüber der Beatmung mit positiven Drücken wurde als besonders vorteilhaft erkannt:

1. Die Senkung des mittleren Beatmungsdruckes und damit die Besserung der Hämodynamik.
2. Die Überwindung des gesamten Systemwiderstandes und damit
3. Verminderung der funktionellen Residualluft und Besserung der CO_2-Elimination.
4. Steigerung der Ventilation bei gleichbleibenden Druckwerten um etwa 30%.

Da unsere Apparatur im halboffenen System die Wechseldruckbeatmung ermöglicht, war es leichter, die Narkose zu steuern, weil Komplikationen, wie Hypoxie und Hyperkarbie, mit entsprechenden unkontrollierbaren Verschiebungen der Gaskonzentrationen, wie sie dem geschlossenen System anhaften, bei adäquatem Atemminutenvolumen gar nicht auftreten können.

Wer von uns ist denn schon in der Lage, mittels komplizierter Analysengeräte die genaue Zusammensetzung des aktuell zirkulierenden Gemisches in seinem geschlossenen Kreislaufsystem exakt zu bestimmen? Wer kennt die Konzentration in das geschlossene System eingebrachter starker Mittel wie Äther oder Fluothane? Wer kann dann die sich unserer Kenntnis entziehende Konzentration regulieren und damit schädliche Konzentrationsspitzen vermeiden?

Während wir bei Lachgas und Cyclopropan im geschlossenen System über eine begrenzte Reguliermöglichkeit verfügen, können wir uns bei Äther und Fluothane *nur* nach der Reaktion des Patienten richten.

Schon aus den Tagen JOHN SNOWS, des ersten berufsmäßigen Narkosespezialisten ist bekannt, daß die Sicherheit eines Inhalationsnarkotikums davon abhängt, ob man seine Dampfstärke begrenzen und entsprechend in seiner Konzentration regulieren kann. Es hat an Versuchen nicht gemangelt, geeignete Verdampfer zu konstruieren, denen man Gemische eines Inhalationsnarkotikums, wie beispielsweise Äther, unter bekannten Konzentrationen entnehmen konnte.

Eines dieser Geräte, das im Jahre 1941 weite Verbreitung in der britischen Armee fand, ist der von MACINTOSH konstruierte Oxfordverdampfer.

Das Gerät besteht aus einer Ätherverdampferkammer, die eine mit Calciumchloridhexahydrat gefüllte Heizbadkammer umschließt. Das Heizbad selbst umgibt zentral einen Warmwasserbehälter. Bei Einfüllen von heißem Wasser in die innenliegende Wasserkammer wird das zunächst in kristallisiertem Zustand in der Heizbadkammer vorliegende Calciumchloridhexahydrat langsam erwärmt und auf eine Temperatur von 28° C gebracht. Die Temperatur bleibt so lange auf 28° C, bis der letzte Kristall Calciumchloridhexahydrat geschmolzen ist. Bei Erreichen dieser Temperatur wird kein weiteres warmes Wasser mehr zugefügt. Die Temperatur bleibt dann bis Rekristallisierung des letzten Calciumchloridhexahydrat-Kristalls über längere Zeit konstant auf 28° C. Diese Temperatur liegt 7° unterhalb der Siedetemperatur des Äthers und gestattet es, Ätherdampf in bekannten Konzentrationen auch in größeren Mengen zu entnehmen. Die Konzentrationsskala reicht von 0 bis 20%. Bekanntlich ist es unter einer Schimmelbusch-Maske nicht möglich, Ätherkonzentrationen über 15% darzustellen.

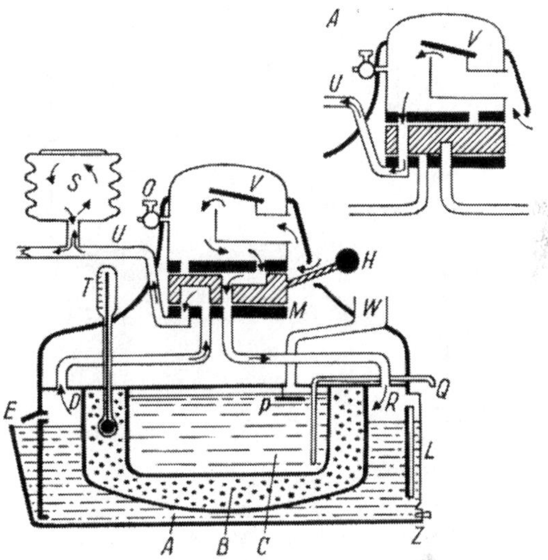

Abb. 1. Oxfordverdampfer

Die Erhaltungsdosis liegt für Äther bei längerer Inhalation für einen normalgewichtigen Patienten bei 5%. Dieser Konzentration entspricht die Narkosestufe III,1 und ein Ätherblutspiegel von 120 mg-%. Unterbricht man die Verabreichung, so tritt in der Regel nach 10 bis 15 Minuten das Bewußtsein wieder ein. Bei Verwendung derartig niedriger und vor allen Dingen gleichmäßiger Konzentrationen bleibt das sonst bei der Äthernarkose so gefürchtete Erbrechen völlig aus. Durch langsames Steigern der Konzentration lassen sich Würgen und Laryngospasmus bei der Einleitung vermeiden. Da bei unseren Eingriffen die Trachea stets intubiert wurde, haben wir niemals Pneumonien durch stille Aspiration gesehen, wie sie bei der leider Gottes in kontinentalen Hospitälern noch zu sehr verbreiteten unkultivierten Form der Äthernarkose, ohne Schutz der Luftwege durch Intubation zu beobachten sind. Es ist viel zu wenig bekannt, daß eine 5%ige Äther-in-Luft-Mischung nicht detonabel ist, während eine 5%ige Äther-Sauerstoff-Mischung Explosionen von verheerender Wirkung unterhalten kann. Wir kennen kein brennbares Narkosegemisch, das sich so gefahrlos verabreichen läßt, wie 5% Äther in Luft.

Als zweites Gerät zur Entnahme quantitativer Mischungen von Narkosemitteldampf in Luft stand uns der EMO-Inhalator zur Verfügung. Bei diesem Gerät ist statt des Heizbades eine automatische Thermokompensation eingebaut. Bei tieferer Außentemperatur wird der Zutritt zur Verdampferkammer automatisch weiter gestellt, während bei höherer Außentemperatur der Zutritt zur Verdampferkammer verengt wird, so daß stets die gleiche, von dem Kontrollhebel eingestellte Konzentration entnommen werden kann. Neben den Ausführungen dieses Gerätes für Äther gibt es auch solche zur Verwendung von Chloroform und Fluothane. Sie gelangten in einer früheren Versuchsreihe zur Anwendung.

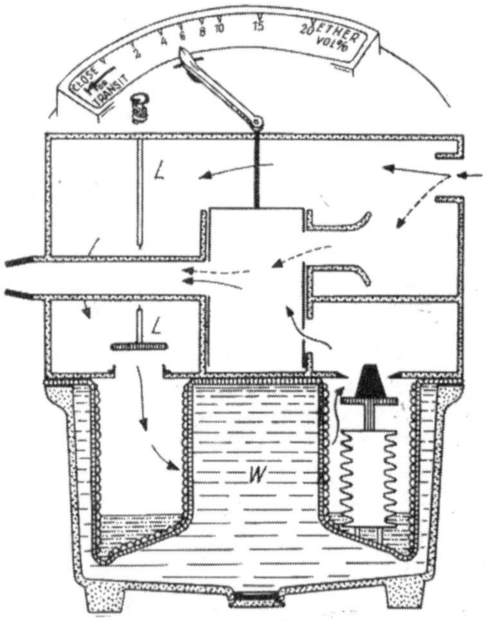

Abb. 2. EMO-Inhalator. Ein Teil der von rechts eintretenden Luft geht durch die Verdampferkammer und entweicht um den automatischen Thermokompensator und die Konzentrations-Regulierungsöffnung zu einer weiteren Kammer, wo sie sich mit Frischluft mischt; von hier geht die Mischung nach links zum Patienten

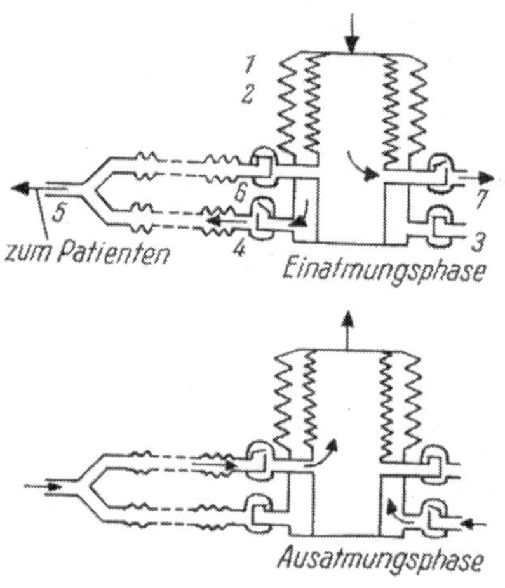

Kammer über das rechts oben gelegene Ventil zur Atmosphäre entweicht. Bei Ausdehnung des Faltenbalges wird die in den Lungen enthaltene Luft in die innere Kammer gesogen, während gleichzeitig mit Narkosedampf gemischte Frischluft in die äußere Kammer gesogen wird

Insgesamt haben wir an verschiedenen Kliniken über 255 Patienten nach dieser Methode bei Operationen im Thoraxbereich anaesthesiert. Heute soll jedoch nur über die Serie der letzten 100 Anaesthesien bei Thoraxoperationen unter Oxymeterkontrolle berichtet werden. Das Material verteilt sich wie folgt:

Pneumonektomien	4,0%
Lobektomien	35,0%
Segmentresektionen	39,0%
Thorakotomien	9,0%
Bilobektomien	2,0%
Resektion plus Plastik	11,0%

Bei diesen Eingriffen kontrollierten wir die relative Sauerstoffsättigung mit dem Atlasoxymeter und registrierten die Beatmung über zwei an die beiden Lumina des Carlens-Tubus angeschlossene Pneumotachographen fortlaufend synoptisch.

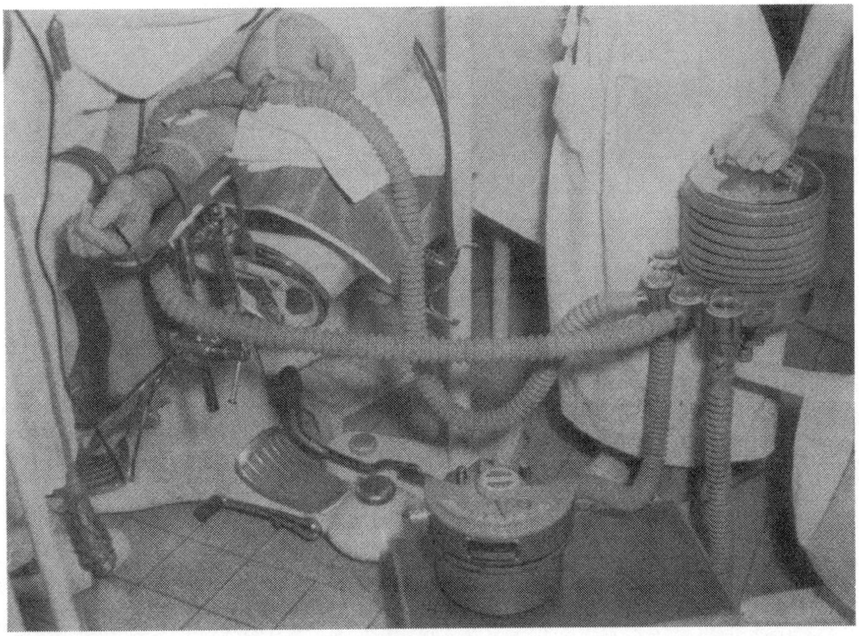

Abb. 4. Die Hauptteile dieser Anordnung sind leicht zu erkennen: Doppelfaltenbalg, Inhalator, zum Patienten führende Atemschläuche und ein dritter Schlauch, der die ausgeatmeten Gase aus dem Operationssaal herausleitet

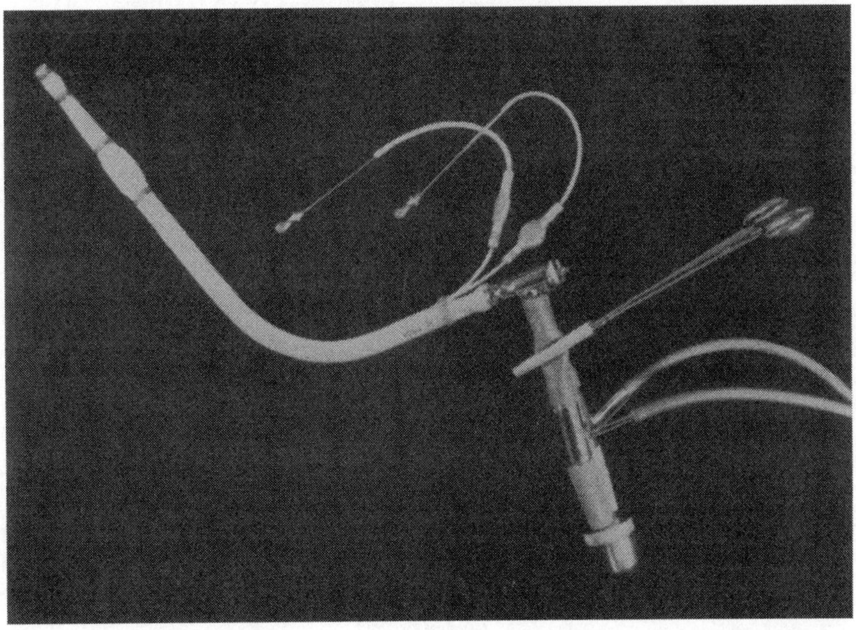

Abb. 5. An den wohlbekannten Carlens-Tubus sind zwei kleine Pneumotachographen angeschlossen, von denen entsprechende Leitungen zum Registrierinstrument führen. Ein Zweig des Carlens-Tubus ist durch eine Klemme verschlossen.

Wir haben, um dem Einwand zu entgehen, unsere Patienten durch O_2-Voratmung und N_2-Auswaschung aufgesättigt zu haben, den bei spontaner Luftatmung erhaltenen Sättigungswert willkürlich mit „80%“ festgesetzt. Die wirklichen Werte liegen natürlich erheblich höher. Die beobachteten Schwankungen erheben daher nicht den Anspruch, innerhalb eines Bereiches von $\pm$ 0,5% genau zu sein und sind als qualitative Aussage zu werten.

Die ersten Oxymeterkurven bei Lungenresektionen unter Luftbeatmung zeichneten sich, abgesehen von dem initialen Abfall der O_2-Sättigung bei der Intubationsbeatmungspause, durch einen stetigen geraden Verlauf an der Normal-Atmungs-Linie aus (Abb. 6). Geringe Abfälle zeigten sich lediglich gegen Operationsende bei Übergang auf Spontanatmung. Sie hatten einen wellenförmigen Verlauf und sind wohl als Aktivität des Karotissinusmechanismus aufzufassen. Um die Kurven etwas abwechslungsreich zu gestalten, legten wir zunächst einige Beatmungspausen ein, wodurch entsprechende Abfälle provoziert wurden, denen bei Wiederherstellung des Atemminutenvolumens ein Ansteigen auf normale Werte folgte. Später gingen wir dazu über, mittels Carlens-Tubus die Beatmung getrennt auch nur über die kranke oder gesunde Lunge durchzuführen. Dabei stellten wir fest, daß in der Regel die Luftbeatmung über eine gesunde Lunge zur gleichen O_2-Sättigung führt wie bei Spontanatmung (Abb. 7). Wurde nur die kranke Lunge beatmet, so zeigte sich in den meisten Fällen auch bei röntgenologisch wenig ausgedehnten Befunden, daß diese Lungen in erstaunlichem Maß funktionsgeschädigt waren. So waren häufig Lungen mit Spitzentuberkulosen bei alleiniger Beatmung nicht in der Lage, den O_2-Bedarf zu decken.

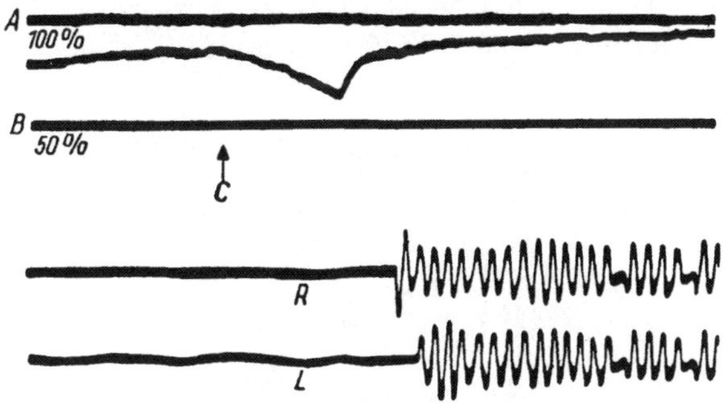

Abb. 6. A und B sind Kalibrierungslinien für 100 und 50% Sauerstoffsättigung. Dazwischen liegt die vom Patienten registrierte Oxymeterkurve. Die unteren beiden Kurven sind Aufzeichnungen der beiden Pneumotachographen, die in den zwei Zweigen des Carlens-Tubus liegen. Bei C wurde die Intubation durchgeführt, die einen entsprechenden 30 Sekunden andauernden Abfall der Sauerstoffsättigung herbeiführte

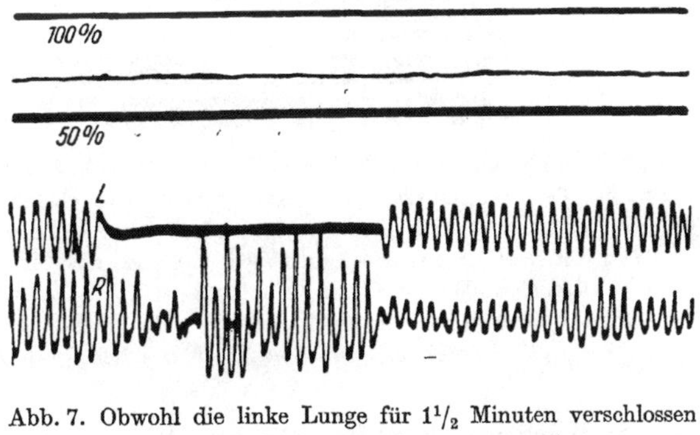

Abb. 7. Obwohl die linke Lunge für $1^1/_2$ Minuten verschlossen wurde, blieb die Oxymeterkurve unverändert

Nach dem oxymetrischen Verhalten teilten wir die erhobenen Befunde in folgende Gruppen ein:

Für beide Lungen:
1. Beide Lungen bei getrennter Beatmung ohne O_2-Abfall;
2. nur eine Lunge bei getrennter Beatmung mit O_2-Abfall;
3. beide Lungen bei getrennter Beatmung mit O_2-Abfall.

Für eine Lunge:
1. Lungen ohne O_2-Abfall;
2. Lungen mit O_2-Abfall geringen Grades, Erreichen eines Gleichgewichts;
3. Lungen mit O_2-Abfall starken Grades, Erreichen eines Gleichgewichts;
4. Lungen mit O_2-Abfall starken Grades ohne Erreichen eines Gleichgewichts.

Unterschiede zwischen Beatmung bei geschlossenem und offenem Thorax ließen sich oxymetrisch nicht nachweisen.

Stellten sich wie bei zerstörten Lungen starke Abfälle ein, so wurde der Versuch bei Absturz auf 50% des Sättigungswertes abgebrochen. Je kürzer der Zeitpunkt vom Beginn des Abklemmens der gesunden Lunge bis zum Erreichen des halben Sättigungswertes (Halbwertszeit) war, um so schlechter wurde die Funktion der getesteten Lunge eingeschätzt. Diese Halbwertszeit läßt sich auch am nichtnarkotisierten Patienten testen. Der wache, nicht intubierte Patient kann allerdings nur bei Training eine apnoische Pause bis zu einem maximalen Abfall von annähernd 50% erzwingen, wie die Selbstversuche unseres Mitarbeiters Schrade zeigten, der erstaunliche Zyanosegrade bei erhaltenem Bewußtsein herbeiführen konnte. Der

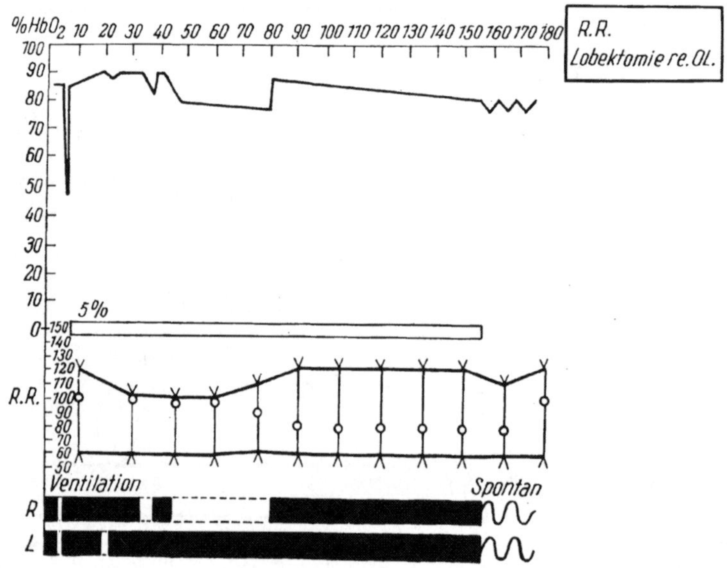

Abb. 8. Die beiden schwarzen Bänder im unteren Bildabschnitt zeigen die künstliche Ventilation beider Lungen an. Die weißen Unterbrechungen symbolisieren apnoische Zeiträume, die durch das Abklemmen des einen oder des anderen Zweiges des Carlens-Tubus verursacht wurden. Nach der Intubation, die einen kurzdauernden Abfall der Sauerstoffsättigung herbeiführte, haben wir zuerst den linken und dann den rechten Zweig verschlossen, wodurch geringe Sättigungsabfälle erzielt wurden. Dann wurde der rechte Zweig 30 Minuten lang verschlossen und eine Lobektomie durchgeführt. Man beachte den verhältnismäßig geringen Abfall der Sauerstoffsättigung, die rasch aufgehoben wird, obwohl wir lediglich die linke Lunge mit Luft beatmen

in Lokalanaesthesie intubierte Patient ist hierzu weniger geeignet, da eine erhebliche mechanische Atembehinderung mit dadurch bedingtem Erstickungsgefühl erschwerend hinzukommt.

Da bei Narkosezwischenfällen gelegentlich tiefere O_2-Abfälle beobachtet wurden, nach deren sofortiger Behebung keine Schäden auftraten, schlossen wir, daß eine kurzfristige Senkung der O_2-Sättigung auf 50% bei herzgesunden unbedenklich ist und benutzte die vom Abklemmen der Gegenseite bis zum Auftreten des Halbwertes (der O_2-Sättigung) bei Spontanatmung verstreichende Zeit als Maß für die verbliebene Funktion der getesteten Seite.

Die vorgewiesenen Kurven zeigen bei reiner Voratmung mit Luft bei der mit der Intubation verbundenen mehr oder weniger langen Beatmungspause stets einen Abfall der O_2-Sättigung. Wir haben, um eine Aufsättigung zu vermeiden, mit voller Absicht unsere Patienten nicht vorher mit Sauerstoff voratmen und den Lungenstickstoff auswaschen lassen, so daß wir dieses Phänomen gut demonstrieren konnten. Es wird ohne weiteres klar, wie wichtig es ist, bei ungeübten Anaesthesisten vor der Intubation die Lunge des Patienten mit Sauerstoff

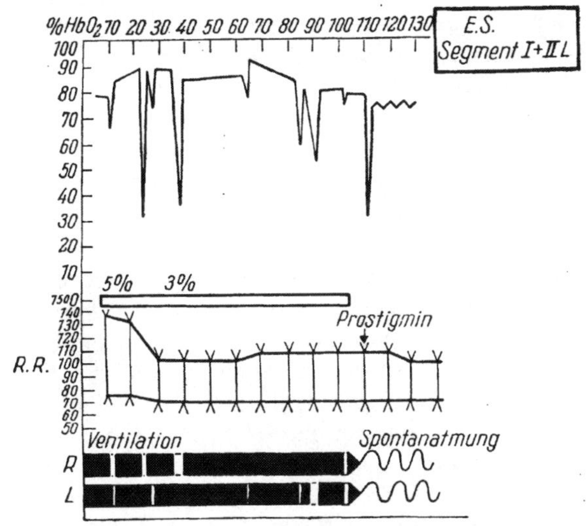

Abb. 9. Über $1^1/_2$ Stunden hat der Patient 3% Äther und Curare erhalten. Obwohl die Curarewirkung zum größten Teil abgeklungen war, blieb die Spontanatmung unzureichend, wie sich an dem steilen Abfall der Oxymeterkurve zeigt. Nach Injektion von Prostigmin wurde die Sauerstoffsättigung rasch auf die gleiche Höhe wie bei Operationsbeginn gebracht

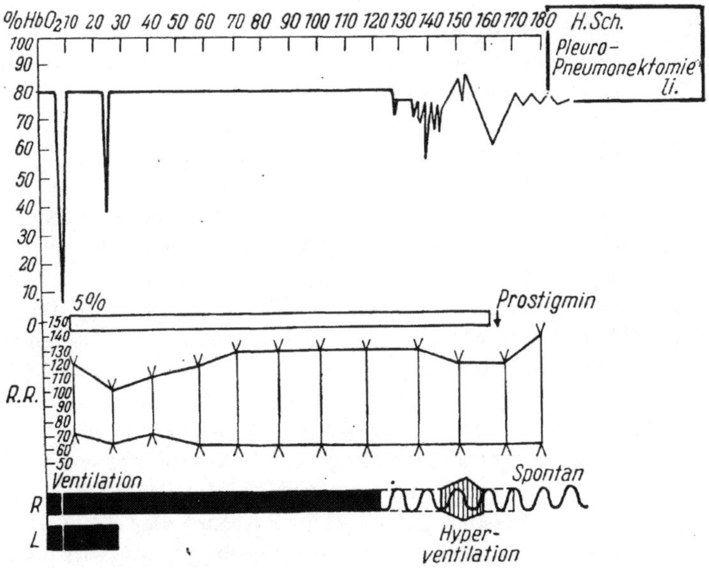

Abb. 10. Nach Durchführung einer Pneumonektomie wird hier gezeigt, wie die Oxymetrie während der Luftatmung unzureichende assistierte Beatmung aufdeckt. Hyperventilation ist von vorübergehendem Erfolg. Nach Prostigmingabe stellt sich der gleiche Sättigungswert wie bei Operationsbeginn ein

auswaschen zu lassen. Während bei dieser Methode auch bei mangelhafter Ventilation sofort eine Senkung der O_2-Sättigung eintritt, läßt sich diese bei Beatmung mit sauerstoffreichen

Gemischen schwerer darstellen. Die Hypoventilation und die damit verbundene CO_2-Akkumulation bleiben mehr oder weniger unbemerkt. Bei Beatmung mit Luft wird die maximale O_2-Sättigung nur dann erzielt, wenn der Patient sein adäquates Atemminutenvolumen erhält, wobei gleichzeitig auch die Gewähr für die richtige Elimination der Kohlensäure gegeben ist. Bei Abklemmen einer Seite kann es entweder zu gar keinem Abfall kommen, oder die vorher beschriebenen Abstufungen lassen sich an der Kurve erkennen. In der untersten Spalte dieser Oxymeterkurven ist die Ventilation der einzelnen Seiten und deren zeitweise Unterbrechung genau angegeben und läßt sich synoptisch mit den beschriebenen Abfällen in Einklang bringen. An den Endstücken der Kurven beobachteten wir stets ein interessantes Phänomen in Form kleinerer Wellenbewegungen bei Übergang von Beatmung zur Spontanatmung. Die Wellenbewegungen waren um so ausgeprägter, je stärker der Restzustand der Atemdepression durch Curare war. Unter adäquater Prostigmingabe und Sekretabsaugung nivellierten sich die Kurven dann meist auf den Spontanatmungswert ein. Besonders der Verlauf bei dem Übergang von der Beatmung zur Spontanatmung am Operationsende zeigt den Wert vorübergehender postoperativer Sauerstoffbeimischung zur Atemluft an, besonders dann, wenn Schwankungen des Atemminutenvolumens fortbestehen.

Bei Übergang von der Luftbeatmung auf ein 4:1 $N_2O:O_2$-Gemisch im geschlossenen oder offenen System (gleicher O_2-Partialdruck wie in Luft) ließen sich entweder bei Beatmungspausen oder durch Abklemmen einer Seite mit denen bei Luftbeatmung identische Schwankungen oder O_2-Sättigungswerte erzielen.

Die wichtigste vom Lungenchirurgen an den Anaesthesisten und Analysator der Lungenfunktion gestellte Frage lautet: Wird der Patient eine Pneumonektomie oder bei Teilresektion auch den vorübergehenden Funktionsausfall der operierten Seite durch Atelektase überstehen können?

Um einen der Pneumonektomiesituation nahekommenden Zustand darzustellen, haben wir deshalb bei der Funktionsprüfung zwei neue Wege beschritten:

1. Bei dem über einen Doppellumentubus spontan atmenden Patienten schlossen wir die zu resezierende Seite an ein lediglich mit Stickstoff gefülltes Pendelsystem an. Erfolgte kein wesentlicher Abfall der O_2-Sättigung, so wurde die nachfolgende Pneumonektomie vertragen. Waren die Abfälle stärker, so wurden nur Teilresektionen vorgenommen.

2. Narkotisierte und relaxierte Patienten wurden über einem Doppellumentubus mit Luft wechseldruckbeatmet und die zu resezierende Seite entweder abgeklemmt oder an ein mit N_2 gefülltes Pendelsystem angeschlossen, wobei sich ähnliche Ergebnisse fanden.

Wir gewannen dabei den Eindruck, daß die in Abweichung von der Pneumonektomiesituation bei diesen Versuchen nicht erfaßten Kurzschlüsse der Lungengefäße der sauerstofflosen Seite sicher nicht eine so wesentliche Rolle spielen, wie manche Autoren vermuten.

Bedenkt man, daß die vorgelegten Befunde nicht bei einfachen Eingriffen, sondern bei Operationen am eröffneten Thorax gewonnen wurden, die noch dazu mit dem Verlust von oft erheblichen Anteilen aktiven Lungengewebes verbunden waren, so glauben wir nachgewiesen zu haben, daß die sachgemäße Beatmung mit Luft unter Verabreichung prozentual bekannter Narkosemitteldämpfe eine bedeutungsvolle Leistungsfähigkeit besitzt. Zum mindesten konnten wir zeigen, daß es auch „ohne Gasflaschen und ohne Atemkalk" geht.

Was die funktionelle Seite der aufgeworfenen Probleme angeht, sind wir der Meinung, daß die beschriebene Bronchooxymetrie die Spirometrie ergänzt und bei der Beantwortung der so verantwortungsschweren Frage: „Pneumonektomie bzw. Teilresektion — ja oder nein?" sehr wesentliche Daten liefert.

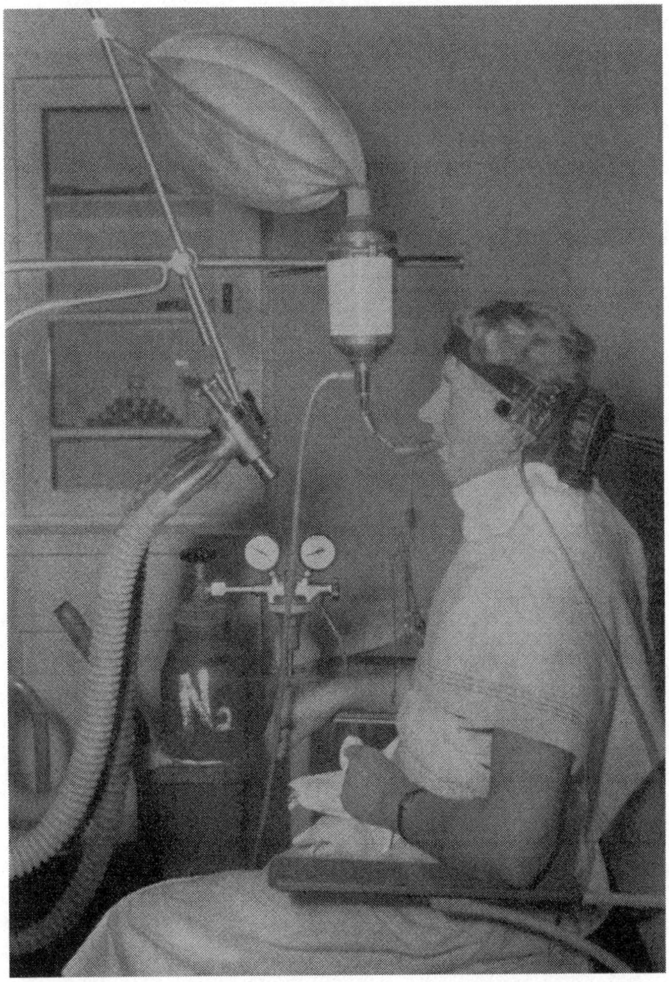

Abb. 11. Die Patientin ist mit einem Carlens-Tubus intubiert. Die kranke Lunge ist an ein lediglich mit Stickstoff gefülltes Pendelsystem angeschlossen (kranke Lunge ohne Sauerstoffversorgung), während die gesunde Lunge atmosphärische Luft atmen kann. Registrierung der Sauerstoffsättigung über eine Ohreinheit

L. Démant

Die Thiopenthal-Alkohol-Induktions- und Basisnarkose bei intrathorakalen Eingriffen

Die Anfänge einer modernen Thoraxchirurgie reichen bei uns ungefähr 20 Jahre zurück. Es waren damals noch heroische Eingriffe und ließen sich daher nicht routinemäßig durchführen. Die Problematik der Pathophysiologie des offenen Brustkorbes war eine schwer zu lösende Aufgabe. Die feuchte Lunge, das Ausfließen des Kaverneninhaltes oder des retinierten Bronchialsekretes hinter dem Tumor, das Eröffnen beider Pleurahöhlen bei Mediastinaltumoren oder Tumoren der Speiseröhre wurden dem Kranken manchmal zum Verhängnis.

Durch die moderne Anaesthesiologie, die praeoperative Vorbereitung des Patienten, durch die Verfeinerung unserer theoretischen Kenntnisse und nicht zuletzt durch die zweckmäßige technische Ausrüstung, bekam die Thoraxchirurgie erst ihre festen Fundamente. Auf dieser Grundlage wurde die Thoraxchirurgie eine Routinepraxis auf breiter Basis.

Im zweiten Weltkrieg wurde bei uns die Pneumonektomie noch in Äther-Sauerstoff-Anaesthesie durchgeführt, wobei mit dem alten Roth-Dräger-Apparat ohne endotracheale Intubation narkotisiert wurde. Die Lungen wurden mit dem Überdruckapparat aufgefüllt. Nach dem Kriege bedeutete die Äther-Luft und -Sauerstoff-Anaesthesie mit dem Oxford-Vaporizer und die endotracheale Intubation schon einen großen Fortschritt. Selbstverständlich war eine solche Anaesthesie beschwerlich und die Operationsresultate waren nicht befriedigend.

Ein Umschwung zum Besseren erfolgte erst vor 10 Jahren als wir in Endotracheal-Äther-Cyclopropan-Narkose mit geschlossenem System zu operieren begannen. Die Narkose leiteten wir mit Thiopental und Tubarine, später mit Decamethonium ein. Durch Zugabe von Procain zur Infusion haben sich unsere Narkosen verbessert. Tubarine in apnoischen Gaben intra operationem stellte zwar den Thorax ruhig, aber wir sahen oft einen Bronchospasmus bei Verflachen der Anaesthesie. Die Anreicherung mit Sauerstoff und das Erhalten der Narkosetiefe bei häufigem Absaugen des Bronchialsekretes oder das Bluten in die Atemwege waren in der apnoischen Phase sehr beschwerlich. Aus diesen Gründen haben wir diese Methode verlassen.

Auf Grund sowjetischer Arbeiten (Werchowska, Rozenkranz, Rubaschow) vom synergistischen Effekt der Barbiturate mit Alkohol führten wir im Jahre 1952 unsere eigene intravenöse Tropfanaesthesie ein. Es handelt sich um eine 2%ige Thiopentallösung und 10 Vol.-% absoluten Alkohols in 5%iger Glucoselösung. Nach unseren guten Erfahrungen mit dieser intravenösen Tropfanaesthesie bei verschiedenen Eingriffen aller operativen Fächer wandten wir sie auch vom Jahre 1953 bei intrathorakalen Eingriffen an. Diese Methode hat sich uns auch zur Narkoseeinleitung und zur Intubation bewährt. Die Kranken haben wir oral unter laryngoskopischer Kontrolle mit einem Machettenkatheter ohne und auch mit Curare intubiert. Nach der Intubation haben wir die Tropfenfolge der Thiopental-Alkohol-Lösung verlangsamt und die Anaesthesie durch Inhalation mit Cyclopropan und Äther vertieft. Gleichzeitig bekamen die Kranken in die Vena saphena eine Infusion einer 2‰igen Procainlösung mit Dolantin. Falls es notwendig war, die Lungen öfter abzusaugen, regulierten wir die Narkosetiefe durch Beschleunigung der Infusion unserer intravenösen Thiopental-Alkohol-Tropfnarkose. Die Narkoseart sagte uns besser zu, erleichterte dem Anaesthesiologen die Arbeit und wir hielten den Patienten leicht in der erforderlichen Narkosetiefe, welche gewöhnlich nur oberflächlich war. Bronchospasmen haben wir nicht mehr beobachtet und während des Eingriffes blieb die Lunge und das Mediastinum in Ruhe. Die Narkoseeinleitung besonders widerstandsfähiger Patienten war nicht immer ideal und wir mußten in kurzer Zeit auch bis 300 ml Thiopental-Alkohol-Lösung zugeben. Dieses Vorgehen erhöhte den venösen Blutdruck und wir beobachteten öfter eine größere Blutung aus der Operationswunde des Brustkorbes. Daher änderten wir unser Vorgehen.

Nach Schleimhautanaesthesie der oberen Luftwege mit Xylocain-Spray und Saturation des Kranken mit Sauerstoff leiteten wir die Narkose mit 0,2 bis 0,5 g Thiopental ein und setzten sie mit der Tropfinfusion von Thiopental-Alkohol fort. Die Relaxation des Unterkiefers verbesserten wir durch Zugabe von entsprechenden Dosen von Decamethonium oder Succinylcholin. Nach der Intubation verlangsamten wir die Tropfinfusion und vertieften die Narkose durch Cyclopropan und Äther. Der Übergang zur Inhalationsnarkose war fließend und es kam dabei zu keinem so großen Blutdruckabfall wie bei der Induktion mit reinem Thiopental. Durch die Infusion von Procain-Dolantin verbesserten wir sowohl die analgetische als auch die Antischockwirkung.

Nach den Arbeiten von Laborit und Huguenard führten wir in die Praemedikation an Stelle des Morphiums Dolantin und Phenothiazinpräparate, hauptsächlich Diparcol und Phenergan ein. Danach konstatierten wir einen noch kleineren Verbrauch von Cyclopropan und Äther. Trotzdem wollten wir Cyclopropan und Äther überhaupt wegen ihrer als unvorteilhaft bekannten Eigenschaften und wegen der Explosionsgefahr eliminieren, hauptsächlich bei Benutzung der Elektrokoagulation.

Nach der oben erwähnten Induktion bekamen die Kranken Lachgas und Sauerstoff im Verhältnis 2:1 und bei weniger widerstandsfähigen Patienten gaben wir Lachgas + Sauerstoff im Verhältnis 1:1. Zur Potenzierung und zur Erzielung einer guten Relaxation gaben wir kleinere Tubarinedosen bei Thorakolaparatomien, transthorakalen Cardiaresektionen und diaphragmatischen Hernien. Der Verbrauch für eine Anaesthesie ist gewöhnlich 100 bis 300 ml Thiopentalalkohol, 0,3 bis 1 g Procain, 50 bis 100 mg Dolantin mit einem Gesamtverbrauch von 300 bis 1000 ml Flüssigkeit. Der Verbrauch ändert sich nach dem Zustand des Kranken, der Operationsdauer und dem Blutverlust.

Rechtzeitigen Blutersatz erachten wir als Prinzip. Betonen wollen wir noch die enge Zusammenarbeit mit dem Operateur, der uns die Arbeit mit der Intercostal-, Vagus-, Hilus- und Peritonealblockade erleichtert. Diese Betäubungsart, die wir bis heute benutzen, sagt dem Anaesthesiologen wegen ihrer einfachen und explosionssicheren Durchführung zu. Der Chirurg kann dabei das elektrische Messer benutzen und hat die nötige Organruhe im geöffneten Thorax und überdies noch die Abdominalrelaxation. Hauptsächlich dient sie aber dem Patienten, der eine verhältnismäßig oberflächliche Narkose mit untoxischen Mitteln bekommt. Diese Stoffe potenzieren sich gegenseitig, werden rasch ausgeschieden und der Patient erwacht nach Unterbrechung der Anaesthesie. Auf Anruf reagiert der Patient, expektoriert und schläft oberflächlich weiter, weil er keine Schmerzen hat. Blutdrucksenkungen, Atelektasen, Fibrillationen und ähnliche bekannte Komplikationen, kommen höchst selten vor.

Der Alkohol hat für die Anaesthesie folgende vorteilhafte Eigenschaften:

Dilatation der Coronargefäße;

Dilatation der Hirngefäße;

Periphere Vasodilatation und Vasokonstriktion im Splanchnikusgebiet;

Verflüssigung des Bronchialsekretes;
Verhinderung von Bronchospasmus und Atelektasen.

In kleinen Gaben wirkt er euphorisch, analgetisch und hypnotisch. Er potenziert die Barbituratwirkung. Nach unseren Erfahrungen drückt er den Verbrauch der Barbiturate auf 50% herunter.

Er hat energetischen Wert.

Unvorteilhafte Eigenschaften:

Bei größeren Dosen bewirkt er Excitation und Singultus.

Kontraindikationen:

Leberparenchymschäden;
Antabusbehandlung;
Arteriosklerose mit starker Hypertension und Apoplexiegefahr.

Die Procainwirkung ist allgemein bekannt.

Nach unseren Vorträgen und Publikationen und wahrscheinlich auch nach Veröffentlichung der sowjetischen Arbeit PETROWS wurden in der ČSSR zehntausende Thiopentalalkohol-Narkosen mit Erfolg durchgeführt. Hunderte intrathorakale Operationen wurden mit dieser Anaesthesie bei uns gemacht. Diese Ergebnisse berechtigen uns, diesen Vortrag zu halten und wir hoffen, daß er einen Beitrag zur Lösung des Anaesthesieproblems bei offenem Brustkorb bedeutet.

J. G. Jordanoff

Anisokorie als Zeichen der Narkosetiefe

Zur Zeit wird als allgemeingültig angenommen, daß eine oberflächliche Narkose am günstigsten scheint.

Die Bestimmung des Tiefegrades der Narkose ist jedoch nicht immer leicht. Zu dieser Bestimmung verwendet man die Elektroencephalographie und viele klinische Symptome. Seit 1956 beobachteten wir Erscheinungen der Anisokorie im Verlauf der Äthernarkose und verfügen über 52 Beobachtungen.

In 33 Fällen beobachteten wir eine größere linke und in 19 Fällen eine größere rechte Pupille.

Bei 41 Patienten erhielten wir eine Anisokorie unwillkürlich im Verlauf der Narkose, bei 11 Patienten riefen wir eine Anisokorie bewußt durch eine Vertiefung der Äthernarkose hervor. In einem bestimmten Moment der Narkose, gewöhnlich bei Erhöhung der Ätherkonzentration, erhielten wir eine Veränderung der Größe beider Pupillen, welche bis zu diesem Zeitpunkt gleichrund und klein waren.

In diesem Moment erweitert sich eine Pupille zunehmend. Die andere ist in den meisten Fällen kleiner, und in einigen Fällen erweitert sie sich überhaupt nicht. Im Falle einer fortdauernden Äthersättigung erweitern sich beide Pupillen zunehmend, jedoch bleibt eine Pupille von beiden für eine gewisse Zeit größer als die andere Pupille. Diese Pupille verliert die richtige runde Form und nimmt eine ellipsoide Form an. Eine weitere Äthergabe führt zu einer ausgeprägten Erweiterung beider Pupillen, wobei sich die Anisokorie verliert oder schwer zu bestimmen ist.

Bei allen unseren Beobachtungen konnten wir feststellen, daß die Anisokorie der beidseitigen Pupillenerweiterung vorangeht, welche gesetzmäßig auftritt, wenn die Ätherkonzentration zur gegebenen Zeit nicht herabgesetzt wird. Man kann daraus schließen, daß die Anisokorie eines der Frühsymptome der tiefen Äthernarkose ist.

Wenn man in diesem Zustand die weitere Gabe von Äther unterbindet oder mit aktiver Sauerstoffventilation die Ätherkonzentration im Organismus herabsetzt, so entwickeln sich die beschriebenen Symptome in der gleichen Reihenfolge zurück. Die beidseitig erweiterten Pupillen verengen sich, wobei die weiter geöffnete Pupille sich weniger und langsamer verkleinert als die weniger geöffnete Pupille. Mit der weiteren Verringerung der Ätherkonzentration im Organismus verschwindet die Deformierung und dann auch die Anisokorie. Beide Pupillen werden klein und seitengleich.

Diese Reihenfolge des Erscheinens und Verschwindens der beschriebenen Veränderungen wird besonders deutlich unter 2 Bedingungen festgestellt: Bei der allmählichen Steigerung der Ätherkonzentration und der aufmerksamen Beobachtung der Pupillenweite. Die oben angeführte Zusammenziehung der Pupillen zu der Anfangsgröße ist nur dann möglich, wenn die Ätherkonzentration in den ersten 3 bis 5 Minuten nach Auftreten der Anisokorie stark vermindert wird. Wenn die Anisokorie jedoch länger als einige Minuten besteht, verliert sich das Typische dieses Vorganges. In diesem Falle, unabhängig von der Verringerung der Ätherkonzentration und der energischen Ventilation mit Sauerstoffgabe, bleibt die Anisokorie bis zur Beendigung der Operation und Narkose und manchmal auch noch länger bestehen.

Bei langsamer Herabsetzung der Ätherkonzentration bleibt die Anisokorie länger bestehen.

Das Beschriebene stellt die allgemeine Charakteristik der von uns beobachteten Erscheinungen dar. Wie dieses jedoch bei jedem klinischen Zeichen einer tiefen Narkose der Fall ist, so kann es auch bei der Anisokorie in einigen Fällen Abweichungen von der beschriebenen Reihenfolge geben.

Beim Studium der Frage über die möglichen Ursachen der Entstehung der Anisokorie während der Narkose konnten wir eine sich wiederholende Tatsache in allen Fällen feststellen.

Eine Anisokorie bildet sich bei der Äthernarkose immer nur während der Erhöhung der Ätherkonzentration und verschwindet bei der Herabsetzung der Konzentration. Dieses ist der Grund unserer Annahme, daß der Äther die Anisokorie bedingt.

Es ist jedoch nötig, auch andere möglichen Faktoren, welche bei der Narkose wirken, zu untersuchen.

In allen Fällen führten wir eine Standardmedikation (mit Dolantin 50 bis 100 mg, Atropin 0,0005 und einer Narkose mit Evipan-Na bis 5%) durch, nach welcher wir den Zustand der Pupillen registrierten. Sie bleiben gewöhnlich klein und seitengleich. Eine Anisokorie konnten wir nur nach Gaben von großen Dosen von Äther feststellen. Wir studierten ebenfalls die möglichen Faktoren, die auf den Einschlafprozeß wirken können, wie z. B. die Lage des Patienten auf dem Operationstisch, die Beleuchtung der Pupillen, die Etappen des chirurgischen Eingriffes, einen Pneumothorax und das Vorhandensein oder Fehlen einer endotrachealen Intubation. Diese Faktoren führten selbst zu keiner Anisokorie, sondern sie wurde nur durch Äthergaben verursacht.

Unsere letzten Beobachtungen unterstreichen, daß der Grund des Auftretens einer Anisokorie nur der Äther sein kann, besonders bei einer tiefen Narkose. In diesem Zusammenhang entsteht die Frage, in welchem Stadium und in welcher Stufe der Narkose die Anisokorie entsteht?

Zur Beantwortung dieser Frage wurden von uns auch andere klinische Zeichen, welche Ausdruck der Tiefe der Narkose sind, registriert. Die von uns bis jetzt durchgeführten Untersuchungen ergaben, daß die Anisokorie bei geringer Erweiterung der Pupillen entsteht, wenn die eine Pupille bedeutend größer ist als die andere, d. h. es fällt mit der Etappe der sich beginnenden Pupillenerweiterung zusammen. Die Augäpfel sind beim Auftreten der Anisokorie zentral gelagert und unbeweglich.

Die Sekretion der Tränendrüsen ist zu Beginn noch erhalten oder gering vermindert.

Der Kornealreflex fehlt.

Die Lichtreaktion der Pupillen differenziert sich; bei erweiterter Pupille schwach, bei kleiner Pupille normal. Die Hand ist zu Beginn rosa, der Kapillarkreislauf unverändert. Bei Auftreten der Anisokorie bleibt für einige Minuten der Puls, der Blutdruck und die Atmung unverändert. Bei Weiterbestehen der Anisokorie von länger als 3 bis 5 Minuten oder bei ihrer weiteren Zunahme sinkt der Blutdruck, die Pulsfrequenz steigert sich, die Atmung verschlechtert sich, die Pupillen reagieren nicht mehr auf Licht, die Hand wird blaß und der Kapillarkreislauf verschlechtert sich.

Aus dem Gesagten kann man schließen, daß die Anisokorie ein Zeichen des Überganges der zweiten Stufe zur dritten des 3. Stadiums der Narkose nach Guedel ist. Folglich ist die Anisokorie ein diagnostisches Zeichen des Überganges zum gefährlichen Stadium der Narkose, d. h. ein frühes Signal für die Korrektur der Narkosetiefe. Die Feststellung einer Anisokorie hilft eine operative von einer narkotisch bedingten Komplikation zu unterscheiden und kann folglich auch die zu unternehmenden Schritte leiten.

Wir beurteilen die von uns angeführten Erscheinungen nicht zu hoch, wenn wir sagen, daß sie dem Anaesthesiologen bei der Beurteilung der Tiefe der Narkose gute Dienste leisten kann.

O. Mayrhofer

Anaesthesie für Thoraxoperationen im Säuglingsalter

Die große Chirurgie des Säuglingsalters hat sich eigentlich erst in den letzten zwei Jahrzehnten entwickelt, nicht zuletzt dank der Fortschritte auf dem Gebiete der Anaesthesie und auf dem Sektor des Flüssigkeits- und Elektrolythaushaltes. Für den Anaesthesisten ist die Narkose bei den Patienten dieser jüngsten Altersgruppe eine schwierige, dafür aber eine äußerst dankbare Aufgabe, gilt es doch dabei ein volles Menschenleben zu erhalten und nicht nur einige wenige Jahre der Lebensverlängerung zu erreichen.

Die Operationen der Thoraxchirurgie des Säuglingsalters betreffen vor allem Zwerchfellhernien, Oesophagusatresien mit und ohne Trachealfisteln, große Lungencysten und schließlich das äußerst seltene, sogenannte „lobäre Lungenemphysem", also lauter angeborene Mißbildungen. Die Mißbildungen des Herz- und Gefäßsystems möchte ich hier nur am Rande erwähnen. Sie gehören eigentlich nicht in den Kreis unserer heutigen Betrachtungen, da sie ja bekanntlich erst im späteren Kindesalter der operativen Behandlung zugeführt werden. Der Schlüssel zur erfolgreichen Behandlung der hier in Frage stehenden Mißbildungen ist — das möchte ich gleich voranstellen, die gute Zusammenarbeit von Kinderarzt, Operateur und Anaesthesist. Welche Aufgaben sind es nun, die in diesem Team dem Anaesthesisten zufallen?

Forderungen an die Anaesthesie

1. Die Sorge für einen freien Gasaustausch.
2. Schaffung eines ausreichend ruhigen Operationsfeldes zur Erleichterung der Arbeit des Operateurs und somit Beschleunigung der Operation, was sich wiederum sehr zum Wohle des Patienten auswirkt.
3. Erhaltung eines konstanten Blutvolumens, d. h. Sorge für Blutersatz praktisch Tropfen für Tropfen.
4. Rasches Erwachen ohne postoperative Atemdämpfung.
5. Vermeidung von gröberen Temperaturschwankungen vor, während und nach der Operation.

Diese Forderungen an die Anaesthesie sind mit den Besonderheiten in Einklang zu bringen, die der Neugeborene und der Säugling an sich schon bieten. Es sei daher gestattet, noch einige physiologische und pathophysiologische Bemerkungen vorauszuschicken.

Physiologie und Pathophysiologie des Neugeborenen

1. *Herz- und Kreislauf* sind normalerweise gleich nach der Geburt gut adaptiert, haben sie doch durch den Wegfall des von und zur Plazenta führenden Blutes sogar weniger zu leisten als in utero. Allerdings ist schon normalerweise bei 50% der Neugeborenen der Ductus Botalli

nur funktionell geschlossen und bei 25% der Kinder ist dies sogar noch nach 8 Wochen der Fall. Brüske Druckänderungen im Thoraxraum könnten dabei in manchen Fällen zu einem arteriovenösen Shunt mit Überlastung des Herzens führen (QUERCI und Mitarbeiter). Bei den in Frage stehenden Mißbildungen wie Oesophagusatresien oder Zwerchfellhernie muß überdies noch mit einem höheren Prozentsatz von zusätzlichen Mißbildungen an Herz und Gefäßen gerechnet werden.

2. Was die *Lungen* betrifft, so müssen sich diese nach der Geburt erst an ihre neue Funktion gewöhnen. Neugeborene zeigen oft jenen Typ der periodischen Atmung, der bei Erwachsenen mit erschwertem Gasaustausch zu beobachten ist (MILLER und BEHRLE). Dabei scheint die CO_2-Ausscheidung besser zu funktionieren als die O_2-Aufnahme (JACKSON-REES). Vielleicht hängt das mit den vielen kleinen Atelektasen zusammen, die man oft noch einige Tage nach der Geburt findet. Bekanntlich ist ja ein relativ hoher negativer intrathorakaler Druck (etwa bis zu 40 cm Wassersäule) erforderlich, um die Lunge erstmalig zur Entfaltung zu bringen. Davon ist je etwa die Hälfte zur Überwindung des elastischen und des viskösen Widerstandes notwendig.

Neugeborene und Säuglinge atmen vorwiegend mit dem Zwerchfell. Daraus allein ergibt sich bereits, welche Gefahr eine Zwerchfellhernie für Atmung und Kreislauf darstellt.

Die folgende Tab. soll einen kurzen Überblick über die Respirationsgrößen des Säuglings geben.

Tabelle 1

Alter	Atemfrequenz	Atemvolumen	Minutenvolumen	O_2-Verbrauch
Frühgeb.	40—90/ min	ca 12 ml	500—1000 ml	15— 25 ml/min
Neugeb.	30—80/ min	ca 16—20 ml	600—1500 ml	20— 30 ml/min
1 Jahr	20—40/ min	ca 50 ml	1000—2000 ml	100—120 ml/min
Erwachsene	16—20/ min	400—500 ml	5000—8000 ml	250—300 ml/min

3. Der *Flüssigkeitshaushalt* ist beim Neugeborenen und beim Säugling viel störungsanfälliger als beim Erwachsenen. Der Neugeborene ist normalerweise überhydriert, doch dieser Zustand schlägt bei mangelnder Flüssigkeitszufuhr rasch in das Gegenteil um. Und obwohl der Säugling im Verhältnis doppelt so viel Extracellularflüssigkeit als der Erwachsene hat (nämlich 29% des gesamten Körpergewichtes), kann diese bei fehlender Wasserzufuhr innerhalb von 5 Tagen verloren gehen (SNIVELY und SWEENEY). Man muß sich vor Augen halten, daß die tägliche Ein- und Ausfuhr von Flüssigkeit beim Säugling etwa der Hälfte seiner Extracellularflüssigkeit entspricht, während sie beim Erwachsenen etwa ein Siebentel beträgt (Abb. 1) (WEBB).

Bei fehlender Nahrungsaufnahme, etwa bei Oesophagusatresie, sollten nach WEBB in den ersten drei Lebenstagen 65 bis 85 ml/kg/Tag, bei älteren Säuglingen jedoch 150 bis 160 ml/kg/Tag infundiert werden. Wegen der starken Neigung zur Natrium- und Chlorretention darf jedoch nur höchstens $^1/_5$ der Gesamtflüssigkeitsmenge physiologische Kochsalzlösung sein. Der Rest sollte 5% Glucose sein. Dies gilt sowohl für die prae- als auch für die postoperative Periode.

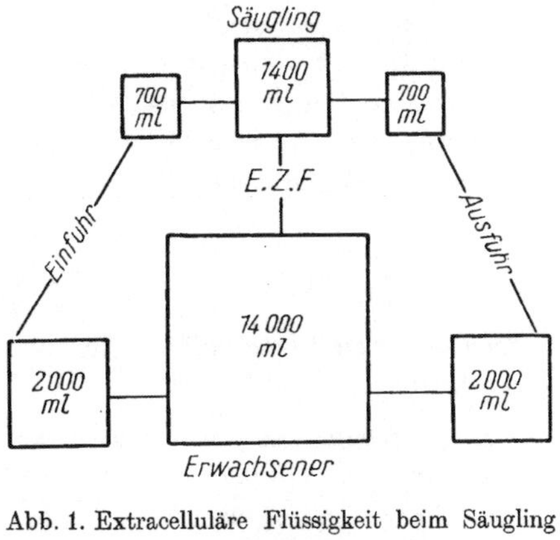

Abb. 1. Extracelluläre Flüssigkeit beim Säugling und Erwachsenen

4. *Blutersatz.* Beim Neugeborenen rechnet man mit einem Blutvolumen von 120 bis 150 ml/kg Körpergewicht, bei einem Säugling vom 3. Lebensmonat aufwärts mit etwa 100 bis 120 ml/kg. Daraus errechnet sich ein Blutvolumen, das zwischen einem Zwanzigstel und einem Zehntel des eines Erwachsenen liegt. Ein Blutverlust von 25 bis 50 ml entspricht daher dem Verlust eines $^1/_2$ l Blutes beim Erwachsenen. Daraus allein ergibt sich schon die Bedeutung der Forderung nach genauestem Ersatz jeglichen Blutverlustes bei Operationen im Säuglingsalter.

Praeoperative Maßnahmen

Wie bei allen operativen Eingriffen beginnt die Anaesthesie auch beim Säugling eigentlich schon mit den praeoperativen Maßnahmen. Ganz allgemein ist hierzu zu sagen, daß wir heute nicht mehr wie noch vor einigen Jahren (Chott) in der Diagnose einer Mißbildung, wie etwa einer Oesophagusatresie, auch schon die Indikation zur sofortigen Operation sehen. Wir legen vielmehr Wert darauf, durch eine entsprechende medikamentöse Vorbereitung — z. B. Antibiotica zur Bekämpfung einer beginnenden Pneumonie — und Infusionstherapie die kleinen Patienten in möglichst guten Allgemeinzustand zu bringen, auch wenn dies manchmal eine Wartezeit von 24 Stunden und mehr bedeutet. Diesen Standpunkt teilen auch andere Autoren (Gross, Swenson), da sie der Meinung sind, daß dadurch die Erfolgschancen jeder Thoraxoperation im Säuglingsalter wesentlich steigen.

Im einzelnen wären etwa die folgenden praeoperativen Maßnahmen zu treffen:

1. Anlegen einer *Infusion* mittels Plastikkanüle und Ausgleichen einer eventuell bestehenden Dehydration nach den eben erwähnten Richtlinien.

2. *Blutgruppenbestimmung* und Bereitstellung von Blut. Plasmaexpander haben in der Säuglingschirurgie keinen Platz.

3. *Pneumonieprophylaxe* bzw. *Behandlung* einer bereits bestehenden Lungenentzündung, wie sie vor allem bei Oesophagusatresien infolge Aspiration gar nicht so selten ist, hat sofort einzusetzen. Wir geben Antibiotica und führen erforderlichenfalls eine vorsichtige tracheobronchiale Sekretabsaugung durch. Die Kinder werden bis zur Operation in feuchter, sauerstoffreicher Atmosphäre — am besten in einem Inkubator — gehalten. Dies gilt in besonderem Maße für Frühgeburten!

4. *Sauerstoffzufuhr* ist besonders bei Störungen des Gasaustausches ein wichtiges Gebot. Dies gilt nicht nur für Pneumonien, sondern auch für Lungencysten und Atelektasen, wie man sie etwa bei großen Zwerchfellhernien nahezu regelmäßig infolge des Hochtretens der Baucheingeweide findet.

5. Eine *Praemedikation* empfehle ich bis zum 6. Lebensmonat *nicht.* Morphin und seine Substitute sind ja wegen der geringen Schmerzempfindlichkeit des Neugeborenen unnötig. Barbiturate dämpfen ebenso wie Morphin die Atmung und Atropin ist gefährlich, weil es einerseits zur Tachykardie, andererseits zu Sekreteindickung führt, was sich in der postoperativen Phase wieder ungünstig auswirkt.

Die eigentliche Narkose

Unsere Narkosetechnik bei Thoraxoperationen im Säuglingsalter sei nun im folgenden kurz beschrieben:

1. Vor Beginn der Narkose wird, wenn immer dies vom operationstechnischen Standpunkt aus möglich ist, ein flaches Stethoskop über der linken Brustseite fixiert. Dieses soll der Kontrolle über Atmung und Herzaktion dienen. Wir erwarten beim Neugeborenen und beim jungen Säugling eine Pulsfrequenz zwischen 120 und 150 pro Minute. Eine darüber hinaus-

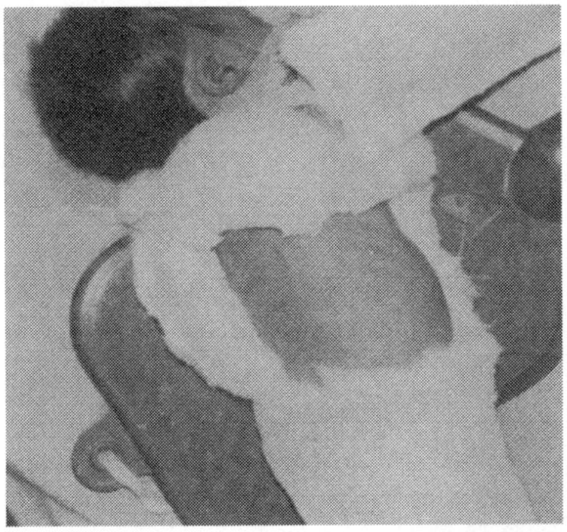

Abb. 2. Kind auf einem Termophor

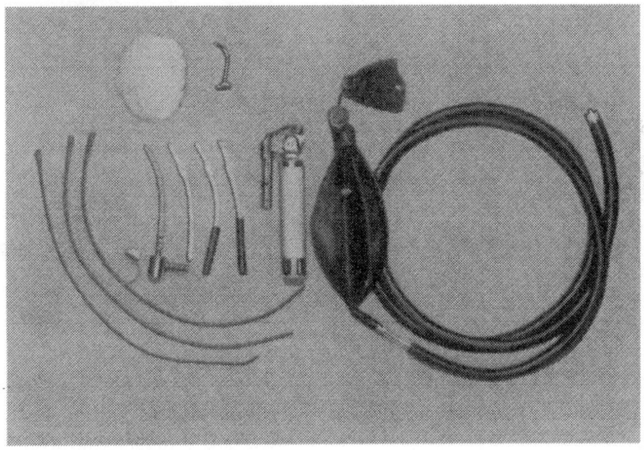

Abb. 3. Instrumentarium

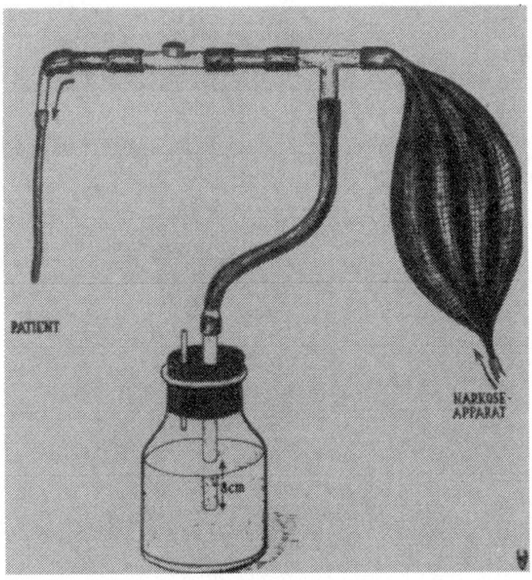

Abb. 4. Schema eines Überdruckventils

gehende Tachykardie zeigt uns entweder zu oberflächliche Narkose, milde Hypoxie oder beginnenden Schock an. Alle drei Zustände können leicht behoben werden, wenn man sie frühzeitig entdeckt. Bradykardie hingegen ist ein ungünstiges Zeichen, das für erhöhten Vagustonus oder schwere Hypoxie spricht. Beides kann zum Herzstillstand führen, wenn nicht sofort die entsprechenden Gegenmaßnahmen getroffen werden (nämlich: Operation unterbrechen, O_2, Narkose vertiefen).

2. Kinder unter 6 Monaten, die, wie auch STEPHEN betont, eher die Tendenz zum Wärmeverlust als zur Wärmestauung haben, wickeln wir in eine 2 bis 3 cm dicke Watteschicht ein und schneiden nur über dem Operationsfeld ein genügend großes Fenster aus. Wir glauben, daß dieser Maßnahme große Bedeutung zur Verhütung des Operationsschocks zukommt (Abb. 2).

3. Die *Intubation* kann beim Neugeborenen — etwa einem Oesophagusatresiekind — ohne jede Anaesthesie durchgeführt werden. Beim größeren Säugling geben wir $^1/_2$ mg Succinylcholin je kg des Körpergewichts und eventuell etwas Lachgas. Wir verwenden frisch sterilisierte Tubus der Type *Cole* oder *Loennecken*, Größe 00 oder 0. Der Tubus sollte leicht durch die Glottisöffnung gehen, da die engste Stelle des Larynx beim Säugling tiefer, nämlich in Höhe des Ringknorpels liegt. Infektion und Trauma sind die Hauptursachen des so gefürchteten subglottischen Ödems beim Kleinkind. Wir erlebten diese Komplikation in unserer Serie glücklicherweise nicht (Instrumentarium Abb. 3).

4. Als Narkosetechnik bedienen wir uns der von STEPHEN und SLATER angegebenen Methode mit widerstandsarmen „Nichtrückatem-Ventil“. Während der intrathorakalen Operationsphase erfolgt die Beatmung über den Atembeutel bei intermittierendem Verschluß des Ausatemventiles mit einem Finger der linken Hand. Um jedoch eine gefährliche Überblähung der Lunge und Schädigung des zarten Alveolarepithels durch zu hohen Beatmungsdruck zu vermeiden, schalten wir zwischen Atembeutel und Trachealtubus ein einfaches Überdruckventil ein, dessen Prinzip die nächste Abbildung zeigt (Abb. 4). Je nach Größe und Allgemeinzustand des Säuglings stellen wir einen Beatmungsdruck zwischen 6 und 10 cm Wassersäule ein.

5. Als *Narkoseagentien* kommen mehrere Mittel in Frage. Ich persönlich bevorzuge die gasförmigen Anaesthetika, da sie eine bessere Steuerbarkeit als die Narkosedämpfe haben. Cyclopropan ist das Mittel der Wahl der meisten englischen und amerikanischen Autoren (WILTON, ZINDLER und DEMING, SMITH). Wir selbst haben es nur ausnahmsweise zur Vertiefung der Narkose verwendet und stützen uns schon seit Jahren auf die Kombination Lachgas, Sauerstoff und Succinylcholin. Im Gegensatz zu Tubocurarin wird Succinylcholin von Säuglingen offenbar gut vertragen. Wir geben Einzeldosen von $^1/_4$ bis $^1/_2$ mg je kg des Körpergewichts, welche jeweils zwischen 3 und 6 Minuten anhalten. Um die Dosierung zu erleichtern, stellen wir uns eine Lösung von 1 mg je ml her, so daß die Einzeldosen zwischen 1 und 2 ml liegen. Vor dem Verschluß des Thorax werden die Lungen unter Sicht gut entfaltet und nach Thoraxschluß gehen wir wieder auf Spontanatmung über, was mit der geschilderten Technik in jedem Fall leicht gelingt.

6. Der *Blutverlust* muß, wie schon erwähnt, laufend ersetzt werden. Erfahrungsgemäß gehen gleich während der Thoraxeröffnung ca. 10 bis 20 ml Blut verloren. Später jedoch ist der Blutverlust gering und liegt nach unseren Erfahrungen zwischen 30 und 50 ml. Wir gleichen diesen Verlust durch langsame Injektion von 5-ml-Portionen aus. Mit der sonstigen Flüssigkeitszufuhr während der Operation sind wir recht zurückhaltend, um eine akute Überlastung des Kreislaufes zu vermeiden.

7. Zu Ende der Operation legen wir den größten Wert darauf, daß der Säugling wach ist und gut atmet. Einer zarten, aber ausgiebigen Sekretabsaugung kommt dabei große Bedeutung zu.

Die postoperative Betreuung

Auch in der postoperativen Periode ist es wichtig, daß die kleinen Patienten in einer warmen, feuchten und sauerstoffreichen Atmosphäre liegen. Bei uns werden sie sofort nach der Operation wieder auf die Kinderklinik, bzw. das einweisende Kinderspital gebracht und verbleiben in der Obhut der Pädiater. Die Infusionstherapie wird nach den eingangs erörterten Richtlinien fortgesetzt, bis auf ausreichende orale Fütterung übergegangen werden kann.

Bei den Oesophagusatresie-Kindern wird nicht vor dem 3. Tag mit tropfenweiser Teefütterung begonnen. Neuerdings wird bei uns, dem Vorschlag von Gross, Humphreys und anderen folgend, bei diesen Patienten am 2. postoperativen Tag in Lokalanaesthesie eine Gastrostomie angelegt und durch diese für etwa 8 bis 10 Tage gefüttert, bevor die erste Flüssigkeitszufuhr auf oralem Wege erfolgt.

Zur Pneumonievorbeugung und -behandlung werden die Säuglinge häufig abwechselnd zur Seite gedreht und bekommen Antibiotica. Bei Sekreteindickung hat sich uns in den letzten Jahren die Anwendung des Benetzungsmittels ,,Tacholiquin“ im Aerosolspray in vielen Fällen gut bewährt. Nur in einem Fall mußten wir in der ersten Woche nach einer Oesophagusatresieoperation einmal eine bronchoskopische Sekretabsaugung vornehmen.

Komplikationen und Resultate

Abschließend möchte ich kurz über unsere Resultate, die Komplikationen und Todesursachen berichten. An unserer Klinik wurden in den 5 Jahren vom 1. Oktober 1954 bis 30. September 1959 insgesamt 21 Thoraxoperationen an Neugeborenen und Säuglingen bis zu 6 Monaten ausgeführt. Sechzehn dieser Fälle waren Oesophagusatresien mit Oesophagotrachealfisteln, 2 waren isolierte Oesophagotrachealfisteln, 2 Zwerchfellhernien und 1 lobäres Emphysem. Wie aus der nachfolgenden Tab. hervorgeht, verloren wir zwei Drittel dieser Patienten, wobei vor allem die Oesophagusatresien die Statistik mit einer hohen Mortalität belasten. Zu betonen wäre, daß kein Todesfall innerhalb der ersten 24 Stunden eintrat und kein einziger der Narkose oder ihren Folgen anzulasten ist.

Tabelle 2

Thoraxoperationen im Säuglingsalter 1954—1959	Zahl	geheilt	gestorben
Oesophagusatresien mit Oesophagotrachealfisteln	16	3	13
Isolierte Oesophagotrachealfisteln	2	2	—
Zwerchfellhernien	2	1	1
Lobäres Emphysem	1	1	—
Zusammen	21	7	14

Unter den Oesophagusatresien befanden sich allerdings 4 Frühgeburten mit einem Gewicht unter 2000 g und bei drei weiteren waren noch andere Mißbildungen vorhanden. Ferner hatten alle 5 Kinder, die an einer Pneumonie starben, die Komplikation bereits praeoperativ infolge Aspiration erworben. Hier kann eine Verbesserung der Resultate nur durch Frühdiagnose und intensive praeoperative Vorbereitung erwartet werden. Von den im letzten Jahr operierten 4 Oesophagusatresien starben nur mehr 2, beide Frühgeburten von 1300 g bzw. 1500 g. Das eine Neugeborene, das wir nach der Zwerchfellhernienoperation verloren, kam nach glattem, postoperativem Verlauf am 4. Tag in einem schweren Asphyxieanfall infolge Spontanpneu ad exitum.

Zusammenfassung

Ich habe mich bemüht, die Aufgaben des Anaesthesisten vor, während und nach Thoraxoperationen an Neugeborenen und Säuglingen zu umreißen.

Die Resultate auf diesem Teilgebiet der Anaesthesie und Chirurgie sind noch sehr verbesserungsfähig. Nur die enge Zusammenarbeit zwischen Pädiater, Chirurg und Anaesthesist wird es möglich machen, in Zukunft noch einen größeren Anteil dieser kleinen Patienten erfolgreich zu operieren, wobei wir unser Augenmerk vor allem auf die Verbesserung der Vor- und Nachbehandlung zu legen haben werden.

Literatur

Chott, F.: Anaesthesist *2*, 1 (1953).

Helmer, F., Thalhammer, O., Wolf, H. G., und Zeitlhofer, H.: Neue Österr. Z. f. Kinderh. im Druck.

Jackson-Rees, G.: Brit. Med. J. 23. Dez. 1950.

Miller, H. C., und Behrle, F. C.: Amer. J. Dis. Child. *86*, 321 (1953).

Querci, M., Riffero, D., und Guerrieri, S.: Minerva Anestes. *25*, 333 (1959).

Smith, R. M.: Anesthesia for Pediatric Surgery. In Gross, R. E.: The Surgery of Infancy and Childhood. W. B. Saunders Co., Philadelphia 1953.

Snively, W. D., und Sweeney, M. J.: Elektrolyt- und Wasserhaushalt. Urban u. Schwarzenberg, München–Berlin 1958.

Stephen, C. R.: Arch. Surg. *60*, 1035 (1950).

Stephen, C. R., und Slater, H. M.: Anesthesiology *9*, 550 (1948).

Swenson, O.: Pediatric Surgery. Appleton-Century-Crofts, Inc., New York 1958.

Webb, B. W.: Fluid Balance in Children, In L. P. Le Quesne: Fluid Balance in Surgical Practice, 2. Aufl., Lloyd-Luke, London 1957.

Wilton, T. N. P.: Anaesthesia *6*, 30 (1951).

Zindler, M., und van Deming, M. N.: Curr. Res. Anesth. Analg. *32*, 180 (1953).

K. Hutschenreuter

Wichtige Aufgaben des Anaesthesisten bei und nach Beendigung intrathorakaler Eingriffe

Gegen und nach Beendigung intrathorakaler Eingriffe ergeben sich für den Anaesthesisten *bestimmte spezielle Aufgaben.* Diesen muß er sich mit aller Sorgfalt und Aufmerksamkeit widmen, um zu einem dauerhaften Erfolg der Operation beizutragen. Dabei bedarf es *enger und zweckmäßiger Zusammenarbeit mit dem Operateur.*

Besondere Maßnahmen erfordert die *Wiederherstellung annähernd physiologischer Druckverhältnisse im Pleuraraum.* Normalerweise herrscht im Pleuraspalt infolge der Dauerbeanspruchung der kapillaren interpleuralen Flüssigkeitsschicht durch den elastischen Lungenzug ein Unterdruck. In Ruhestellung des Thorax beträgt dieser Unterdruck nach Rein etwa 2 bis 4 mm Hg. Bei tiefer Einatmung wächst er auf 15 bis 30 mm Hg an.

Diese Normalsituation ändert sich bei jeder Operation mit Pleuraeröffnung. Dabei wird die undehnbare interpleurale Flüssigkeitsschicht gegen eine in gewissen Grenzen dehn- und zusammendrückbare Luftansammlung, einen *Pneumothorax*, ausgetauscht. Da der Pneumothorax die reguläre Ausdehnung der Lunge verhindert und damit die Atmung beeinträchtigt, sollte er am Ende der Operation beseitigt werden. Lediglich bei lungenverkleinernden Eingriffen nimmt man einen Pneumothorax in Kauf, sofern die Restlunge nicht in der Lage ist, den Pleuraraum vollständig auszufüllen oder am ausgeprägtesten nach einer Pneumonektomie.

Im einzelnen sind wir bei Durchführung des postoperativen Druckausgleiches im Pleuraraum zur Einhaltung folgender Grundsätze bestrebt.

1. Im Prinzip wird *jede eröffnet gewesene Pleurahöhle postoperativ für einige Tage drainiert,* auch nach Eingriffen ohne Manipulationen an den Lungen. Es erfolgt also beispielsweise nach bilateraler Thorakotomie auch eine doppelseitige Drainage. Wird ausnahmsweise auf eine postoperative Pleuradrainage verzichtet, leiten wir wenigstens während des Thoraxverschlusses im Bereich der Thorakotomiewunde ein relativ dünnes Drain schräg heraus und entfernen dasselbe erst nach völligem Aufblähen der Lunge und nach Beseitigung eines Pneumothorax.

2. Im allgemeinen wird auch sonst immer durch Aufblähen der Lungen vom Tracheobronchialbaum her und, wenn nötig, auch durch Saugen an der Pleuradrainage versucht, die Lungen am Ende der Thorakotomie voll zur Expansion zu bringen und somit von vornherein einen *postoperativen Pneumothorax zu vermeiden.*

3. Bei Verschluß der Thorakotomiewunde wird auf eine *dichte Nahtreihe* Wert gelegt, um einem Luftaustritt in die Weichteile der Thoraxwand und damit der Entstehung eines sogenannten Hautemphysems vorzubeugen.

4. Die Abklemmung der Pleuradrainage erfolgt erst dann, wenn der Patient ausreichend spontan atmet. Wird die Atmung des Operierten künstlich unterstützt, muß vor allem bei pleurawärts eröffneten Lungenalveolen und gleichzeitig abgeklemmter Pleuradrainage mit einem *Spannungspneumothorax* gerechnet werden.

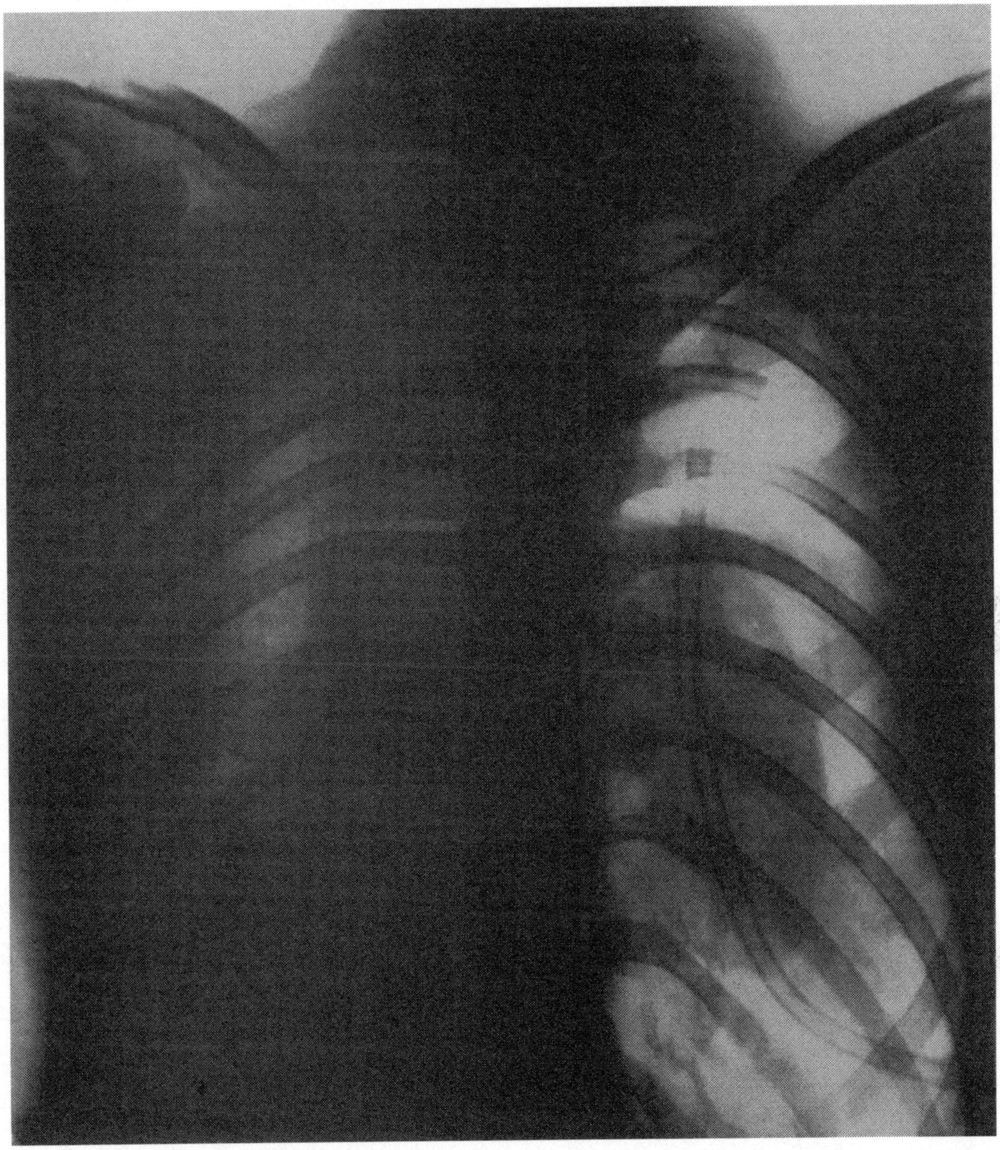

Abb. 1. Spannungspneumothorax links nach Segmentektomie I bis III und VI mit konsekutiver Verdrängung von Herz und Mediastinum nach der Gegenseite und Ausbildung von Kompressionsatelektasen in der rechten Lunge (Aufnahme am liegenden Patienten)

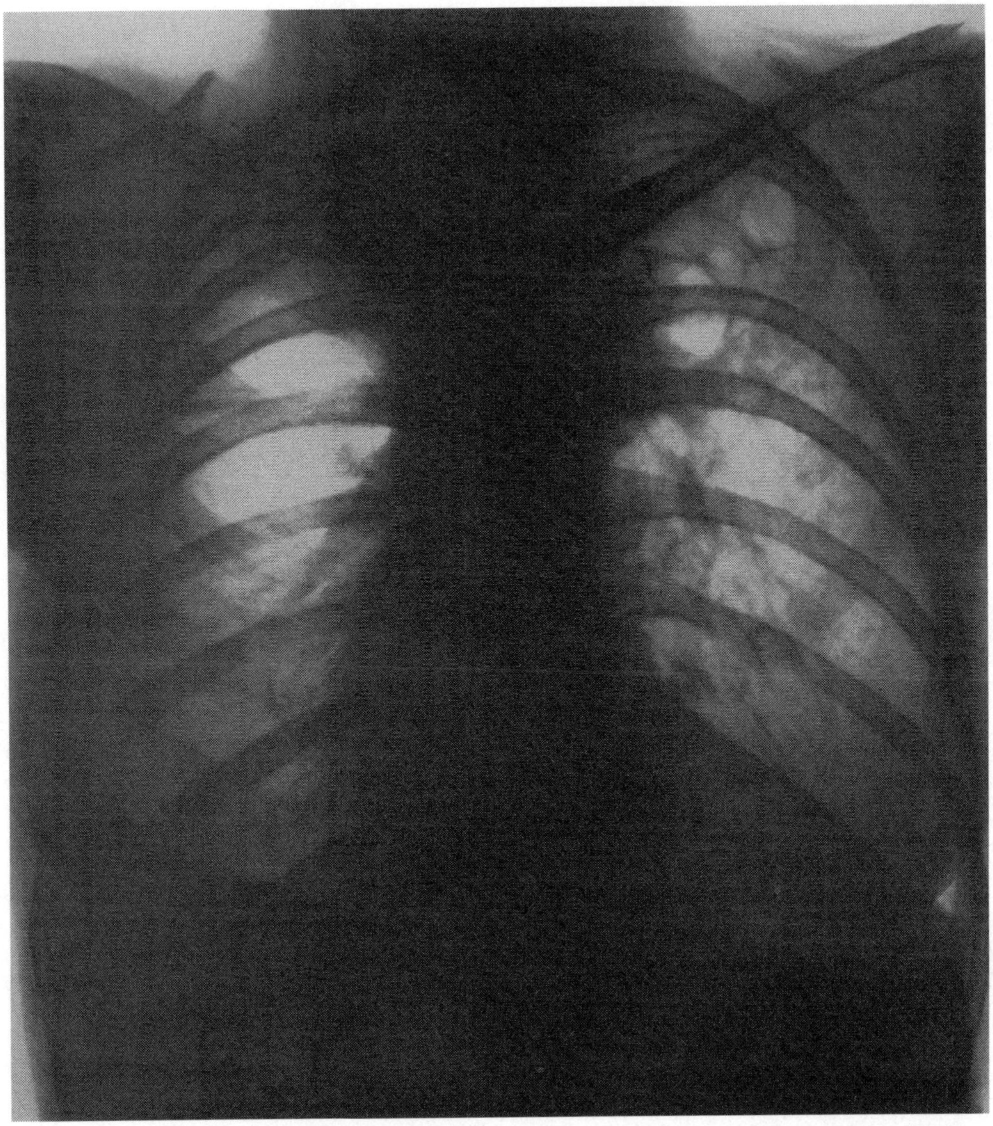

Abb. 2. Thoraxröntgenbild vom gleichen Kranken 4 Monate später. Restlunge auf der linken Seite gut ausgedehnt

Hierzu zwei Beispiele:

Einmal erlebten wir einen solchen unter Druck stehenden Pneumothorax nach einer linksseitigen Oberlappenresektion wegen Bronchialcarcinoms. Der Operierte wurde auf dem Transport zur Station bei abgeklemmter Pleuradrainage assistiert beatmet. Nach Anschluß der Pleuradrainage an die Saugvorrichtung ließ sich der Zustand rasch beheben. Allerdings benötigte die Ausdehnung des verbliebenen Unterlappens reichlich einen Tag.

Noch eindrucksvoller und schwerwiegender waren die Folgen eines postoperativen Spannungspneumothorax bei einer Frau nach Segmentektomie I bis III und VI der linken Lunge wegen cavernöser Tuberkulose. Ursache war auch hier die vorübergehende Abklemmung der Pleuradrainage auf dem etwa 10 Minuten dauernden Transport vom Operationssaal zur Sonderstation, die vom Hauptgebäude der Klinik etwas abgelegen ist. Die Frau atmete am Ende der Operation bereits ausreichend spontan. Unter der Entstehung des Spannungspneumothorax wurde dann die Atmung wieder schwächer. Es kam infolge des Ventilpneu

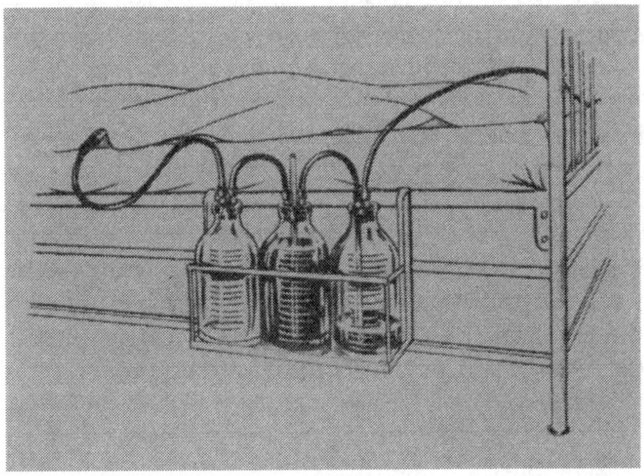

Abb. 3. SWEETsches Dreiflaschensystem zur Pleurasaugdrainage (nach BERGMANN)

zum Kollaps der Restlunge, zur Verdrängung von Herz und Mediastinum in die gesunde Thoraxhälfte und zur Ausbildung von Kompressionsatelektasen in der Lunge der nichtoperierten Seite (Abb. 1). Die Kette dieser gefahrvollen Erscheinungen war offenbar durch Eindringen von Luft durch kleinste Parenchymfisteln in den linken Pleuraraum bei abgeklemmter Saugdrainage ausgelöst worden. Nach Anschluß der Saugdrainage auf Station besserte sich der lebensbedrohliche Zustand. Später hat sich die Restlunge gut ausgedehnt (Abb. 2).

Solchen Gefahren geht man am besten dadurch aus dem Wege, daß die *Pleuradrainage noch auf dem Operationstisch an eine Saugvorrichtung angeschlossen* wird und die Saugdrainage auch auf dem Transport zur Krankenabteilung in Funktion bleibt. Ob man dazu ein Dreiflaschensystem nach SWEET (Abb. 3), ein übliches Pneumothoraxgerät oder eine andere bewährte Vorrichtung verwendet, ist ziemlich belanglos. Es muß nur die Herstellung und Aufrechterhaltung eines Unterdruckes im Pleuraraum gewährleistet werden.

Unterschiede hinsichtlich der zum interpleuralen Druckausgleich notwendigen Maßnahmen ergeben sich nicht nur aus dem jeweiligen Verfahren des Thoraxverschlusses, sondern auch *aus der Art des intrathorakalen Eingriffes.*

Am einfachsten gestaltet sich der postoperative interpleurale Druckausgleich nach intrathorakalen Eingriffen dann, wenn die *Lungen unversehrt* geblieben sind. Gegen Ende der

Operation wird die Lunge unter Sicht aufgeblasen, von Atelektasen befreit und nach Schluß der Thoraxwunde die Pleuradrainage angeschlossen. Ein Unterdruck von —10 bis —12 cm Wassersäule genügt meist zur völligen Entfaltung der Lunge. Lediglich bei inoperablen Bronchialcarcinomen mit atelektatischen und pneumonitischen Veränderungen des umgebenden Lungenparenchyms ist man häufig trotz Steigerung des Soges auf —30 und mehr cm Wassersäule nicht in der Lage, einen Pneumothorax restlos zu beseitigen.

Besonderer Sorgfalt bedarf die *Kontrolle der Lungenausdehnung nach Eingriffen mit bilateraler Pleuraeröffnung.* Es ist klar, daß solche Kranke durch jede zusätzliche Einschränkung ihrer Atemreserven sehr stark belastet werden.

Hier sei eingeflochten, daß man sich *auch nach extrapleuralen Operationen* lediglich *mit der Gefahr einer Pleuraeröffnung,* wie beispielsweise Pericardektomien, Trichterbrustoperationen, Entfernung von Halsrippen und dergleichen, vom unmittelbaren postoperativen Expansionszustand der Lungen überzeugen sollte. Können doch gerade im Verlaufe von Eingriffen in Endotrachealnarkose mit künstlicher Beatmung entstandene Pleuraläsionen zunächst unbemerkt und belanglos bleiben. Wir haben es uns deshalb zur Regel gemacht, zum Beispiel auch nach Operationen an Nieren oder Nebennieren mit Resektion von Rippen am Schluß der Operation die Lungen nicht nur physikalisch zu untersuchen, sondern zusätzlich ein Röntgenbild anzufertigen, um keinen Pneumothorax zu übersehen.

Soweit zu nicht lungenverkleinernden Eingriffen.

Anders müssen wir uns *bei Lungenresektionen* verhalten. Hier wiederum liegen die Verhältnisse relativ einfach nach Pneumonektomien. Am besten eignet sich dabei zum Druckausgleich unserer Meinung nach ein Pneumothoraxgerät. Seine Handhabung ist einfach. Es erscheint von Vorteil, den Druckausgleich nach Eingriffen, die in Seitenlagerung vorgenommen wurden, erst nach Umlagerung auf den Rücken vorzunehmen. Ein Sog von —7 bis —8 cm Wassersäule dürfte in der Regel ausreichen, um eine Mittelstellung von Herz und Mediastinum zu garantieren. Selbstverständlich erfolgt auch hier eine Röntgenkontrolle noch auf dem Operationstisch. Kleinere fleckenförmige Verschattungsherde in der verbliebenen Lunge, die man manchmal unmittelbar nach Pneumonektomien in Seitenlagerung beobachten kann und die wohl kleinen Kompressionsatelektasen entsprechen, sind offenbar nicht von entscheidender Bedeutung. Sie verschwinden nach Wiederherstellung regelrechter Lage- und Druckverhältnisse im Thorax und nach intensiver Belüftung meist bald spontan.

Unserer aufmerksamen Beobachtung bedürfen im Augenblick des Umlagerns auf den Rücken vor allem auch die *Herz- und Kreislaufverhältnisse.* Durch Lageveränderung hervorgerufene Kreislaufstörungen sind keine Seltenheit.

Als besonders extremen Fall erlebten wir einmal nach einer linksseitigen Pneumonektomie kurz nach Drehen des Operierten auf den Rücken einen irreparablen Herzstillstand. Bei diesem Eingriff war die Versorgung der Lungenvenen wegen zentraler Lage des Bronchialcarcinoms intrapericardial vorgenommen und die Herzbeutelincision mit zwei einzelnen Nähten verschlossen worden. Wie die Situation nach Rethorakotomie erkennen ließ, kam es infolge Lösung einer Ligatur zum Hindurchschlüpfen des Herzens durch die Incisionswunde des Herzbeutels und dadurch zur Abklemmung und Abknickung des Herzens im Bereich seiner Basis (Abb. 4).

Bei *Lungenteilresektionen,* das heißt Eingriffen mit Zurücklassung eines Lungenrestes auf der operierten Seite, sind die Maßnahmen zum postoperativen Druckausgleich besonders wichtig. Je früher die Restlunge zur vollen Ausdehnung gebracht wird, um so weniger werden postoperative Komplikationen auftreten. Es ist ja bekannt, daß Luft, Exsudat und Blutgerinnsel der Entstehung einer Pleurainfektion oder einer Bronchusstumpfinsuffizienz Vorschub leisten. Gewöhnlich saugt man nach Lungenteilresektionen mit —12 bis —15 cm Wassersäule, bei ungenügender Lungenausdehnung auch mit mehr.

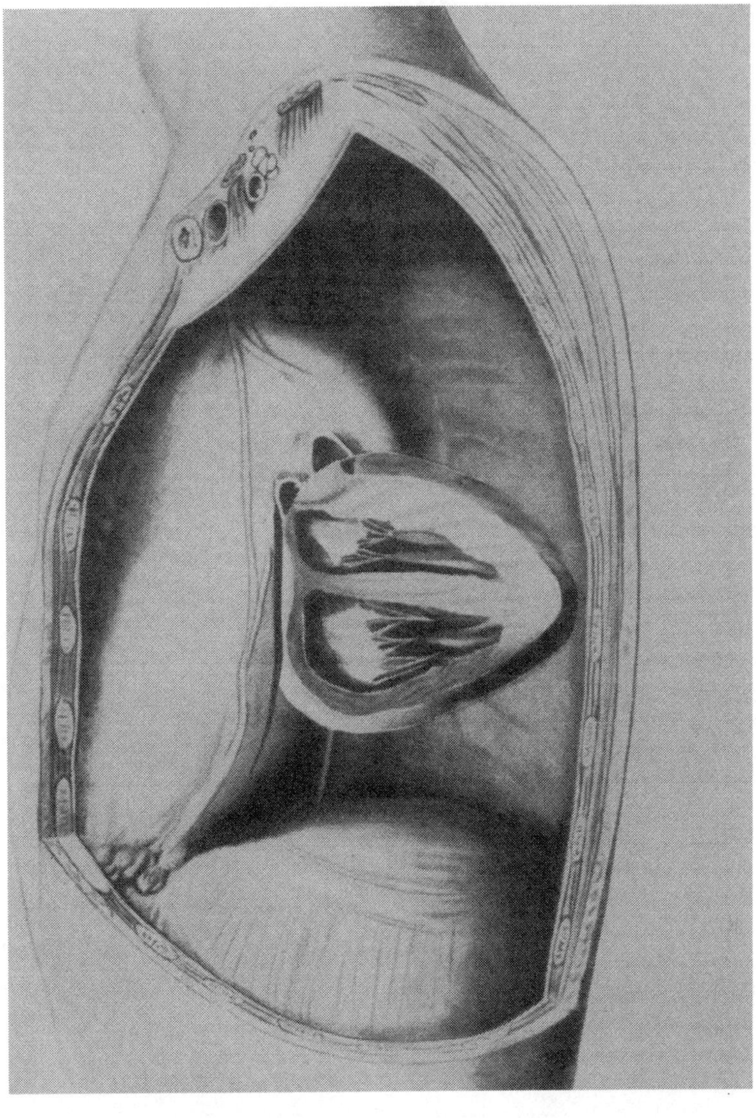

Abb. 4. Abklemmung, Abknickung und Drehung des Herzens in der Herzbeutelincision nach linksseitiger Pneumonektomie mit intrapericardialer Versorgung der Pulmonalvenen

In der *Drainage der Pleurahöhle* mit 2 oder gar 3 Schläuchen erblicken wir keine besonderen Vorteile. Ein langes, mehrfach gelochtes Gummi- oder Kunststoffrohr, wie es EERLAND angegeben hat, leistet praktisch das gleiche und ist für den Operierten weniger belastend (Abb. 5).

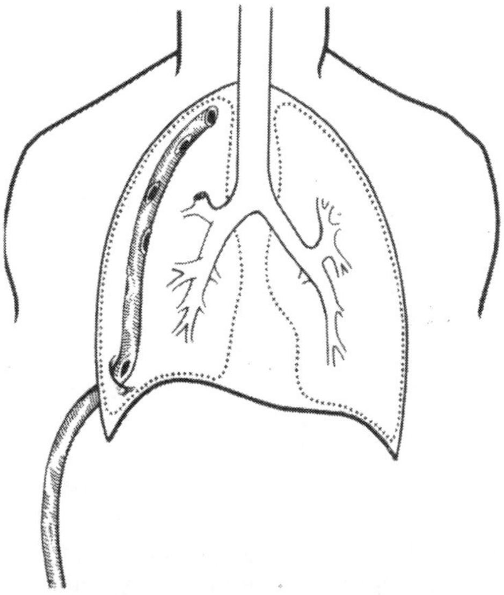

Abb. 5. EERLANDsches Verfahren der Pleuradrainage mit einem mehrfach gelochten Gummirohr

Auf die Gefahren eines Spannungspneumothorax infolge Unterbrechung der Saugdrainage während der unmittelbaren postoperativen Phase wurde bereits hingewiesen.

Wenn die zur Wiederherstellung regelrechter Druckverhältnisse im Brustkorb genannten Maßnahmen sorgfältig durchgeführt werden, erfolgt gleichzeitig eine wesentliche Prophylaxe gegen das Auftreten eines postoperativen Hautemphysems. Diese Komplikation, so scheint es wenigstens nach unseren Erfahrungen zu sein, bedeutet zwar niemals eine unmittelbare Lebensgefahr, darf aber andererseits keinesfalls als gleichgültig betrachtet werden. Als Eintrittspforte dürfte meistens die Thorakotomiewunde in Frage kommen. Die Behandlung eines solchen postoperativen Hautemphysems ist in der Regel konservativ. Nur in Ausnahmefällen, wenn das Emphysem auf das Mediastinum überzugehen droht oder ganz erhebliche Ausdehnungen annimmt, wird man eine Stichelung oder Drainage vornehmen.

Zusammenfassend dürfen die genannten Aufgaben, die sich aus den pathophysiologischen Besonderheiten des eröffneten Pleuraraumes ergeben, als durchaus wichtige Punkte unserer prophylaktischen und therapeutischen Bestrebungen am Ende von Thoraxoperationen angesehen werden.

E. RACENBERG und J. SMETANA

Herzwiederbelebung im Experiment und in der klinischen Praxis

Aus einer Gesamtzahl von ungefähr 11000 Operationen in unserem Institut, wovon 170 Herzoperationen, über 600 Lungenoperationen und 86 Eingriffe an den großen Gefäßen waren, kam es in 22 Fällen während oder nach der Operation zu einem Herzstillstand. Unter den Fällen waren einige, bei denen nur ein indirekter Zusammenhang mit der Operation bestand, zum Beispiel Lungenembolie, Herzinfarkt usw.

Prompte künstliche Beatmung und Herzmassage ist unumstritten am wichtigsten für die Wiederbelebung des Herzens. Umstritten bleibt jedoch die Frage der Defibrillation und der besten Mittel zur Tonisierung des erschlafften Herzmuskels. Die Probleme der Defibrillation können wir hier nicht erörtern und wollen nur betonen, daß die Wiederherstellung eines befriedigenden Tonus unbedingte Voraussetzung für den Erfolg ist.

In Anbetracht dessen, daß die Ansichten über die Wirksamkeit verschiedener Stoffe, die bei der Herzbelebung angewendet werden, sehr uneinig sind, und weil wir früher mit den klinischen Ergebnissen nicht zufrieden waren, bemühten wir uns, die Frage der schnellsten und wirksamsten Erneuerung der Herztätigkeit experimentell zu lösen.

Die häufigste Ursache des Herzstillstandes ist die Hypoxie, die auch als notwendige Bedingung für das Entstehen des sogenannten reflektorischen Stillstandes betrachtet wird. Wir orientierten deshalb unsere Versuche auf die Wiederherstellung der Herztätigkeit nach Herzstillstand infolge Erschöpfung des Myokards bei Anoxie.

Unser Vorgehen war das Folgende: Die Versuche wurden an Hunden in Pentothal-Äther-Sauerstoff-Narkose und endotrachealer Intubation ausgeführt. Nach Eröffnung des Thorax wurden die Tiere manuell beatmet. Wir präparierten die untere und obere Vena cava und setzten Ligaturen an. Dann unterbanden wir die Vena azygos, öffneten das Pericard und setzten Ligaturen unter der Aorta und Arteria pulmonalis an. Durch das Zusammenziehen der Ligaturen unterbrachen wir den Kreislauf. Das Herz verfärbte sich schnell cyanotisch, der Tonus wurde schwächer, die Herztätigkeit ungleichmäßig und ging bald in eine atonische Fibrillation oder diastolischen Stillstand über. Nach 10 Minuten war der Herzmuskel ohne Tonus, fahl verfärbt, schlaff. Das EKG wies Kammerflimmern oder vereinzelte Kammerkontraktionen auf. Nach diesem Zeitintervall entfernten wir die Ligaturen, verabreichten den Stoff, den wir prüfen wollten und begannen mit der Herzmassage sowie Lungenventilation mittels Sauerstoff. Bei Asystolie entstand regelmäßig schon zu Beginn der Massage eine schwache Fibrillation. Zur Defibrillation verwendeten wir einen Hochspannungsdefibrillator mit großen Elektroden, der von PELEŠKA entworfen wurde. Mit einem Kymographen wurde der Blutdruck in der Arteria femoralis und der Arteria pulmonalis aufgezeichnet.

In der ersten Versuchsserie beobachteten wir die Wirkung von Adrenalin. Nach der 10 Minuten dauernden Kreislaufunterbrechung verabreichten wir 1 mg Adrenalin in die linke Kammer und begannen mit der Herzmassage. Wenn die Defibrillation gelang und das Herz zu schlagen anfing, entstand immer eine erneute Fibrillation, wegen des niedrigen Blutdruckes und der daraus folgenden geringen Durchblutung des Myokards, so daß der ganze Prozeß wiederholt werden mußte. Um eine bessere Durchblutung des Myokards zu erlangen, mußten wir die Brustaorta komprimieren.

Nach größeren Gaben von Adrenalin folgte eine systolische Kontraktion des Myokards und Wiederbelebungsversuche blieben erfolglos. Bei 3 von 5 Versuchstieren war die Wiederbelebung erfolgreich, bei 2 Tieren gelang es uns nicht, die Herztätigkeit zu erneuern.

In der zweiten Versuchsserie versuchten wir anstatt Adrenalin eine komplexe Therapie. Nach zehnminutigem Stillstand verabreichten wir 20 ml 40% Glucose mit 24 Einheiten

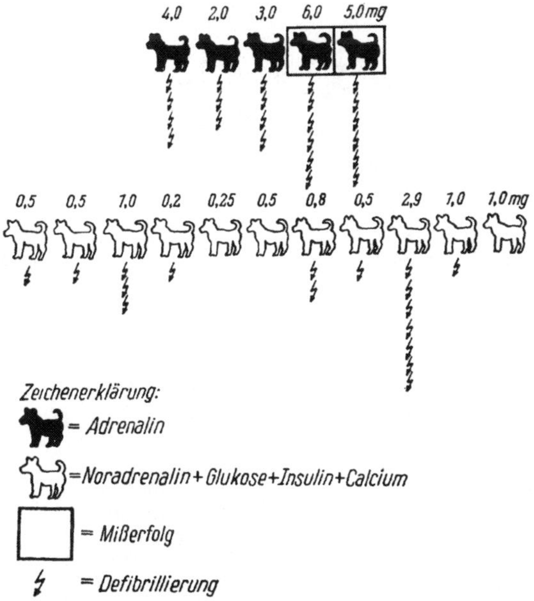

Abb. 1. Einfluß von Pharmaka auf die Erneuerung der Herztätigkeit

Insulin intrakardial, und in die Aorta injizierten wir 0,2 bis 0,5 mg Noradrenalin, um den peripheren Widerstand und damit die Durchblutung des Herzens zu erhöhen. Gleichzeitig verabreichten wir Calcium in das rechte Herz, um den Myokardtonus zu verbessern. In dieser Versuchsreihe war die Resuscitation in allen 10 Fällen erfolgreich. Auch die Zahl der Defibrillationen war durchschnittlich niedriger, als in der Serie, in der wir Adrenalin verabreichten. Es war unnötig, eine längere Herzmassage durchzuführen, oder sie zu wiederholen, um den Myokardtonus zu verbessern und die Herztätigkeit zu erneuern.

Um die Wirkung der einzelnen Stoffe, die in der zweiten Serie zur Wiederherstellung der Herztätigkeit verwendet wurden, zu analysieren, führten wir weitere Versuchsserien aus, in denen wir isoliert die Wirkung von Glucose mit Insulin, Calcium und Noradrenalin prüften. Die Ergebnisse dieser Serien sind in Abb. 2 angeführt.

Nach Verabreichung von reiner Glucose gelang es uns bei keinem einzigen der 5 Versuchstiere, die Herztätigkeit wieder zu erneuern. Nach der Massage bekommt zwar der Herzmuskel eine hellrote Farbe, sein Tonus wird einigermaßen wieder hergestellt, so daß es uns manchmal gelang, elektrisch die Fibrillation zu unterbrechen, aber eine regelmäßige Herztätigkeit erreichten wir nie und bei Massage setzte erneut eine Fibrillation ein.

Nach Glucose mit Insulin, die in letzter Zeit unter anderem hauptsächlich von Laborit empfohlen wurde, verbessert sich der Tonus ausgiebiger, den Wiederbelebungsversuch mußten wir jedoch wiederholen, bevor die Herztätigkeit bei 3 Hunden wieder einsetzte. Bei 2 Tieren war die Resuscitation erfolglos.

Auch nach Calcium gelang es nur bei 3 Versuchstieren, die Herztätigkeit wieder zu erneuern und bei 2 Tieren war auch die wiederholte Resuscitation erfolglos.

Die Erneuerung der Herztätigkeit gelang uns am schnellsten und am besten nach der Verabreichung von Noradrenalin in einer Dosis von 0,5 mg, und zwar in die *rechte* Herzkammer, um eine protrahiertere Wirkung zu erlangen. Bei 3 Hunden genügte eine kurze Massage und elektrische Defibrillation, bei 2 Tieren mußten wir die Verabreichung von Noradrenalin und die Defibrillation wiederholen.

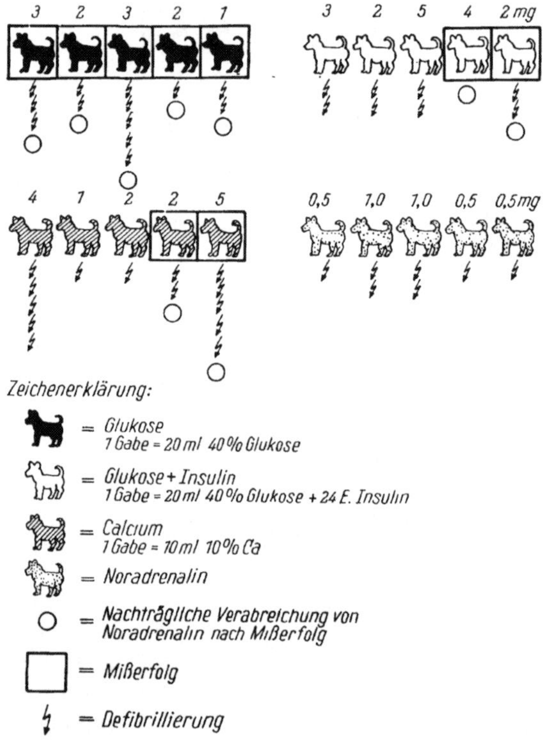

Abb. 2. Einfluß von Pharmaka auf die Erneuerung der Herztätigkeit

Bei erfolglosen Wiederbelebungsversuchen mit Glucose und Insulin oder Calcium versuchten wir die Wiederbelebung durch nachträgliche Verabreichung von Noradrenalin in die rechte Kammer. In allen Fällen gelang es uns, die Herztätigkeit wieder herzustellen. In Abb. 2 ist dies durch einen Ring gekennzeichnet. Unter den geprüften Stoffen bewährte sich also Noradrenalin deutlich am besten.

Unseren experimentellen und klinischen Erfahrungen zufolge ist die Unterbrechung der Fibrillation unter Normothermie und bei genügend tonisiertem Myokard kein Problem, solange wir uns des Hochspannungsdefibrillators von PELEŠKA und großer Elektroden bedienen.

Das Problem der erfolgreichen Wiederherstellung der Herztätigkeit bei erschöpftem Myokard beschränkt sich also auf die Frage seiner wirksamen Tonisierung. Die Massage eines erschlafften Herzens ist oft erfolglos. Bestenfalls erreichen wir in der Peripherie einen Druck von 20 bis 30 mm Hg, der nicht zureicht, das Gehirn und Herz genügend mit Sauerstoff zu versorgen.

Wir sind der Ansicht, daß die reine Tonisierung des Myokards in vielen Fällen nicht genügt. Unserer Meinung nach ist es zweckmäßig, gleichzeitig die periphere Resistenz zu erhöhen, damit die Massage eine gute Durchblutung des Gehirns und des Myokards bewirkt. Manche Autoren lösen diese Frage durch Kompression der Thorax- oder Abdominalaorta. Wir sind der Ansicht, daß es zweckmäßiger ist, Noradrenalin zu verwenden, da es neben intensiver Tonisierung des Herzmuskels auch eine hochgradige Steigerung des peripheren Widerstandes bewirkt. Wir kennen keine experimentelle Studie über die Anwendung von Noradrenalin in der Therapie des Herzstillstandes. Nur einige Autoren erwägen seine eventuelle Verwendung anstatt Adrenalin, weil es nicht so oft Fibrillation verursacht. Die kardiotonische Wirkung von Noradrenalin wird in den älteren Arbeiten oft als unbedeutend angesehen. Zahlreiche neuere Arbeiten bewiesen jedoch überzeugend die kardiotonische Wirkung dieses Mittels. Die intensive Wirkung auf die Peripherie ist ja umstritten.

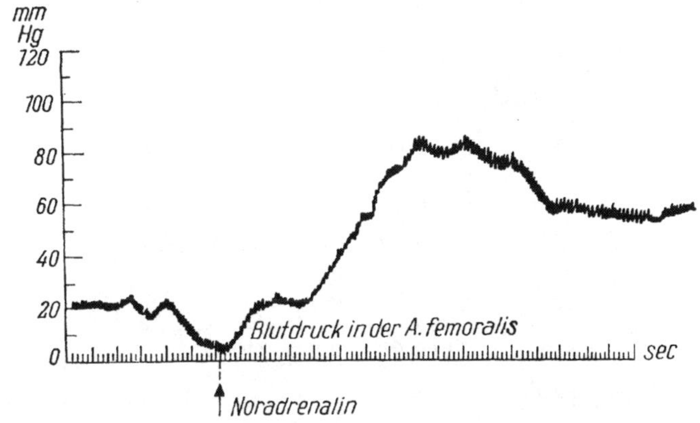

Abb. 3. Einfluß von Noradrenalin auf die Wirksamkeit der Herzmassage

In Abb. 3 ist der Druck in der Arteria femoralis bei Massage vor und nach Noradrenalinverabreichung dargestellt. Der Blutdruck bewegt sich während der Massage zwischen 20 und 30 mm Hg und kurz nach der Verabreichung von Noradrenalin steigt er auf 80 bis 100 mm Hg.

Unklar war die Frage des Einflusses von Noradrenalin auf den Lungenkreislauf, der während der Erneuerung der Herztätigkeit zweifellos eine große Rolle spielt. Da sich die Literaturangaben uneinig darüber sind, registrierten wir den Druck gleichzeitig in der Arteria pulmonalis und in der Arteria femoralis und verabreichten Noradrenalin in die rechte Kammer. Die Blutdruckverhältnisse sind in Abb. 4 dargestellt. Die fette Kurve bezeichnet den Blutdruck in der A. femoralis und die dünne den Druck in der A. pulmonalis. Der Pfeil deutet den Augenblick der Verabreichung von Noradrenalin in die rechte Kammer an. Kurz nach seiner Applikation steigt der Druck in der A. femoralis rasch an, der Druck in der A. pulmonalis steigt deutlich etwas später. Noradrenalin scheint also im Lungenkreislauf keine Verengung hervorzurufen, denn der Druck in der A. pulmonalis müßte in diesem Falle sogleich nach seiner Applikation steigen. Erst die kardiotonische Wirkung und der erhöhte venöse Rückfluß erhöhen gesetzmäßig den Druck in der A. pulmonalis. Dies ist jedoch gänzlich in Einklang mit der Normalisierung des Kreislaufes.

Auf Grund dieser experimentellen Erfahrungen und derjenigen von Peleška, arbeiteten wir eine Methode der Herzbelebung in der Klinik aus, die wir in 10 Punkten der Tab. 1 anführen. Hexamethonium und Atropin schützen das Gehirn vor anoxischen Schäden, wie Peleška in Zusammenarbeit mit einem Neurologen (Marková) und Histologen (Fischer) zeigen konnte. Die übrigen Punkte bedürfen wohl keiner weiteren Erläuterung. Die Ergebnisse dieser Methode sind in Tab. 2 angeführt. Aus dieser Tabelle geht hervor, daß es uns in 5 von 22 Fällen gelang, die Herztätigkeit nach Stillstand mit dauerndem Erfolg wieder herzustellen und siebenmal gelang es, den Kreislauf nur vorübergehend zu erneuern. In 10 Fällen

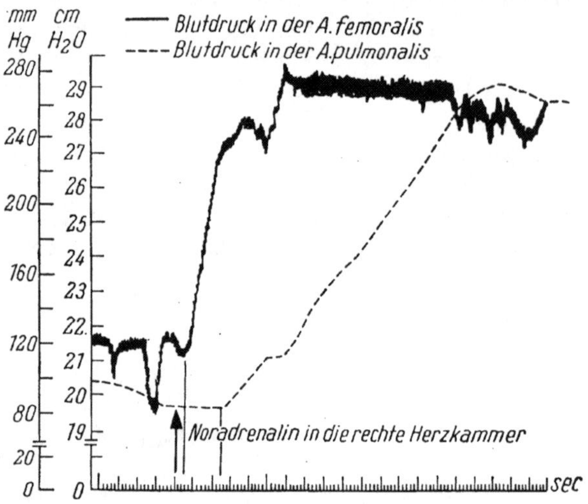

Abb. 4. Einfluß von Noradrenalin auf den Lungenkreislauf

Tabelle 1

Schema der Herzwiederbelebung	
1. Frühdiagnose	Puls an der A. femoralis Punktion der linken Herzkammer
2. Gezielte Beatmung	Mit 100% Sauerstoff
3. Thorakotomie	Sogar ohne Asepsis
4. Herzmassage	
5. Hexamethonium + Atropin i. c.	Vorbeugung der Gehirnanoxie
6. Noradrenalin i. c.	Bei schlaffem Herz
7. Defibrillierung	Mit Hochspannung
8. Antibiotica	Lokal oder Parenteral
9. Vorbeugung des Gehirnoedems	
10. Frühzeitige Tracheotomie	Wenn respiratorische Insuffizienz oder Bewußtlosigkeit andauert

Tabelle 2

Herzbelebung in den Jahren 1951—1959			
Dauernder Erfolg	5		
Vorübergehender Erfolg	7	5	Gehirnoedem Dekortikation
		1	Wiederholtes Versagen des Herzens
		1	Andere Ursachen
Mißerfolg	10	3	Nicht völlig richtige Methode
		7	Primäre Erkrankung mit dem Leben unvereinbar
Insgesamt	22		

gelang es nicht, den Kreislauf wieder in Gang zu bringen. In 7 Fällen handelte es sich aber um Patienten, deren Erkrankung mit dem Leben unvereinbar war (Embolia pulmonalis, Myokardinfarkt usw.).

Wenn wir 7 Patienten, bei denen die Herzwiederbelebung unmöglich war, abrechnen, gelang es uns, den Kreislauf in 12 von 15 Fällen wiederherzustellen, d. h. in 80%. Fünf von den 15 Patienten erholten sich ganz, bei 7 Kranken gelang es zwar, den Blutkreislauf zu erneuern, sie starben aber infolge von Anoxieschäden des Gehirns. In den übrigen 3 Fällen wurde die von uns eingeführte Methode mit Noradrenalin noch nicht angewendet.

Wegen der kleinen Zahl und noch dazu verschieden behandelter Fälle und wegen ständiger Verbesserung des ganzen Wiederbelebungsverfahrens ist es nicht möglich, unsere klinischen Erfahrungen statistisch auszuwerten. Trotzdem gewannen wir den Eindruck, daß Noradrenalin auch in der Klinik allen anderen üblichen Mitteln, die zur Tonisierung des Herzens verwendet werden, überlegen ist.

29. Oktober 1959

Vormittagssitzung

Thema: Respiratorische und haemodynamische Probleme des offenen Thorax

Vorsitzender: T. C. Gray, Liverpool

Beisitzer: M. H.:son Holmdahl, Uppsala

W. W. Mushin

Probleme der künstlichen Beatmung

Die Wirksamkeit der künstlichen Atmung durch Beatmung der Lungen und Sauerstoffgabe an einen Patienten mit Ateminsuffizienz brauchte eigentlich nicht nochmals betont zu werden. Es sind bis zum heutigen Tage viele Millionen Patienten dieser Behandlung unterworfen worden, ohne daß es zu wesentlichen Schädigungen gekommen wäre. Diese Methode wird jedoch jetzt einer intensiveren Untersuchung unterworfen, da bezüglich ihrer Anwendung viele Probleme aufgetaucht sind. Diese Probleme sollten von allen Ärzten, die die künstliche Beatmung anwenden, erkannt werden. Zwei dieser Probleme werden darum hier kurz beleuchtet.

Ist künstliche Beatmung schädlich?

Die Antwort muß „ja" lauten, weil die angewandte Methode eine Abweichung vom normalen physiologischen Mechanismus der Atmung darstellt. Ihre Schädlichkeit ist im allgemeinen gering und kann von einem gesunden Patienten leicht kompensiert werden. Wenn die künstliche Atmung jedoch falsch oder bei Patienten angewandt wird, die zur Kompensation unfähig sind, so kann sie doch einen erheblichen Schädigungsgrad erreichen.

a) Störung des „thorakalen Pumpmechanismus"

Während der natürlichen Spontanatmung bedingt der Druckabfall innerhalb des Thorax während der Einatmung nicht nur die Zufuhr eines Luftstromes von außerhalb des Thorax in die Lungen, sondern fördert auch das Einströmen von Blut von außerhalb des Thorax in die großen Venen und in das Herz. Auf dem Höhepunkt der Einatmung (Abb. 1) fällt der intrapleurale Druck auf etwa -10 cm H_2O ab. Während der künstlichen Beatmung (Abb. 1) kann dieser Druck aber $+3$ cm H_2O betragen. Am Ende der Einatmungsphase der künstlichen Beatmung ist deshalb der Druck im rechten Vorhof erhöht und der Gradient zwischen diesem Druck und dem Venendruck der peripheren Venen herabgesetzt. Dadurch verringert sich der Strom des venösen Blutes und mit ihm die kardiale Auswurfleistung. Hierauf folgt bald ein Abfall des Blutdrucks, es sei denn, die Verhältnisse werden geändert, was gewöhnlich durch eine Erhöhung des peripheren Venendrucks durch Zunahme des reflektorischen Vasomotorentonus geschieht. Der normale venöse Druckgradient wird wieder hergestellt und der venöse Rückfluß zum Herzen steigt auf sein früheres Niveau. Diese Wiederherstellung des venösen Gradienten ist wesentlich, wenn das Herzminutenvolumen ausreichend gehalten werden soll. Er kann aber nur dann als Kompensationsmechanismus fungieren, wenn der Patient fähig ist, seinen Vasomotorentonus anzupassen, und natürlich auch nur, wenn das Blutvolumen normal ist. Sollte einer dieser Faktoren gestört sein, so werden der venöse Rückstrom und das Herzminutenvolumen stark abfallen. Ein Patient, der eine schwere Blutung hatte, hat z. B. nicht nur ein herabgesetztes zirkulierendes Blutvolumen, sondern er kann bereits eine ausgedehnte kompensatorische Vasokonstriktion als normale Reaktion auf die Hypovolämie haben. Er kann zu weiterer vasomotorischer Kompensation unfähig sein. Bei einem solchen Patienten kann eine künstliche Beatmung unheilvoll sein.

b) Tamponade oder Kompression des Herzens und der großen Gefäße zwischen den geblähten Lungen

Am Ende der Einatmungsphase der künstlichen Beatmung ist das Herz in dem geschlossenen Brustkorb einem positiven Druck ausgesetzt, während zu dieser Zeit bei Spontanatmung der intrathorakale Druck auf seinem niedrigsten Niveau angelangt ist. Das Herzminutenvolumen fällt darum ab.

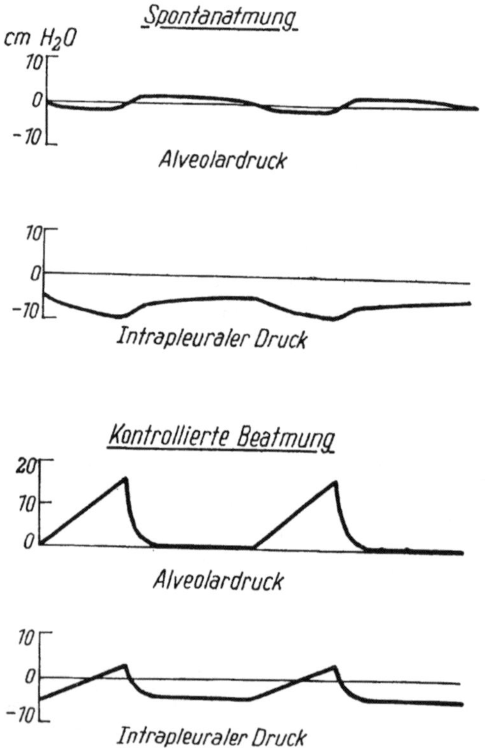

Abb. 1. Errechnete Druckänderungen in den Alveolen und der Pleura während spontaner Atmung und künstlicher Beatmung. Atemvolumen = 800 ml; Compliance der Lungen und des Thorax = 0,1 l/cm H_2O; Compliance der Lungen allein = 0,2 l/cm H_2O; Widerstand der Atemwege = 2 cm H_2O je l/sec; Atemfrequenz = 15/min (nach W. W. Mushin et al.: Automatic Ventilation of the Lungs, Blackwell Scientific Publ. Ltd. 1959)

c) Störung des Lungenblutstroms

Der pulmonale kapillare Blutdruck (PCP) beträgt etwa 12 cm H_2O. Da der alveolare Druck über den atmosphärischen ansteigt, werden diese Gefäße bis zu einem gewissen Grade zusammengepreßt. Es wurde z. B. nachgewiesen, daß ein alveolärer Druck von + 6 cm H_2O einen merklichen Abfall der pulmonalen Zirkulation verursacht und zu einer zusätzlichen Belastung des rechten Herzens führt. Bei einem Patienten, der an der Grenze der Dekompensation steht, könnte ein positiver Druck dieser Größenordnung sogar ein Herzversagen auslösen. Auf jeden Fall hemmt die künstliche Beatmung durch ihre Wirkung auf das pulmonale Gefäßbett in gewissem Grade immer den venösen Blutstrom.

d) Mechanische Schädigung der Lungen

Man kann nicht behaupten, daß etwa eine Ruptur der Alveolen nicht passieren könnte. Man sollte sich jedoch erinnern, daß ein alveolarer Druck von 80 bis 90 cm H_2O häufig im normalen Leben auftritt, z. B. durch Pressen bei der Stuhlentleerung oder während des Hustens. Experimentell beträgt der erforderliche Druck für eine Ruptur der exponierten ungeschützten Lunge von Säugetieren etwa 40 bis 80 cm H_2O. Wenn die Lungen durch den Thorax geschützt werden, so ist bei lebenden Tieren ein Druck der Größenordnung von 80 bis 140 cm H_2O erforderlich. Durch Zusammenpressen des dünnen Atembeutels, wie man ihn gewöhnlich am Anaesthesiegerät findet, ist die Erzeugung eines größeren Druckes als 40 bis 60 cm H_2O kaum möglich. Mit einem solchen Gerät ist eine Schädigung der Alveolen darum unwahrscheinlich, es sei denn, es liegen besondere Bedingungen vor, wie z. B. ein bullöses Emphysem. In diesem Falle ist aber eine Ruptur auch nicht wahrscheinlicher als bei normalen Lungen. Im Falle mechanischer Beatmungsgeräte können natürlich Drücke erzeugt werden, die hoch genug sind, um eine Schädigung hervorzurufen. Leistungsfähige Sicherheitsventile und genau arbeitende Manometer beugen dieser Möglichkeit vor. Die Gefahr einer Ruptur der Alveolen und eines interstitiellen Emphysems, das auf das Mediastinum übergreift, ist bei den Patienten gegeben, bei denen die Ventilation der Lungen nicht gleichmäßig, sondern ungleichmäßig erfolgt. Dies tritt ein, wenn entweder lokalisierte Veränderungen der Elastizität wie beim Emphysem oder Veränderungen der Weite der kleinen Luftwege wie z. B. bei Asthma oder der chronischen Bronchitis vorliegen.

Wird der Atembeutel unter solchen Umständen zusammengedrückt, so können einige Teile solcher Lungen schneller und stärker ausgedehnt werden, als andere Teile. Macht aber der Anaesthesist bei einem solch ungleich ventilierten Patienten alle Anstrengungen, um das Atemvolumen zu erhöhen, so können gefährliche Druckdifferenzen zwischen benachbarten Alveolengruppen auftreten, sowie auch Drücke, die hoch genug sind, um eine lokale Ruptur hervorzurufen.

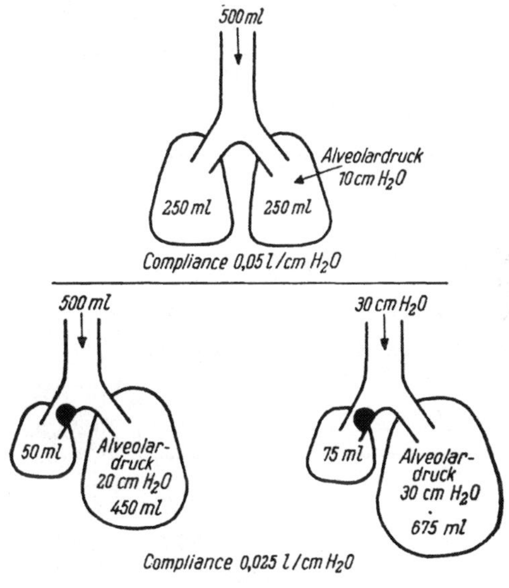

Abb. 2

Die Abb. 2 veranschaulicht diesen Vorgang. Oben ist ein gesunder Patient mit einer Lungencompliance von 0,05 l/cm H_2O dargestellt. Beim Hineinpressen von 500 ml Gas in seinen Brustkorb gelangen in jede Lunge 250 ml und erzeugen einen alveolären Druck von + 10 cm H_2O. Unten ist ein Patient mit einem Hindernis in den Luftwegen dargestellt. Der Anaesthesist fühlt die Änderung in der Lungencompliance und stellt fest, daß er den Druck in den Atemwegen erhöhen muß, wenn er 500 ml in der gleichen Zeit in die Lungen bringen will. Wenn sein Gerät volumengesteuert ist, so steigt der alveoläre Druck in der einen Lunge bis auf 20 cm H_2O an. Kennt er die Größe des Atemvolumens seines Patienten aber nicht, sondern erhöht nur den Druck innerhalb der Luftwege, so wird die eine Lunge sehr weit überbläht und weist einen hohen alveolären Druck auf. Dieses Problem ist zwar grob an einer ganzen Lunge dargestellt, aber es kann, und gewöhnlich ist dies auch der Fall, nur einen Lungenlappen oder eine Gruppe von Alveolen betreffen. Dadurch kann eine Druckdifferenz zwischen den benachbarten Alveolen erzeugt werden, die ausreicht, um das Septum zu sprengen.

Es ist klar, daß irgendwelche schädlichen Effekte der künstlichen Beatmung im Grunde das Ergebnis eines abnorm hohen positiven Drucks in der Lunge sind. Sowohl die Größe des positiven Drucks als auch die Zeit, während der der positive Druck wirkt, sind wichtig. Diese beiden Faktoren wurden in dem Begriff „Mitteldruck" zusammengefaßt, und je niedriger dieser Druck in den Lungen ist, um so weniger merklich sind die kardiovasculären Effekte.

Der Begriff „Mitteldruck" innerhalb der Lungen bedarf einer Definition. Er bedeutet nicht das arithmetische Mittel zwischen dem höchsten und niedrigsten Druck während des Atemzyklus', sondern er ist das Mittel aus einer unendlichen Zahl von momentanen Druckwerten in der Lunge während eines Atemzyklus. Anders ausgedrückt ist er gleich der Fläche, die zwischen der Druckkurve und der Nullinie eines Atemzyklus eingeschlossen ist (wir erinnern daran, daß Bereiche unter der Nullinie als negativ zu werten sind), geteilt durch die Dauer des Zyklus.

Die Abb. 3 ist ein Beispiel für die Anwendung und Wichtigkeit dieses Begriffes. Die dargestellten Druckkurven könnten mit 5 verschiedenen automatischen Beatmungsgeräten beim gleichen Patienten hervorgerufen worden sein.

Obwohl in jedem Falle der maximale Druck und folglich auch der Volumenaustausch und die Atemfrequenz die gleichen sind, variiert der Mitteldruck in weiten Grenzen von 0,2 cm H_2O bis zu 7,5 cm H_2O. Die Methoden, den mittleren Druck in den Lungen niedrig zu halten, sind folgende:

1. *Positiver Druck sollte nicht länger aufrechterhalten werden, als es für den gewünschten Volumenaustausch notwendig ist.* Um die Einatmungszeit kurz zu halten, d. h. mit einem Atemzeitverhältnis (Inspiration/Exspiration) von 1:2 und einer Zeit bis zu etwa 1 Sekunde, muß das Beatmungsgerät Ströme bis zu etwa 90 l pro Minute erzeugen können. Ein Kompressor mit zu niedriger Leistung führt zu Druckkurven mit einem zu allmählichen Abfall und dies wiederum bedeutet eine verlängerte Einatmungszeit mit dem Risiko einer Kreislaufbehinderung.

2. *Die Einatmung sollte kürzer sein als die Ausatmung.* Hat der Volumenaustausch erst einmal stattgefunden, so bedeutet jede Verlängerung der Einatmungsphase eine weitere zirkulatorische Behinderung. Das Verhältnis von Einatmung zu Ausatmung sollte nicht weniger als 1:1 betragen. Die übliche Einstellung beträgt etwa 1:1,5, doch gestatten viele Beatmungsgeräte eine Einstellung bis zu einer Größenordnung von 1,9.

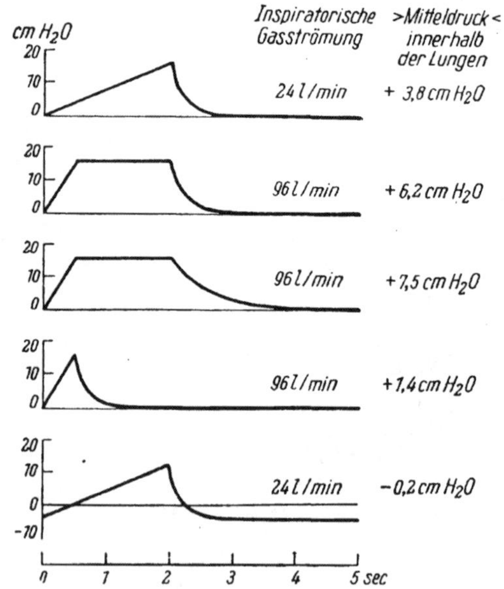

Abb. 3. Das Diagramm illustriert die Bedeutung des Ausdrucks „Mitteldruck in den Lungen" während künstlicher Beatmung. In jedem Falle dauert der gesamte Atemzyklus 5 sec, das Atemvolumen = 800 ml und die Compliance = 0,05 l/cm H_2O. Folglich beträgt die Druckdifferenz im System 16 cm H_2O. Der Luftwegwiderstand beträgt 2 cm H_2O je l/sec (nach W. W. Mushin et al.: Automatic Ventilation of the Lungs, Blackwell Scientific Publ. Ltd. 1959)

3. *Die Lungen sollten mit hohen Gasgeschwindigkeiten entfaltet werden.* Die oberen Grenzen sind durch die Gefahren einer ungleichmäßigen Ventilation gesetzt, die schon beschrieben wurden. Wenn jedoch niedrige Gasströme benutzt werden (und einige Respiratoren können keine Ströme über etwa 15 bis 20 l/min erzeugen), kann es sein, daß die Einatmung beträchtlich verlängert werden muß, um einen gegebenen Volumenaustausch zu erreichen.

4. *Der Exspirationswiderstand sollte gering sein*, da sich dann der positive Druck schnell verteilt und die Periode der kardialen Beeinträchtigung kurz gehalten wird.

5. *Die Verwendung negativen Druckes in der Atemphase.* Bei seiner Anwendung kann die für die Gewährleistung eines ausreichenden Atemvolumens notwendige Druckdifferenz mit einem niedrigeren positiven Druck aufrechterhalten werden.

Der negative Druck hat auch einen weiteren wichtigen Effekt, indem er bei geschlossenem Brustkorb den venösen Blutstrom zum Herzen während der Ausatmung unterstützt. Dies geschieht durch Entwicklung einer Saugwirkung und durch Herabsetzung des intrathorakalen Druckes, ähnlich der natürlichen „Thoraxpumpe", jedoch während der Ausatmung statt während der Einatmung, wie dies normalerweise der Fall ist. Trotz der hier angeführten

Vorteile einer negativen Druckphase gibt es Umstände, unter denen sie schädlich sein kann.

Bei Patienten mit Emphysem ist die Lungenelastizität gering und die Resistenz der Luftwege hoch. Außerdem wird die Wandstruktur der kleinen Luftwege schwächer und kollabiert leichter als die normale. Dadurch tritt während der Ausatmung, wenn die Druckdifferenz zwischen den Alveolen und dem Mund einen bestimmten Wert übersteigt, der bekannte „Rückschlagventil-Mechanismus"[1] in Aktion; die kleinen Luftwege neigen zum Kollaps und die Ausatmung verlangsamt sich beträchtlich. Diese Wirkung tritt nicht nur auf, wenn der Patient bei Bewußtsein spontan versucht, die Geschwindigkeit seiner Ausatmung durch willkürliche Erhöhung seines intrathorakalen Drucks zu steigern und so eine höhere Druckdifferenz erzeugt. Sie ist auch während der künstlichen Beatmung zu beobachten, wenn während der Ausatmung negativer Druck angewandt wird, um die Ausatmung durch Erzeugung einer höheren Druckdifferenz zwischen Mund und Alveolen zu beschleunigen.

Eine negative Druckphase sollte deshalb bei emphysematösen Patienten mit großer Vorsicht angewandt werden. In extremen Fällen kann solch ein Patient durch Anwendung einer hohen Druckdifferenz in einen Zustand von Erstickungskollaps versetzt werden. Dabei ist ganz gleich, ob diese das Ergebnis eines hohen positiven Drucks während der Einatmungsphase *ohne* negative Phase oder eines niedrigeren positiven Drucks *und* einer negativen Druckphase ist.

In der Praxis werden die meisten oder alle diese verschiedenen Mittel zur Herabsetzung des mittleren alveolären Drucks zur Aufrechterhaltung des venösen Rückflusses beim gleichen Patienten eingesetzt. Es besteht kaum Zweifel, daß der Patient am geringsten geschädigt wird, wenn die Ventilation seiner Lungen mit einem so geringen mittleren Druck wie möglich durchgeführt wird. Ob der eine Faktor wichtiger ist als der andere, ist noch nicht geklärt. Es gibt jedoch gewisse Beweise dafür, daß abgesehen von Fällen mit offenem Thorax ein besonders niedriger Mitteldruck infolge negativer Druckphase und niedrigen maximalen Einatmungsdrucks vorteilhafter sein kann, als wenn er durch eine kurze Einatmungsperiode und einen höheren maximalen Druck erzeugt wird.

Die Interpretation der Werte

Der zweite Teil dieses Berichtes beschäftigt sich mit einigen Problemen bezüglich der Interpretation von Werten, die der Anaesthesist während der künstlichen Beatmung erhält. Die meisten Anaesthesisten schätzen, wie groß die Ventilation eines Patienten sein müßte und wie er wirklich ventiliert wird. Durch Betätigung des Atembeutels erzielt man fast immer eine Hyperventilation, und Minutenvolumina bis zu 15 Litern sind nicht ungewöhnlich. Mit zunehmender Verwendung automatischer Respiratoren ändert sich jedoch die Lage. Dem Anaesthesisten wird eine zunehmend bessere Information gegeben. In der üblichen Form geschieht das durch einen kalibrierten Atembeutel, der die Belüftung des Patienten angibt, und durch ein Manometer, das den Gasdruck am Mund angibt. Die falsche Deutung solcher Daten ist zum Nachteil des Patienten so verbreitet, daß bei der Benutzung automatischer Respiratoren meist hypoventiliert wird.

1. Der Unterschied zwischen dem Druck am Mund und dem Druck in den Alveolen

Zwischen dem Druck am Mund und dem Druck in den Alveolen muß klar unterschieden werden. Die Abb. 4 veranschaulicht Verhältnisse, die in der klinischen Praxis durchaus eintreten können. Der am „Mund" aufgenommene Druck steigt schnell auf + 20 cm H_2O an.

[1] „check valve" mechanism.

Am Ende der Einatmungsphase, wenn, sagen wir 600 ml in die „Lungen“ gelangt sind, und der Gasstrom auf Null abgesunken ist, ist der Druck am Mund und in den Alveolen der gleiche (12 cm H_2O), wobei die Compliance in diesem Falle 0,05 l/cm H_2O beträgt.

Nehmen wir einen freien Weg für die Ausatmung an, so fällt der Druck am „Mund“ jetzt schnell auf Null ab, während er in den Alveolen langsamer abfällt. Da also der Druck am Mund gleich ist der Summe aus dem alveolären Druck und der durch den Luftwegwiderstand hervorgerufenen Druckdifferenz, kann ein starker Gasstrom in die Lungen oder ein hoher Luftwegwiderstand, und folglich eine hohe Druckdifferenz im Bereich der Luftwege zu einem

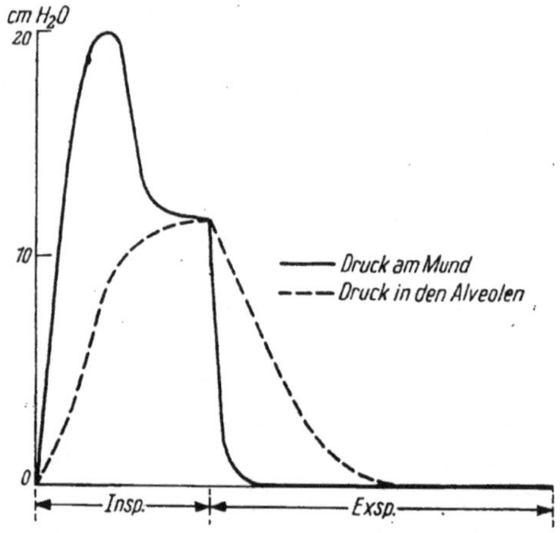

Abb. 4. Die Zeichnung zeigt den Unterschied, der während der Beatmung zwischen dem „Druck am Mund“ und dem „Druck in den Alveolen“ bestehen kann. Die Kurven geben Werte wieder, die experimentell mit einer „künstlichen Lunge“ gewonnen wurden. Die künstliche Lunge hatte eine Compliance von 0,05 l/cm H_2O und einen Luftwegwiderstand von 2 cm H_2O je l/sec. Bei der kontrollierten Beatmung mit dem Atembeutel wurde eine rasche kräftige Inspiration von einer längeren exspiratorischen Phase gefolgt (nach W. W. Mushin et al.: Automatic Ventilation of the Lungs, Blackwell Scientific Publ. Ltd. 1959)

Maximaldruck am Munde führen, der den maximalen Enddruck in den Alveolen erheblich übersteigt. Der Anaesthesist muß deshalb bei der Übertragung des vom Manometer abgelesenen Drucks am Mund auf das in die Lungen gebrachte Volumen vorsichtig sein. Die Compliance hängt mit den Volumänderungen und dem Druck in den Alveolen zusammen.

2. Die Differenz zwischen dem Volumen, das den Atembeutel verläßt und der Gasmenge, die die Lungen erreicht

Der Unterschied kann groß sein und verschiedene Ursachen haben.

a) Die Kompression des Gases in den Atemschläuchen und dem Luftweg, sowie die Dehnbarkeit der Atemschläuche

Diese Effekte treten in einem Kreislaufsystem doppelt auf und können einen 30%igen Volumenverlust zwischen Apparat und Patienten betragen. Wir stellten fest, daß die Dehnbarkeit der Atemschläuche, obgleich sie sehr unterschiedlich ist, bis zu 10% der Compliance des Brustkorbs eines Patienten betragen kann. Dies bedeutet, daß 10% des den Atembeutel verlassenden Volumens auf dem Weg zum Patienten verlorengeht, indem sich die Schläuche dehnen, mit anderen Worten, nicht infolge von Gaskompression.

Hieraus kann man entnehmen, daß die Atemschläuche kurz und aus einem nicht dehnbaren Material gefertigt sein sollten.

b) Die Wirkung des Frischgaszustroms

Wenn Frischgas in einen Narkosekreislauf eintritt, muß ihn ein gleiches Gasvolumen zur gleichen Zeit verlassen. Das Verhältnis zwischen den Zeiten, in denen frisches Gas eintritt und der Gasüberschuß den Kreislauf verlassen kann, bestimmt, ob das in die Lungen eintretende Volumen dem Volumen, das den Atembeutel verläßt, gleich, größer oder kleiner als dieses ist.

Zwei Beispiele sollen erörtert werden. Das erste ist eine wirklich sehr alltägliche Anordnung. Der Atembeutel wird maschinell oder mit der Hand betätigt. Ein Überdruckventil ist auf einen maximalen Druck eingestellt (z. B. die Compliance für ein gewünschtes Volumen). Dadurch kann der Gasüberschuß am Ende der Einatmung entweichen, wenn der eingestellte Druck erreicht ist. Während der Ausatmung füllt sich der Atembeutel teils mit ausgeatmeten Gasen aus der Lunge und teils mit Frischgas. Die Lungen entleeren sich also nicht völlig. Wird nun der Atembeutel erneut zusammengedrückt, so beträgt das in die Lungen gelangende Volumen weniger als das den Atembeutel verlassende Volumen, und zwar um die Menge weniger, als dem Volumen Frischgas entspricht, das während der Ausatmung in den Atem-

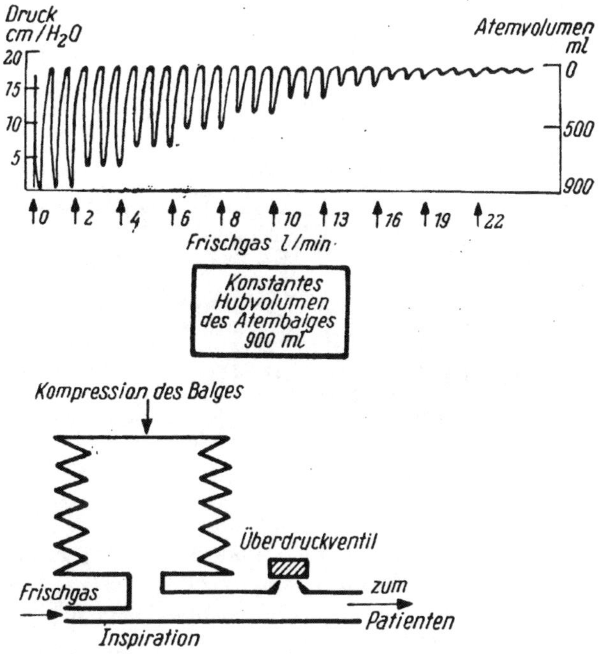

Abb. 5

beutel eintrat. Daraus wird klar, daß das Atemminutenvolumen des Patienten, wenn die Exspiration die Hälfte der gesamten Atmungsperiode dauert, gleich dem Minutenvolumen ist, welches den Atembeutel verläßt, minus der Hälfte des Frischgasvolumens je Minute. Oder gesetzt den Fall, der Atembeutel wird mit 8 l/min belüftet, der Frischgaszustrom beträgt 3 l/min und die Ausatmungsperiode 2/3 dieses Zyklus, dann beträgt das Atemminutenvolumen des Patienten 8—2/3 von 3 = 6 l. Die Abb. 5 zeigt diesen Vorgang.

Mit zunehmender Frischgaszufuhr erhöht sich das am Ende der Ausatmung in den Lungen verbleibende Volumen. Es steht unter einem Restdruck, der über dem atmosphärischen liegt, bis schließlich, wenn die Frischgaszufuhr groß genug ist, die Lungen auch bei dem am Ventil eingestellten Druck ausgedehnt bleiben. Die Beatmung der Lungen ist gleich Null, obgleich sich der Atembeutel auf und ab bewegt und anzeigt, daß ihn bei jeder Einatmung anscheinend ein ausreichendes Volumen verläßt.

Bei der zweiten Anordnung (Abb. 6) tritt das Entweichen des Gasüberschusses am Ende der Ausatmung auf. Das Ventil, bekannt als Überströmventil, öffnet sich, wenn sich der Atembeutel bis zu einem vorher festgelegten Punkt gefüllt hat.

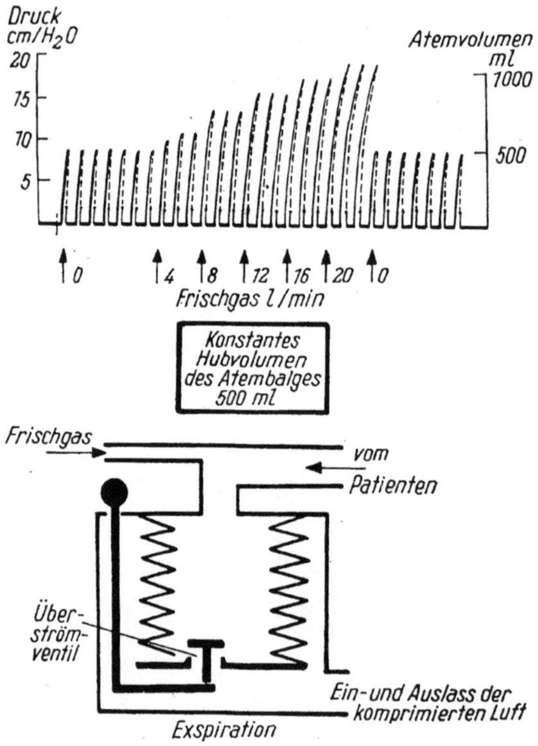

Abb. 6

Der Druck in den Lungen fällt immer am Ende der Ausatmung auf den atmosphärischen Druck ab. Wird der Atembeutel zusammengepreßt, so treten nicht nur sein gesamter Inhalt in die Lungen ein, sondern auch die Frischgase, die noch während der Einatmungszeit nachfließen. Das in die Lungen des Patienten strömende Volumen ist deshalb größer als das, welches den Atembeutel verläßt.

J. Bark

Säure- und Basen-Gleichgewicht bei verschiedenen Formen kontrollierter Beatmung

Über die Bekämpfung der respiratorischen Acidose bei thorakalen Eingriffen durch Hyperventilation ist seit unseren eigenen Untersuchungen (1953) und denen von Martin, Stead und Jensen viel diskutiert worden. Nachdem wir uns jahrelang bemüht hatten, die Kohlensäurebeutel und -flaschen aus dem Operationssaal verschwinden zu lassen, sehen wir uns heute wieder Bemühungen gegenüber, eben diese Kohlensäure, von der der Organismus wirklich genügend produziert, dem Patienten zuzuführen. Begründet werden solche Bemühungen mit dem Hinweis, daß Kohlensäure ein Atemstimulans sei und selbst hohe Konzentrationen noch ganz gut vertragen werden (Severinghaus). Als weiterer Grund wird die cerebrale Durchblutungsverminderung bei niedriger Kohlensäurespannung im Blut genannt (Noell und Schneider).

Die Ergebnisse unserer damaligen Untersuchungen bei thorakalen Eingriffen (Seitenlage) darf ich zunächst kurz wiederholen und an Mittelwertskurven von 8 Untersuchungen darstellen. Es wurde bei diesen Patienten das Atemminutenvolumen vor, während und nach kontrollierter Beatmung gemessen und gleichzeitig im arteriellen Blut der Femoral- oder Brachialarterie die O_2-Sättigung nach Haldane-Barcroft, der CO_2-Gehalt nach van Slyke und das p_H potentiometrisch mit der Glaselektrode gemessen. Die Kohlensäurespannung wurde nach der Formel von Henderson-Hasselbalch errechnet. Die Blutwerte und Ventilationsgröße der einzelnen Beatmungsphasen sehen sie in der folgenden Abb. 1.

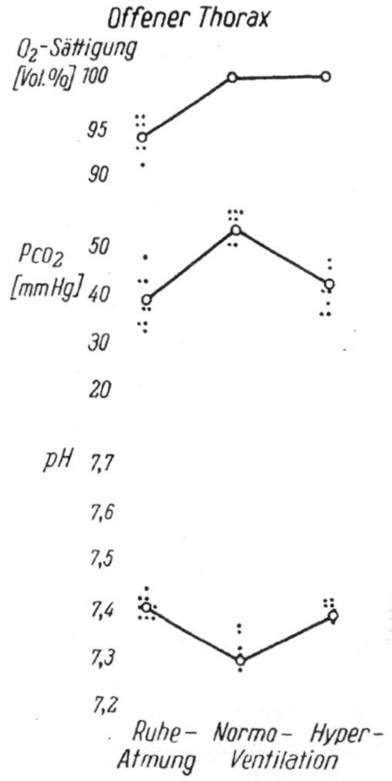

Abb. 1. Werte der Blutgasanalysen unter verschiedenen Atmungsbedingungen bei offenem Thorax (Bark 1953)

Die O_2-Sättigung steigt unabhängig vom Atemminutenvolumen während der Beatmung mit reinem Sauerstoff bei fast allen Patienten auf 100% an. Der Kohlensäuregehalt des arteriellen Blutes steigt an und das p_H fällt ab, wenn wir mit dem Atemminutenvolumen beatmen, das wir vor der Narkose in der Spontanatmung ermittelt hatten. Erst nach Hyperventilation mit etwa $^1/_3$ über dem Ausgangsvolumen tritt wieder ein Säure-Basen-Gleichgewicht ein. Diese „Normoventilationsacidose" zeigt, daß wir offensichtlich das Atemvolumen der Spontanatmung und das bei künstlicher Beatmung in ihrer Wirkung auf das Säure-Basen-Gleichgewicht nicht gleichsetzen können, d. h. der alveoläre Gasaustausch ist bei der Beatmung mit dem Ausgangsvolumen nicht ausreichend. Nun hatten wir bei diesen Untersuchungen zwar nicht die Kompressibilität der Atemluft (Kronschwitz) und das Mitatmen der Faltenschläuche berücksichtigt. Stead und auch Barth benutzten starre, „nichtatmende Schläuche" und kamen trotzdem zu ähnlichen Ergebnissen wie wir.

Warum allerdings das Bruttovolumen der Spontanatmung für die kontrollierte Beatmung bei thorakalen Eingriffen nicht ausreicht, blieb weiterhin Gegenstand der Diskussion. Unterschiedliche Belüftung und Durchblutung einzelner Lungenabschnitte (Barth, Müller) sowie haemodynamische Einflüsse, z. B. Änderungen der endobronchialen Druckverhältnisse (Bücherl), verminderte CO_2-Bindungsfähigkeit bei reiner O_2-Atmung (Maurath), Änderungen der Lungen-Thorax-Compliance und Totraumventilation (Otis, Stead und Mitarbeiter, Barth) sowie Acidose durch Citratblut (Dobkin), sind nur einige der verantwortlich gemachten Ursachen.

Wir haben nun, zusammen mit Kronschwitz und Franke, bei einer Reihe von Patienten durch ähnliche Untersuchungen wie 1953 abzuklären versucht, ob es auch bei nicht thorakalen Eingriffen in Rückenlage zu einer respiratorischen Acidose kommt, wenn das Ruheatemminutenvolumen der Spontanatmung bei künstlicher Beatmung unter kompletter Relaxation beibehalten wird.

Methodik

Für unsere Untersuchungen haben wir stationäre Patienten im Alter von 14 bis 67 Jahren herangezogen. Sie hatten sich operativen oder diagnostischen Eingriffen zu unterziehen. In keinem Falle war eine Thoraxeröffnung in Aussicht genommen. Bei sämtlichen Patienten wurden am Vortage unter Ruhebedingungen und Spontanatmung das Atemminutenvolumen und die Blutgaswerte im arteriellen Blut bestimmt.

Am Operationstag erhielten sämtliche Patienten Dolantin-Atropin als Praemedikation. Die Narkose wurde mit Hydroxydion (Presuren Schering, etwa 1,5 g/70 kg Körpergewicht) eingeleitet, wir ließen eine 0,75%ige Lösung schnell intravenös einlaufen und erzielten damit nach gleichmäßiger Einleitung eine ausreichend tiefe Narkose für 1 bis $1^1/_2$ Stunden. Die Patienten wurden intubiert, eine komplette Relaxation mit einer 0,2%igen Succinyl-Dauertropf-Infusion erhalten.

Die Beatmung führten wir mit dem Engström-Respirator durch. Dabei wurde das Beatmungsvolumen mit einer Gasuhr im Exspirationsschenkel kontrolliert. Wir beatmeten mit Luft und einem O_2-Zusatz von 30% im halboffenen System, die zusätzliche Anwendung von Äther oder einem Narkosegas war weder erwünscht noch erforderlich, da bei der Verwendung von Inhalationsnarkotica und besonders Äther die Lungendurchblutung sich ändert (Erniedrigung des Vasotonus nach Debrunner und Mitarbeiter) und die Gasanalyse des Blutes komplizierter und ungenauer wird. Sämtliche Patienten wurden zuerst mit dem Atemminutenvolumen beatmet, das wir in Ruhe gefunden hatten („Normoventilation"), danach mit einem Volumen, das 30% über dem Ruheminutenvolumen lag („Hyperventilation"). Als Beatmungsform wurde für beide Volumina nacheinander intermittierender positiver Druck (IPP) und alternierend positiv-negativer Druck (PNP) gewählt. Bei der Wechseldruckbeatmung (PNP) wurde der negative Druck mit dem „pressure regulator" so eingestellt, daß positiver und negativer Druck gleich groß waren.

Nach jeweils 20 Minuten dauernder Beatmung entnahmen wir arterielles Blut für die Blutgasanalysen. Vol.-% O_2 und Vol.-% CO_2 wurden nach der van-Slyke-Methode bestimmt. Nach Tonometrie des Blutes auf drei bekannte O_2-Drücke wurde der aktuelle O_2-Druck (P_{O_2}) aus der erhaltenen Eichkurve abgelesen (Bartels). Den Kohlensäuredruck im Vollblut haben wir auf einer Kohlensäure-Dissoziationskurve ermittelt, die mit einer äquilibrierten Blutprobe nach dem Nomogramm von HENDERSON aufgestellt worden war. Die Alkalireserve im Plasma wurde nach Tonometrie des Blutes mit $P_{CO_2} = 40$ mm Hg bestimmt, das p_H nach der HENDERSON-HASSELBALCHschen Gleichung errechnet. Die Ergebnisse aller Patienten wurden in Mittelwertskurven (Abb. 2) zusammengefaßt.

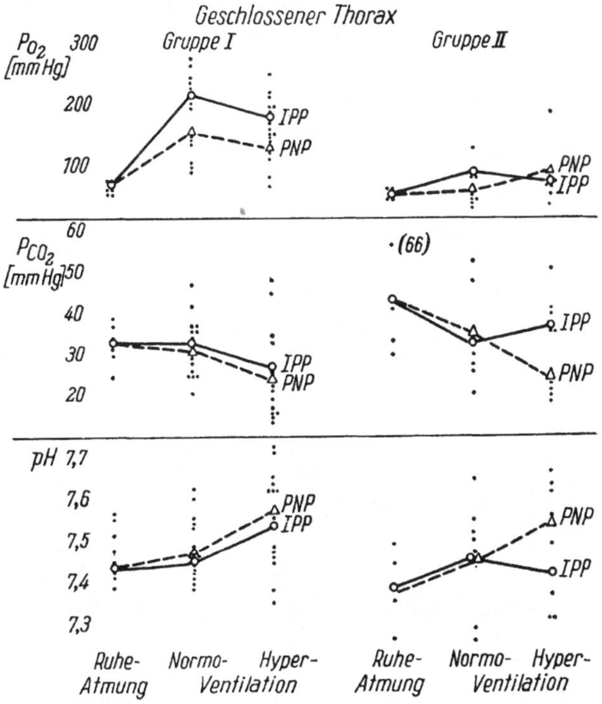

Abb. 2. Werte der Blutgasanalysen unter verschiedenen Atmungsbedingungen bei geschlossenem Thorax (1959)

Ergebnisse

Auf Grund der praeoperativen gasanalytischen Untersuchungen teilten wir die Patienten in zwei Gruppen.

Gruppe 1: Patienten mit normalen oder nur geringfügig veränderten gasanalytischen Ausgangswerten.

Gruppe 2: Patienten mit pathologischen Ausgangswerten, meist schon in Ruhe O_2-Untersättigung, Ventilationsstörung u. a.

Die Kurven der Abb. 2 zeigen in Gruppe 1 Mittelwerte von 8 suffizienten Patienten. Es wurden aus Gründen der Übersichtlichkeit nur O_2-Spannung, CO_2-Spannung und p_H bei den verschiedenen Beatmungsformen dargestellt. Bei allen Patienten der Gruppe 1 war die O_2-Spannung bei Wechseldruckbeatmung (PNP) deutlich niedriger als bei Überdruckbeatmung (IPP), sowohl unter Normoventilation wie Hyperventilation. Die CO_2-Spannung sank ab (im Durchschnitt auf 24,35 mm Hg) und das p_H stieg bis auf einen Mittelwert von 7,57 an.

Bei Gruppe 2 fällt die geringe O_2-Spannung auf, die auch mit Hyperventilation nicht wesentlich gebessert werden kann, die Kohlensäurespannung sinkt ähnlich wie bei Gruppe 1 ab, während das p_H unter Hyperventilation ansteigt. Es läßt sich also bei Atmungsgesunden wie -insuffizienten eine respiratorische Acidose bei Beatmung mit dem Ausgangswert nicht beobachten.

In der folgenden Abb. 3 sind zwei Einzelbeispiele aus beiden Gruppen dargestellt: die ausgezogene Linie bedeutet „suffizient", die gestrichelte Linie „insuffizient". Während bei dem „Suffizienten" unter Normoventilation mit Überdruckbeatmung (IPP) die O_2-Sättigung auf 100% ansteigt, sinkt sie bei dem „Insuffizienten" von 89,5 Vol.-% auf 86 Vol.-%.

Kohlensäuregehalt und Kohlensäurespannung sinken bei dem Gesunden etwas ab und das p_H steigt von 7,38 bis 7,44 geringfügig an, ein Zeichen, daß die Beatmung mit dem Ruhevolumen eine ausreichende alveoläre Ventilation und keine wesentliche Verschiebung im Säure-Basen-Gleichgewicht hervorruft.

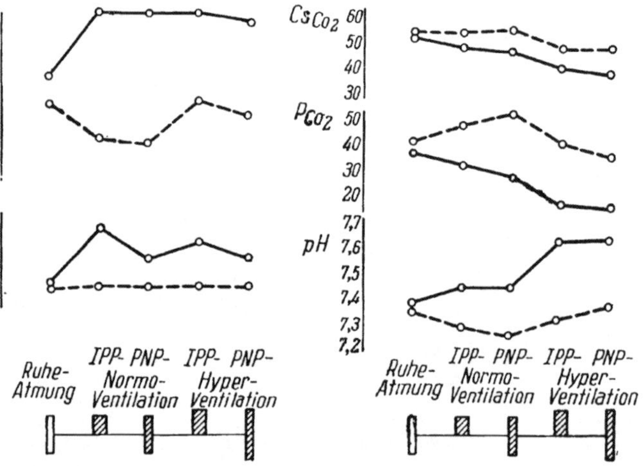

Abb. 3. Verschiebung im Säure-Basen-Gleichgewicht bei IPP- und PNP-Beatmung und geschlossenem Thorax (2 Einzelbeispiele)

Bei Wechseldruckbeatmung (PNP) mit dem Ruhevolumen ändern sich diese Werte nicht wesentlich mit Ausnahme der O_2-Spannung, die unter Wechseldruckbeatmung (PNP) auffallend und deutlich zurückgeht. Der Insuffiziente zeigt ein anderes Bild. Trotz Beatmung mit etwa 45% O_2 in der Inspirationsluft erfolgt keine Aufsättigung des Blutes, die Kohlensäurespannung steigt an und das p_H sinkt auf 7,26 ab. Bei Hyperventilation wird lediglich der p_H-Ausgangswert von 7,37 wieder erreicht, es tritt aber nicht wie bei dem Suffizienten unter Hyperventilation eine Verschiebung in Richtung der Alkalose ein.

Nach diesem Bild scheint für den Atmungsinsuffizienten im Einzelfall zuzutreffen, was wir bei der Beatmung unter Thoraxoperationen fanden, daß ein normales Säure-Basen-Gleichgewicht nur mit Hyperventilation erreicht werden kann. Der dargestellte Fall war, wie gesagt, der einzige mit einem solchen Verlauf. Die anderen Insuffizienten kamen wie die Suffizienten bei Hyperventilation in eine mehr oder weniger ausgeprägte Alkalose.

Diskussion

Warum lassen sich nun „Normoventilationsacidosen" bei nichtthorakalen Eingriffen nur ausnahmsweise finden? Lagerungsbedingte Veränderungen und Einflüsse des atmosphärischen Druckes beim offenen Thorax auf die Haemodynamik fehlen hier. Die Auswirkungen veränderter Druckverhältnisse unter kontrollierter Beatmung im Thorax auf den Kreislauf sind hinreichend untersucht (DE JAGER, ROST, STOFFREGEN, MALONEY, BEECHER, BÜCHERL u. a.). Immerhin konnten MÜLLER sowie DEBRUNNER und Mitarbeiter kürzlich zeigen, daß bei Sogentfaltung der Lunge (entsprechend der Spontanatmung) die Lungendurchblutung zunächst deutlich ansteigt, die Druckentfaltung der Lunge (bei Beatmung) aber sofort zu einer Minderdurchblutung führt. Solche Durchblutungsminderungen würden unseres Erachtens die „Normoventilationsacidosen" bei Beatmung während thorakaler Eingriffe und — allerdings wesentlich seltener — auch bei anderen Operationen erklären.

Dazu kommt, daß durch Blutverlust, Narkose oder analoge Umstände ein geschädigter Organismus bei unphysiologischen Druckschwankungen im Thorax mit einer Verminderung der Auswurfleistung des Herzens reagiert. Größere Bedeutung als der venöse Rückfluß zum Herzen soll dabei nach SJÖSTRAND die Blutreserve der Lunge für den Ersatz des Herzzeitvolumens haben.

Bei den „insuffizienten" Patienten handelte es sich um stark adipöse, bei denen bereits in Ruhe das Bild einer Partial- bzw. Globalinsuffizienz bestehen kann (MAURATH und ZEH). Daß die O_2-Spannung trotz reichlicher O_2-Zufuhr bei den insuffizienten Patienten das Optimum nicht erreichte, kann zunächst nur als Kurzschlußsymptom gedeutet werden. Gegenüber den Untersuchungen von GORDON und Mitarbeitern, die keine wesentlichen Unterschiede im Gasaustausch bei Wechsel- und Überdruckbeatmung fanden, ließen sich bei unseren Untersuchungen fast regelmäßig bei Wechseldruckbeatmung (PNP) eine deutlich geringere O_2-Spannung im Blut gegenüber der Überdruckbeatmung feststellen.

Es erscheint uns notwendig, daß Untersuchungen, wie die soeben mitgeteilten, mit größeren Zahlen fortgeführt werden, wobei vor allem die alveoläre Ventilation vor der Narkose, während und nach Beatmung kontrolliert werden sollte. Eine Erleichterung für die Untersuchung des arteriellen Blutes, d. h. einfachere, genauere und schnellere Messungen, dürfte dabei die Elektrode von CLARK und LOESCHCKE bieten.

Für unsere tägliche Praxis aber dürften Spirometrie und praeoperative Blutgasanalyse kaum Routineuntersuchungen werden, mit denen man von vornherein schon latente Atmungsinsuffizienzen erfassen könnte. So erscheint die Hyperventilation als kleineres Übel gegenüber dem Risiko der Hypoventilation mit respiratorischer Acidose.

Literatur

BARK, J.: Anaesthesist *1*, 178 (1953).

BARK, J., FRANKE, D., und KRONSCHWITZ, H.: Anaesthesist *9*, 63 (1960).

BARTELS, H., BÜCHERL, E., HERTZ, C. W., RODEWALD, G., und SCHWAB, M.: Lungenfunktionsprüfungen. Berlin, Springer 1959.

BARTH, L.: Symposion über aktuelle Fragen der Anaesthesiologie. Berlin, Akademie-Verlag 1959. — Thoraxchirurgie *3*, 451 (1956).

BEECHER, H. K., and MURPHY, A. S.: J. Thorac. Surg. *19*, 50 (1950).

BÜCHERL, E.: Anaesthesist *6*, 224 (1957).

DEBRUNNER, W., MÜLLER, A., GÜRTLER, R., und GASPARO, D. DE: Langenbecks Arch. klin. Chir. *290*, 329 (1959).

DOBKIN, A. B., HUBAY, CH. A., MENDELSOHN, H. J., and HINGSON, R. A.: Brit. J. Anaest. *28*, 296, 353 (1956).

DRIPPS, R. D., and SEVERINGHAUS, J. W.: Anesthesiology *8*, 15 (1947).

FÜRNISS, H.: Diskussionsbemerkung in: Symposion über aktuelle Fragen der Anesthesiologie. Berlin, Akademie-Verlag 1959.

GORDON, A. S., FRYE, CH. W., and LANGSTON, H. T.: J. Thorac. Surg. *32*, 431 (1956).

JÄGER, DE: Pflügers Arch. Physiol. *20*, 426 (1879).

KRONSCHWITZ, H.: Anaesthesist *8*, 180 (1959).

LOESCHCKE, H. H.: Thoraxchir. *7*, 439 (1960).

Martin, F. E., McDonald, F., and Stead, W. W.: J. Thorac. Surg. *29*, 327 (1955).
Maurath, J., und Hauer, P.: Klin. Wschr. *30*, 315 (1952).
Müller, A.: Diss. Bern 1959.
Noell, W., und Schneider, M.: Pflügers Arch. Physiol. *250*, 514 (1948).
Norlander, O. P.: Thoraxchir. *6*, 163 (1958).
Opitz, E., und Schneider, M.: Erg. Physiol. *46*, 126 (1950).
Otis, A. B., McKerrow, C. B., Bartlett, A., Mead, I., McIlroy, Selverstone, N. J., and Radford, E. P.: J. Appl. Physiol. *8*, 427 (1956).
Rost, jr., E.: Zschr. exper. Med. *82*, 255 (1932).
Severinghaus, J.: Anaesthesist *9*, 50 (1960).
Sjöstrand: Physiol. Rev. *33*, 202 (1953).
Stead, W. W., Martin, F. E., and Jensen, N. K.: J. Thorac. Surg. *25*, 435 (1953).
Stoffregen, J.: Klin. Wschr. *34*, 422 (1956).
van Slyke, D. D., and Neill, J. M.: J. Biol. Chem. *61*, 523 (1924).

J. Stoffregen

Fehler und Gefahren der Anaesthesie beim offenen Thorax

Wenn es wahr ist, daß am 16. Oktober 1846 zugleich mit der Entdeckung der Narkose erst die eigentliche Entwicklung der Chirurgie begonnen hat, dann gilt diese genetische Parallelität zwischen Chirurgie und Anaesthesie vielleicht noch überzeugender für die Thoraxchirurgie, — jedenfalls für die letzten $1^1/_2$ Jahrzehnte. Dieses jüngste Kapitel der Chirurgie wurde 1904 von Sauerbruch mit seinem Vortrag „Über die Ausschaltung der schädlichen Wirkung des Pneumothorax bei intrathorakalen Operationen" eingeleitet, — eine Pioniertat ersten Ranges, besonders wenn man sich heute, mehr als ein halbes Jahrhundert später, der Tatsache erinnert, daß Sauerbruch damals noch kein Anaesthesist zur Seite stand.

Mit Hilfe eines Unterdruckkastens (Abb. 1) gelang es Sauerbruch, spontanatmende Hunde zu thorakotomieren, ohne daß die Lunge kollabierte. Der Thorax war von einer luftdichten Kammer umschlossen mit einem konstanten sogenannten *Unterdruck* von —10 mm Hg. Durch diesen Trick konnte der normalerweise kapilläre Pleuraspalt zu einem Raum erweitert werden, der Platz genug bot, um darin zu manipulieren.

Im gleichen Jahr und unabhängig von Sauerbruch fand Brauer den zweiten Weg der Druckdifferenzatmung durch *Überdruck*, der auf den Kopf des Patienten und damit direkt auf die oberen Luftwege einwirkte. Die Abb. 2 zeigt eine vereinfachte Modifikation des Brauerschen Überdruckapparates von Murphy (1905): durch einen sogenannten Überdruck von +10 mm Hg in einem Kasten, der luftdicht den Kopf des Patienten und die Hände des Anaesthesisten umschloß, wurde der Lungenkollaps verhindert.

Beide Methoden — das Unterdruckverfahren von Sauerbruch und das Überdruckverfahren von Brauer — konkurrierten in der Folge, bis schließlich die Überdruckmethode — nicht zuletzt der geringeren Kosten und der einfacheren Handhabung wegen — den Sieg davontrug. Abb. 3 zeigt die erste Unterdruckkammer von Sauerbruch: der Pleuraspalt ist zu einem kompletten Operationssaal ausgebaut, wobei der Kopf des Patienten durch eine luftdichte Öffnung in der Wand nach außen, in die Atmosphäre ragt. Auch aus dem ursprünglich kleinen Kästchen von Brauer wurde eine Überdruckkammer für Patientenkopf mitsamt Anaesthesist, wie hier (Abb. 4) das Modell von Robinson aus dem Jahre 1910. — Nachdem die Intubation den luftdichten Abschluß der Atemwege ermöglicht hatte, genügten relativ einfache Überdrucknarkosemaschinen — zum Beispiel der Apparat von Roth und Dräger (Abb. 5) —, um beim offenen Thorax die Lunge durch eine konstante transthorakale Druckdifferenz expandiert zu halten.

Diesen beiden Verfahren von Sauerbruch beziehungsweise Brauer liegt dasselbe atemmechanische Prinzip zugrunde: eine transpulmonale Druckdifferenz von etwa 10 mm Hg, wodurch die Kollapsneigung der Lunge auf der thorakotomierten Seite aufgehoben wird, die Lunge bleibt ausgedehnt, und der Patient kann spontan atmen („Druckdifferenzatmung").

Die Erkenntnis, daß die Ventilation der Lunge durch *rhythmische* Insufflation verbessert werden konnte, geht vorwiegend auf Giertz zurück (1916). Er ist der geistige Vater der noch heute gebräuchlichen Atembeutelbeatmung, die in den letzten 20 Jahren den Siegeszug der modernen Anaesthesie eingeleitet hat. Ja, der sogenannte Atembeutel wurde quasi zum Symbol, zum augenfälligsten Attribut der modernen Narkosetechnik überhaupt.

Sie werden mir verzeihen, wenn ich vor Ihnen die Behauptung wiederhole, daß auch der Atembeutel in den letzten Jahren ein historisches Beatmungsgerät geworden ist, — oder eigentlich geworden sein sollte. So gut die Ergebnisse auch immer gewesen sind, die rhythmische Kompression des Atembeutels ist zwar — lassen Sie mich hier ruhig sagen: leider! — noch immer die verbreitetste Art der iatrogenen Lungenbelüftung, aber nicht die beste. Es ist — vorwiegend aus haemodynamischen Gründen — bekanntlich besser, statt mit intermittierendem Überdruck (Intermittent positive pressure breathing) mit Wechseldruck nach Hörnicke und Stoffregen zu beatmen, jedenfalls solange der Thorax geschlossen ist. Jede Druck-Saug-Beatmung, die den mittleren Beatmungsdruck auf Null hält — und nur diese —, ist eine Wechseldruckbeatmung. Unsere experimentellen Grundlagen dieser berechtigten Forderung nach einer Wechseldruckbeatmung haben wir 1954 zum ersten Mal zusammenhängend dargestellt. Sie wurden inzwischen auch von anderen Untersuchergruppen bestätigt und sind zumindest in der Theorie so bekannt geworden, daß ich mich hier auf wenige Grundtatsachen und einige spezielle Details beschränken kann.

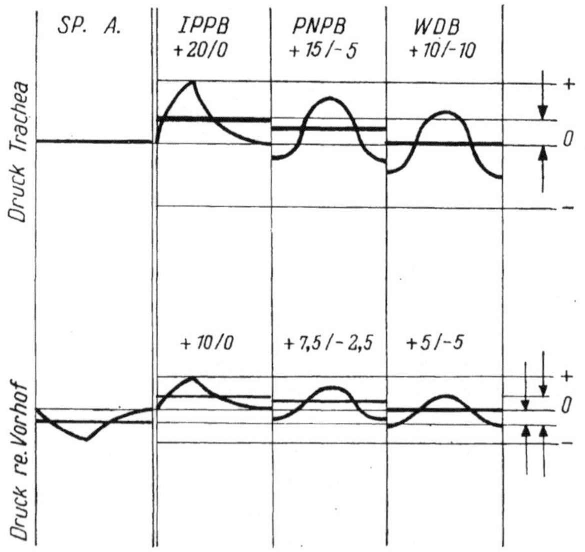

Abb. 6

Eine schematische Skizze (Abb. 6) zeigt synoptisch die vier Möglichkeiten der Lungenbelüftung — mehr gibt es nicht:

1. die Spontanatmung (SpA),
2. die intermittierende positive Druckbeatmung (IPPB),
3. die positiv-negative Druckbeatmung (PNPB), und — wenn Sie wollen als definierte Untergruppe der letzteren — die Wechseldruckbeatmung (WDB).

In der oberen Reihe sind vergleichsweise die jeweiligen Drücke in der Trachea aufgezeichnet. (Ich darf hier gleich die Einschränkung ergänzen, daß bei der Beatmung in Tankrespiratoren, in der Eisernen Lunge zwar der Trachealdruck über die gesamte Atemphase atmosphärisch, also gleich Null bleibt. Aber das ist effektiv nur scheinbar so wegen des periodisch erniedrigten Druckes über der hermetisch von der Eisernen Lunge umschlossenen Körperoberfläche. Der Unterdruckphase in der Kammer der Eisernen Lunge entsprechend wird natürlich der atmosphärische Trachealdruck relativ höher, so daß wieder ein positiver Einatmungsdruck im Bronchialsystem mit all seinen in diesem Schema aufgezeichneten Konsequenzen entsteht.)

Bei der Spontanatmung bleibt der Druck über der Trachea konstant atmosphärisch, — ein horizontaler Strich. Das besagt — mit dem Terminus technicus —, daß spontan die Lunge belüftet wird ohne eine *transthorakale Druckdifferenz*: über der Trachea und über der Thoraxoberfläche ruht in jedem Augenblick der konstante Druck der Atmosphäre.

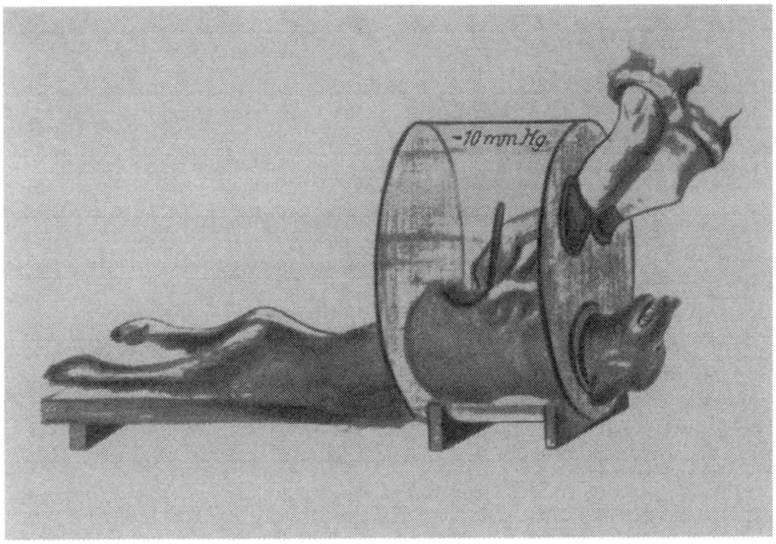

Abb. 1. Unterdruckkasten von SAUERBRUCH

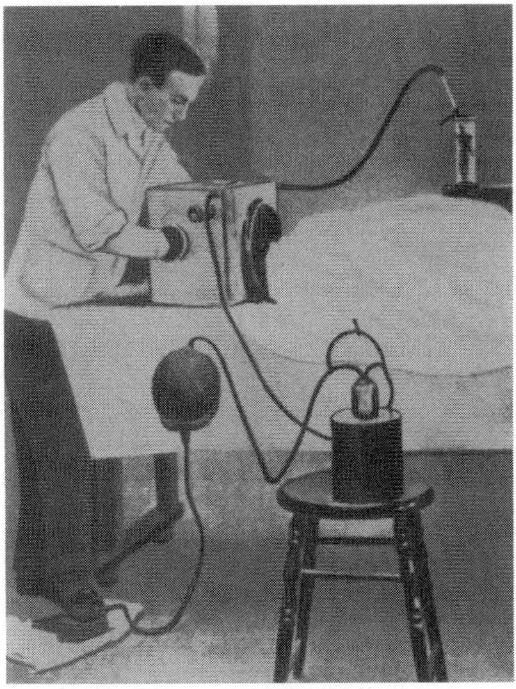

Abb. 2. Nach MURPHY modifizierter Überdruckkasten
von BRAUER

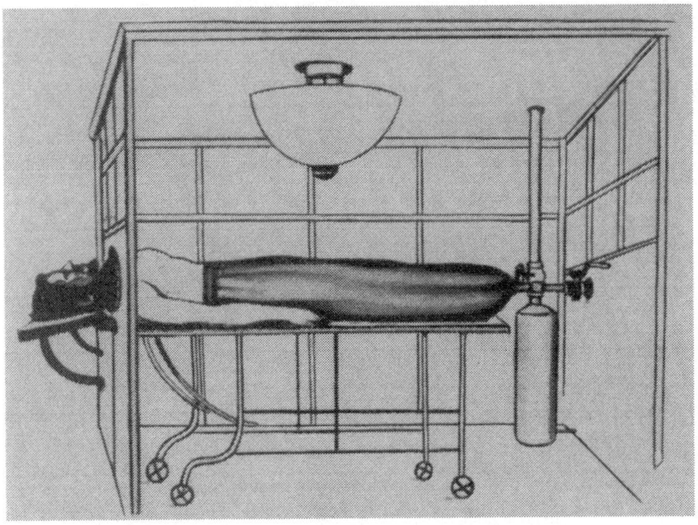

Abb. 3. Unterdruckkammer von SAUERBRUCH

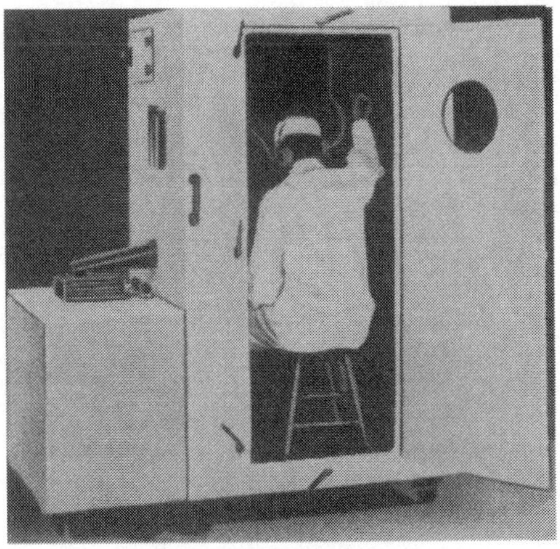

Abb. 4. Überdruckkammer von BRAUER

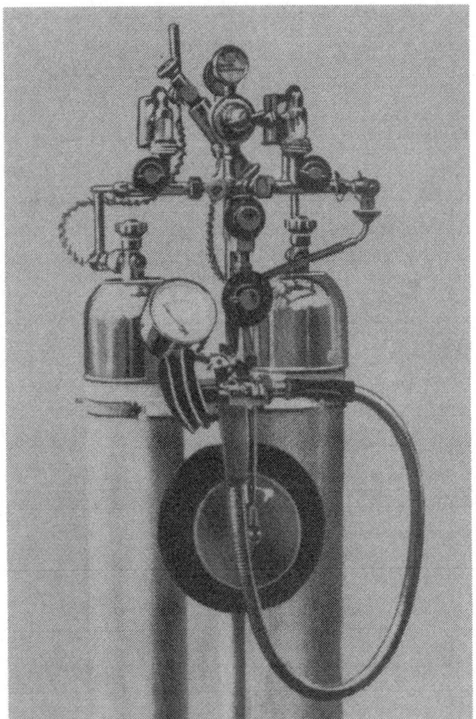

Abb. 5. Überdrucknarkoseapparat von ROTH-DRÄGER

Das ist künstlich unnachahmbar. Wir können die Lunge nur dadurch ventilieren, daß wir künstlich eine solche normalerweise nicht vorhandene transthorakale Druckdifferenz schaffen: wir müssen die Luft in die Lunge hineindrücken, sagen wir mit + 20 cm Wassersäule (WS). Wird dann die anschließende Ausatmung allein den elastischen Kräften des Thorax überlassen, so resultiert die einfachste Form der Beatmung, the intermittent positive pressure breathing (IPPB). Hier ist deren optimaler Druckverlauf dargestellt, die sogenannte COURNAND-Kurve Typ III, eine „Dreitakt-Atembeutel-Beatmung": Kompression des Beutels (Zeit 1), loslassen des Beutels (Zeit 2) und exspiratorische Pause (Zeit 3). Im Mittel, wenn diese Druckkurve integriert wird, entsteht somit ein positiver Mitteldruck. Seine Abweichung von Null ins Positive — rechts durch die beiden Pfeile angedeutet — ist der Unphysiologie dieser Beatmungsform direkt proportional.

Man muß sich also bemühen, diesen Mitteldruck wieder der Nullinie zu nähern. Das gelingt nur dadurch, daß nach der unvermeidlichen Überdruckeinatmung die insufflierte Luft während der Exspiration wieder herausgesogen wird. Diese Beatmungsform heißt „Positive Negative Pressure Breathing" (PNPB). Sie ist die zweite Möglichkeit der künstlichen Atmung. In diesem angenommenen Beispiel beträgt der positive Einatmungsdruck + 15 cm Wassersäule und der negative Ausatmungsdruck — 5 cm Wassersäule. Das Integral der PNP-Beatmung ergibt zwar immer noch einen positiven Mitteldruck, der aber natürlich geringer — und damit „physiologischer" — sein muß als bei der IPP-Beatmung. Sie werden mir glauben, daß unter entsprechenden Umständen — zum Beispiel bei einem plötzlichen intraoperativen Blutverlust, der durch Transfusion oder Infusion nicht rechtzeitig abgefangen werden kann, und der damit das Kompensationsvermögen des Blutkreislaufes überfordert —, daß dann mitunter die Wahl zwischen der IPP- und der PNP-Beatmung die Entscheidung über Leben und Tod des Patienten bedeuten kann.

Schließlich gibt es nur eine einzige Beatmungsform, die den mittleren Beatmungsdruck, den Mitteldruck in der Trachea genauso wie bei der Spontanatmung auf Null senkt: das ist die Wechseldruckbeatmung, — in diesem Schema (Abb. 6) ganz rechts. Die Schuld des positiven Einatmungsdruckes wird durch einen entsprechenden negativen Druck während der Ausatmung wieder wettgemacht.

Nun, am Beispiel des Trachealdruckes gesehen könnte der irrige Eindruck entstehen, als sei die Wechseldruckbeatmung die getreue Imitation der Spontanatmung. In beiden Fällen ist der mittlere Trachealdruck gleich Null. — Die untere Kurvenreihe zeigt die Wahrheit. Schematisch ist der synchrone respiratorische Druckablauf im rechten Vorhof aufgezeichnet, der intrathorakale Druckverlauf, der jeder dieser vier Atmungsformen entspricht.

Physiologischerweise entsteht durch das rhythmische Tiefertreten des Zwerchfelles im Thorax ein Unterdruck. Infolgedessen wird durch die Trachea Luft in die Lunge gesaugt und gleichzeitig durch die Hohlvene Blut in das rechte Herz. Das Zwerchfell nimmt dem Myokard einen Teil der Pumparbeit ab. Das Integral dieser rhythmischen Druckschwankungen im Thorax ergibt einen negativen Wert, Ausdruck für das physiologische mittlere herzwärts gerichtete venöse Druckgefälle.

Das kann die Wechseldruckbeatmung *nicht*. An die Stelle dieser Ansaugwirkung tritt ein Mitteldruck von Null. Damit ist die Grenze der iatrogenen Möglichkeiten der Lungenbelüftung erreicht, mehr ist nicht möglich.

Die beiden anderen Beatmungsformen, IPPB und PNPB sind noch schlechter. Sie ergeben trotz des Verlustes von etwa 50 % der aufgewandten transthorakalen Druckdifferenz — das liegt an der Überwindung der elastischen Widerstände von Thoraxwand und Lunge — einen positiven Mitteldruck im rechten Vorhof.

Ich weiß natürlich, daß das Wissen um diese Zusammenhänge zwischen Atmung bzw. Beatmung und Blutkreislauf inzwischen fast schon Propädeutik der Anaesthesie geworden ist. Vielleicht darf ich aber noch ein paar Worte verlieren über die technischen Möglichkeiten der Wechseldruckbeatmung. Ich meine damit nicht die sich allmählich durchsetzende Erkenntnis, daß es vor allem für den Patienten vorteilhafter ist, die manuelle Wechseldruckbeatmung einer Maschine zu überlassen, die präziser und gleichmäßiger, als die menschliche Hand es vermag, diese mechanische Tätigkeit übernimmt. Das bedarf keiner Frage. Auch nicht die bekannte Möglichkeit, diese Maschinen mit Hilfe des Ruben-Ventils in gleicher Weise für Kleinkinder- und Säuglingsnarkosen zu verwenden. Anders die Bedeutung des Atemzeitverhältnisses als Steuermöglichkeit für den mittleren Beatmungsdruck.

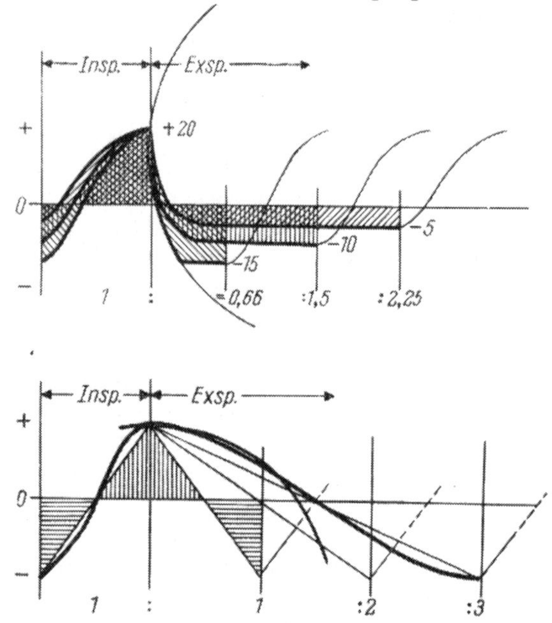

Abb. 7

Die nächste Kurvenskizze (Abb. 7) zeigt schematisch, wann eine Variationsmöglichkeit des Atemzeitverhältnisses zur Verschiebung des Mitteldruckes benutzt werden kann und wann nicht. Das hängt allein davon ab, ob auf dem Höhepunkt der positiven Druckinsufflation der Lunge der Beatmungsdruck *konkav* oder *konvex* abfällt.

Die obere Kurve — Sie werden sich erinnern, daß Herr Hörnicke und ich diese Kurve vor sechs Jahren als sogenannte „Ideale Wechseldruck-Verlaufskurve" inauguriert haben — ist in ihrem absteigenden, in ihrem exspiratorischen Anteil konkav. Diese Eigenschaft erlaubt, das Atemzeitverhältnis in der einen oder anderen Richtung so zu verschieben, daß daraus zwangsläufig eine Verschiebung des mittleren Beatmungsdruckes nach oben oder nach unten resultiert. Mit anderen Worten — und etwas sinnvoller, da ja die Notwendigkeit des Mitteldruckes von Null in der Regel keiner Diskussion bedarf —, das Atemzeitverhältnis kann trotz des Mitteldruckes von Null zur Änderung des Verhältnisses von positiver zu negativer Druckamplitude verwendet werden. Das ist zum Beispiel nützlich, wenn bei Eingreifen in der Nähe der oberen Thoraxapertur, etwa bei der Strumektomie, vor allem bei der Myokardintoxikation des Basedow-Kranken, dem Patienten die Vorteile der fehlenden Kreislaufbelastung der Wechseldruckbeatmung zugute kommen sollen *ohne* das potentielle Risiko der tödlichen Luftembolie bei der versehentlichen Eröffnung gestauter Halsvenen. Das ist in diesem Schema angedeutet.

Derartige Bemühungen von seiten des Anaesthesisten oder des Konstrukteurs von Beatmungsmaschinen sind vergeblich, wenn der Beatmungsdruck in der Exspirationsphase konvex abläuft. Das untere Beispiel der Abb. 7 zeigt das. Eine sinusförmige Wechseldruckbeatmung — hier stilisiert als große Dreiecke — bedarf immer gleichgroßer Plus- und Minusamplituden, wenn der mittlere Beatmungsdruck Null betragen soll. Diese gebräuchlichste Form der manuellen oder maschinellen Wechseldruckbeatmung schließt das Atemzeitverhältnis als Mitteldruck-Steuermöglichkeit aus. Wie auch immer das Verhältnis von Einatmungszeit zu Ausatmungszeit verändert wird, eine Wechseldruckbeatmung resultiert nur dann, wenn Einatmungsdruck und Ausatmungsdruck gleich groß sind.

Gibt es Ausnahmen von der Regel, Patienten wegen der optimalen Haemodynamik mit Wechseldruck zu beatmen, solange ihr Thorax verschlossen ist? Tatsächlich gilt auch dieser Grundsatz nicht ohne Einschränkung. Allgemein gehalten muß die Antwort lauten: in allen Fällen, wo ausnahmsweise entweder eine Verminderung der venösen Rückflußmenge in das rechte Herz erwünscht ist, oder wo eine zusätzliche Vermehrung des schon aus anderen Gründen erhöhten venösen Rückstromes vermieden werden soll, tritt an die Stelle der rückflußfördernden Wechseldruckbeatmung die rückflußvermindernde PNP- oder in extremen Situationen sogar die rückflußhemmende IPP-Beatmung. So etwa bei der klinisch manifesten kardialen Linksinsuffizienz, wo die IPP-Beatmung einem „unblutigen Aderlaß" gleichkommt. Ebenso bei Patienten in mehr oder weniger ausgeprägter Trendelenburg- (= Kopftief-) Lage, wobei es gleichgültig ist, ob sie mit dem Bauch oder dem Rücken aufliegen. In erster Linie dürfte das bei gynäkologischen Operationen vorkommen, aber auch bei Eingriffen an der Lendenwirbelsäule (Laminektomie), insbesondere, wenn gleichzeitig eine Myokardschwäche vorliegt. Durch die „Kopftieflage" wird hydrostatisch — direkt ausdrückbar in cm Wassersäule — das Rückflußgefälle des Venenstromes versteilt. — Von einem guten Anaesthesisten muß man mit Recht erwarten, daß er jede Situation meistert, die vom allgemeinen Schema abweicht, indem er durch die individuelle Wahl des mittleren Beatmungsdruckes für ein adäquates venöses Herzeinfluß- und damit auch arterielles Herzauswurfvolumen Sorge trägt.

Die bisher angestellten Überlegungen — das wurde schon eingangs gesagt — beziehen sich natürlich nur auf den geschlossenen Thorax. Das gilt auch für die Rückwirkung der Beatmung auf den kleinen Kreislauf, auf den Pulmonalkreislauf. Über diesen Punkt sind die Ansichten noch immer geteilt und die experimentellen Befunde scheinbar widersprechend. Einer der Gründe für diese Schwierigkeit ist die Tatsache, daß die pulmonale Zirkulation infolge der primär veränderten haemodynamischen Situation im Bereich des großen Kreislaufes sekundär in Mitleidenschaft gezogen wird, — häufig fehlgedeutet als direkte Rückwirkung durch den veränderten intrathorakalen Druck. So hat man zum Beispiel die Erfahrung gemacht, daß eine IPP-Beatmung günstig ist zur Behandlung eines Lungenödems. Ohne experimentellen Beweis wurde aus dieser klinischen Beobachtung gefolgert, daß durch den erhöhten intraalveolären Druck die ausgetretene Ödemflüssigkeit durch die Alveolarwände in das Kapillarbett „zurückgedrückt" würde. Dabei wurde übersehen, daß dieser unbestreitbare therapeutische Erfolg in Wahrheit auf der venösen Zuflußhemmung zum rechten Herzen mit entsprechender Verminderung des arteriellen Auswurfvolumens beruht. Tatsächlich ist — ich werde Ihnen das gleich beweisen — die Rückwirkung von Spontanatmung, von IPP-, PNP- und Wechseldruckbeatmung für den kleinen Kreislauf, der ja in seiner Gänze vom Thoraxraum umschlossen ist, die gleiche.

Dazu sind ein paar Worte über die Rolle des „interpleuralen Druckes" notwendig. Lange Zeit haben dem Verständnis der Atemmechanik Fehlvorstellungen über dessen Bedeutung im Wege gestanden. Man glaubte, der kapilläre Spalt zwischen Pleura parietalis und Pleura visceralis wäre die Ursache dafür, daß beim geschlossenen Thorax die Lunge entgegen ihrer Eigenelastizität expandiert gehalten wird. Die „Adhäsion" sollte die Kraft sein, die — sozusagen als Gegengewicht — dem zentripetalen Zug der Lunge das Gleichgewicht hält. In Wahrheit ist es jedoch die Druckdifferenz zwischen der unter Atmosphärendruck stehenden Lungeninnenfläche und dem geringeren Druck im Pleuraraum, der über der Lungenoberfläche ruht: die Lunge wird durch den relativ höheren atmosphärischen Druck von innen heraus gebläht.

Es ist eben nicht richtig, daß bei der intakten Spontanatmung die Lunge durch Zunahme des „negativen" Druckes im Pleuraraum — also auf der Lungenoberfläche — „gedehnt" würde. Eine solche Annahme kann schon physikalisch nicht stimmen, da ein „negativer"

Druck niemals irgend etwas expandieren kann. Dabei wird unter „negativem Druck“ vereinbarungsgemäß ein Druck verstanden, der geringer ist als der Druck in der Atmosphäre, die willkürlich gewählte Bezugs- (Null-) Linie. In Wahrheit wird die Lunge auch bei der physiologischen Spontanatmung durch den Atmosphärendruck transpulmonal — Sie werden es nicht verwechseln mit transthorakal —, durch die durch das Bronchialsystem zur Lungenoberfläche gerichtete transpulmonale Druckdifferenz gebläht. Auf diese Weise wird offensichtlich, daß in beiden Fällen, *bei der Spontanatmung und bei der Überdruckbeatmung* letztlich die Lunge durch das gleiche Grundprinzip belüftet wird: durch eine inspiratorische (relative) Zunahme des Druckes innerhalb der Lunge gegenüber dem Druck über der Lungenoberfläche. Mithin müssen in beiden Fällen mit Recht die gleichen Rückwirkungen auf den Lungenkreislauf erwartet werden.

Maloney und Whittenberger haben das 1957 bewiesen. Sie haben durch Differenzdruckmessungen Alveolardruck, pulmonalen „Kapillar“druck, Pleuradruck und Atmosphärendruck

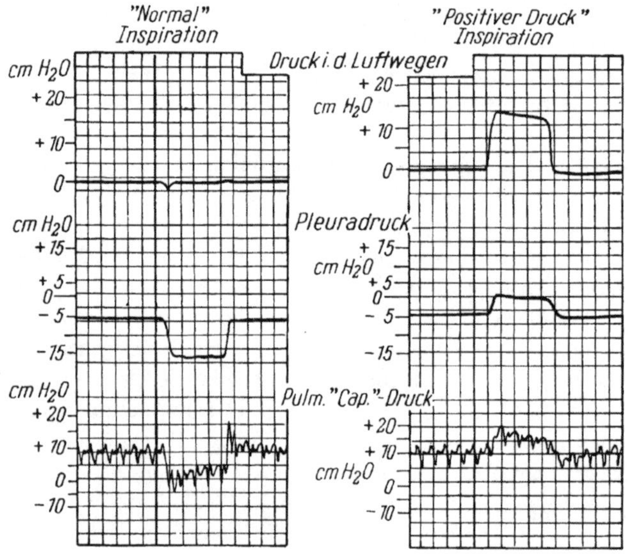

Abb. 8

bei Spontanatmung und bei künstlicher Beatmung mit einphasischem Überdruck miteinander verglichen. Abb. 8 zeigt das Meßergebnis so, wie es auch von anderen Untersuchern gefunden wurde: beide Formen der Einatmung haben scheinbar einen entgegengesetzten Effekt auf den kleinen Kreislauf. Das ist nach der anfangs angestellten Überlegung aber nicht möglich. Diese Diskrepanz beruht auf einem methodischen Meßfehler: die drei registrierten Drücke wurden auf ein falsches Bezugssystem bezogen, auf die willkürliche „Null“-Linie des Atmosphärendruckes. Da aber die Beziehungen dieser drei intrathorakalen Drucke zueinander untersucht werden sollen, muß jeweils einer von ihnen zur „Nullinie“ gemacht werden, auf den die beiden anderen bezogen werden. Das gelingt beispielsweise so, daß mit geeigneten Manometern sowohl der Druck im Bronchialsystem als auch der pulmonale „Kapillar“druck in Differenz zum Pleuradruck gemessen werden. Ebenso kann das mißverständliche Beispiel dieser Abb. dadurch nachträglich korrigiert werden, daß zwei dieser drei Drücke auf das wahlweise vereinbarte „intrathorakale Nullsystem“ des dritten Druckes durch algebraische Addition bezogen werden. Dann ergibt sich das erwartete richtige Resultat (Abb. 9): Die inspiratorischen Druckänderungen bei Spontanatmung und Überdruckbeatmung sind gleichgerichtet, wenn sie — wie in diesem Beispiel von MALONEY und WHITTENBERGER — auf den Endobronchialdruck als Nulldruck bezogen werden. Die (relativ kleinen) quantitativen Differenzen in den inspiratorischen Druckamplituden sind sekundär bedingt durch die oben ausführlich besprochene unterschiedliche Rückwirkung beider Atmungsformen auf den großen Kreislauf. Damit sind alle Argumente hinfällig geworden, die für den Pulmonalkreislauf eine direkte Beeinflussung durch die Überdruckbeatmung postulieren. So etwa — um nur ein Beispiel zu nennen — die Vorstellung, durch den inspiratorisch erhöhten intraalveolären Druck würden die Lungenkapillaren komprimiert, und auf diese Weise würde der rechte Ventrikel — durch den Widerstandshochdruck — zu einer Druckmehrarbeit gezwungen.

Alles bisher Gesagte entfällt, wenn der Pleuraraum eröffnet wird, wenn durch die einströmende Luft die physiologische Druckdifferenz zwischen Lungeninnenfläche und Lungenaußenfläche beseitigt wird, und wenn die Lunge zusammenschnurrt. Sie verkleinert sich dann bis auf das Residualvolumen. Alle vorangegangenen Überlegungen werden in diesem Augen-

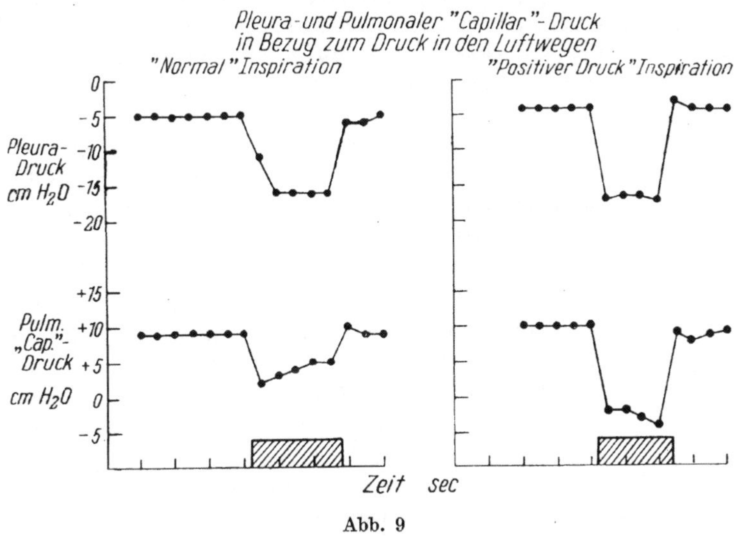

Abb. 9

blick praktisch bedeutungslos. Wegen der breiten Kommunikation mit der Atmosphäre können durch den bei der künstlichen Atmung erhöhten endotrachealen Einatmungsdruck keine kreislaufmechanisch wirksamen nennenswerten Druckerhöhungen im rechten Vorhof mehr auftreten. Die Kreislaufbelastung durch die IPP-Beatmung entfällt, konsequenterweise wird damit auch eine Wechseldruckbeatmung überflüssig, die aus dem gleichen Grunde auch keine Kreislaufförderung bewirken kann. Die Beatmungsdruckschwankungen in der Trachea wirken sich auf den intrathorakalen Druck nicht mehr aus, die sogenannte Transmission durch den breit offenen Pneumothorax beträgt jetzt nahezu Null. Damit entspricht die Kreislaufsituation unter IPP-Beatmung beim thorakotomierten Patienten weitgehend derjenigen bei der Wechseldruckbeatmung beim geschlossenen Thorax.

Dennoch ist auch jetzt die IPP-Beatmung besser durch eine PNP-Beatmung zu ersetzen, um
a) den Gasaustausch durch Verminderung des Residual-Luftvolumens der Lunge auf der Thorakotomieseite zu verbessern, und um
b) durch Verschieben der Atemmittellage zur Exspirationsseite hin das Lungenvolumen möglichst klein zu halten und dem Operateur das Arbeiten zu erleichtern. So kann unnötiges Beiseitehalten der Lunge vermieden werden, was zu überflüssigen Teilatelektasen und damit zu Shuntphänomenen des Blutkreislaufes führen müßte.

Wenn beim offenen Thorax die Kreislaufsituation verbessert werden soll, so ist das nur möglich durch Kopftieflagerung mit einem Neigungswinkel von 15 und mehr Grad. Auf diese Weise wird das venöse Druckgefälle hydrostatisch wieder in Richtung auf das Herz vermehrt, — das wurde vorhin schon in anderem Zusammenhang erwähnt.

Es ist also durchaus berechtigt zu sagen, daß sich der Patient in der Zeit, wo der Thorax offen ist, in einem Ausnahmezustand befindet, in dem beatmungsmäßig alles erlaubt ist, — nur nicht die Spontanatmung. Insofern ist das Risiko in dieser Phase ausgesprochen gering, der Anaesthesist hat eigentlich nur dafür Sorge zu tragen, daß das Atemminutenvolumen mindestens ausreichend ist. Das wird ihm überdies dadurch erleichtert, daß er mit seinen Augen an der Exkursion der Lunge sehen kann, welches Volumen die Beatmung schafft.

Atelektasen, die durch das Manipulieren an der Lunge entstehen, werden am besten zwischendurch wieder aufgebläht, um unnötige venöse Beimischungen zum arterialisierten Blut zu vermeiden. Problematisch wird die Anaesthesie eigentlich erst gegen Ende der Operation, wenn die Thoraxwand wieder verschlossen wird. Die wichtigste Aufgabe ist die Wiederherstellung physiologischer intrathorakaler Druckverhältnisse. Bei der Pneumonektomie muß die leere Pleurahöhle mit Hilfe des Pneumothoraxapparates in ihrem Druck so eingestellt werden, daß bei Spontanatmung der endexspiratorische Druck eben noch negativ ist, zum Beispiel —10/—2 cm Wassersäule. Irrtümer können dabei nicht entstehen, wenn diese Messung erfolgt, solange der Patient noch intubiert ist. Wurde er vorher extubiert, besteht die große Gefahr, daß durch eine Preßatmung, durch den Verschluß der Stimmritze beim Stöhnen die intrathorakalen Druckwerte verfälscht werden, daß zuviel Luft abgesaugt wird und somit postoperativ eine Verziehung des Mediastinums zur operierten Seite hin entsteht.

In allen anderen Fällen, also abgesehen von der Pneumonektomie, wird der Pleuraraum drainiert. Solange das Thoraxdrain unverschlossen beziehungsweise nicht an eine Saugung angeschlossen ist, ist die Situation die gleiche wie während der Thorakotomie. Das ist das allereinfachste, man wird also den Patienten bis zum Anlegen des Verbandes weiter beatmen, zum Schluß die Saugung anschließen und erst dann den Patienten wieder spontan atmen lassen. Obwohl selbst bei hohem Saugdruck eigentlich nichts passieren kann, sollte doch tunlichst ein Sog von etwa — 30 bis — 50 cm Wassersäule nicht überschritten werden, um nicht Gefahr zu laufen, daß die Lungenoberfläche zu abrupt in die Drainage hineingezogen wird. Bei Parenchymleckagen darf nur so lange künstlich beatmet werden, wie die Thoraxdrainage unverschlossen ist. Anderenfalls besteht die Gefahr, daß durch Hineinpressen von Luft ein Spannungspneu entsteht, der zum tödlichen Kreislaufversagen führen könnte.

Meine Damen und Herren, damit bin ich am Ende meiner Ausführungen angelangt. Bitte, wollen Sie mir nachsehen, daß in meinem Referat das eigentliche Thema, die Fehler und Gefahren der Anaesthesie beim offenen Thorax, gewissermaßen nur am Rande mit erwähnt wurden. Es schien mir aber nach Kenntnis des Kongreßprogrammes richtiger, Ihre Zeit für die Darstellung der grundlegenden Zusammenhänge der angewandten Thoraxphysiologie in Anspruch zu nehmen in der Hoffnung, Ihnen damit eine möglichst breitflächige Diskussionsgrundlage gegeben zu haben.

Sie werden mir Recht geben, wenn ich abschließend sage, daß aller Fortschritt der Chirurgie nur möglich gewesen ist — und unzweifelhaft auch in der Zukunft nur möglich sein wird — durch eine entsprechende Entwicklung beziehungsweise Weiterentwicklung der Anaesthesie, deren Aufgabe seit MORTON darin bestanden hat und besteht, die Arbeitsbedingungen und Arbeitsmöglichkeiten des Chirurgen ausschließlich zum Wohle des Kranken immer weiter zu verbessern.

29. Oktober 1959

Nachmittagssitzung

Vorsitzender: P. Rubányi, Budapest

Beisitzer: O. Mayrhofer, Wien

L. BARTH

Künstliche Beatmung, Säure-Basen-Gleichgewicht, alveolare Ventilation und Lungendurchblutung nach Thoraxeröffnung

Die künstliche tracheale Beatmung ist, wie bereits Herr Prof. MUSHIN und Herr STOFFREGEN ausführten, im Prinzip unphysiologisch. Unphysiologisch sind daran nicht nur die Behinderung des venösen Blutrückflusses bei intermittierendem Überdruck und die phasenverkehrten Druckabläufe bei Wechseldruckanwendung, unphysiologisch ist auch die inspiratorische Gaskompression im Respirationssystem. Wenn ein bestimmtes Gasvolumen mit Überdruck in die Lungen hineingepreßt wird, so ist am Ende die Expansion der Lungen in jedem Falle geringer als bei aktiver Einatmung des gleichen Volumens, weil das Gas unter Überdruck komprimiert ist. Das scheint nicht ohne Bedeutung für den Gasaustausch zu sein.

Herr BARK hat heute über Gasaustauschstörungen berichtet, welche unter Wechseldruck- und intermittierender Überdruckbeatmung beobachtet wurden. Diese Beobachtungen verdienen unsere Aufmerksamkeit und sollten weiter erforscht werden. Auch wir fanden bestimmte Gasaustauschveränderungen während künstlicher Beatmung in Fällen, wo die CO_2-Elimination und das Säure-Basen-Gleichgewicht untersucht wurden. Diese Veränderungen können als Störungen der CO_2-Elimination bei geschlossenem Thorax bezeichnet werden, welche sich nach der Thoraxeröffnung auf Grund eines besonderen Mechanismus wieder zurückbilden.

I. Veränderungen des Säure-Basen-Gleichgewichtes unter konstanter automatischer künstlicher Beatmung am geschlossenen und offenen Thorax

Eine Reihe von Patienten, die sich einer intrathorakalen Operation unterziehen mußten, wurden vom Beginn der Beatmung bis zum Operationsende mit *konstanten* Ventilationsgrößen automatisch beatmet. Bei einem Teil der Fälle wurde dabei das praenarkotisch gemessene Ausgangsatemminutenvolumen ($\dot{V}_T$, Linie S) eingehalten, bei einem anderen Teil wurde die Ventilation erhöht. Ursprünglich unterschieden wir zwei andere Versuchsreihen. Die eine, Reihe X, wurde unter Verwendung dehnbarer Faltenschläuche künstlich beatmet, bei der anderen, Reihe Y, wurden starrwandige Stahldrahtspiralschläuche benutzt. Da wir zwischen diesen beiden Gruppen keine prinzipiellen Unterschiede im Beatmungseffekt fanden, sind sie in folgenden Abb. miteinander vermischt.

1. *Bei Einhaltung des praenarkotischen Ausgangs-Atemminutenvolumens* während der künstlichen Beatmung fanden wir folgende CO_2-Druckveränderungen im arteriellen Blut (Abb. 1):

a) Geringer Anstieg des Pa_{CO_2} am geschlossenen Thorax (Linie K);

b) Wiederabfall (oder wenigstens kein weiterer Anstieg) bei unberührtem offenen Thorax (Linie O 1);

c) Beibehaltung des erreichten Wertes resp. nur geringe Abweichungen davon während des intrathorakalen Eingriffes (Linie O 2 und O 3).

2. *Bei erhöhter Bruttoventilation* (Abb. 2) fand sich in 3 Fällen (X 4, X 6, Y 5) grundsätzlich das gleiche Verhalten. Nur in einem Falle war bei sehr kräftiger Hyperventilation ein stetiges Absinken des arteriellen CO_2-Druckes zu verzeichnen.

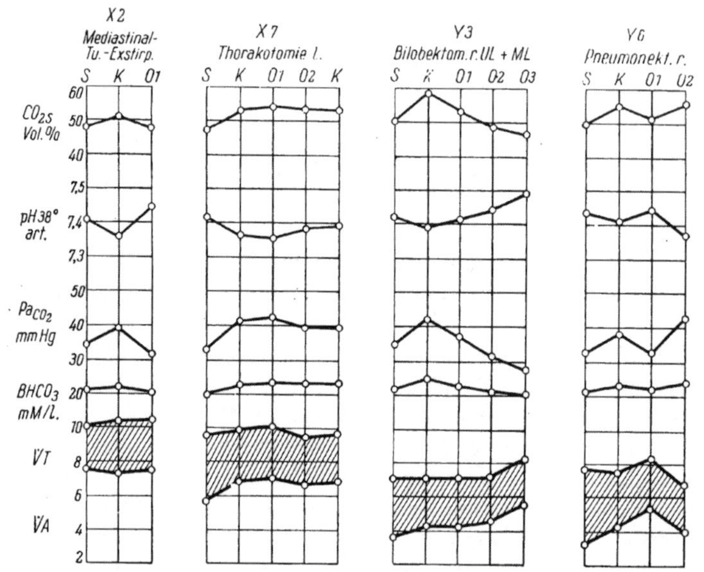

Abb. 1

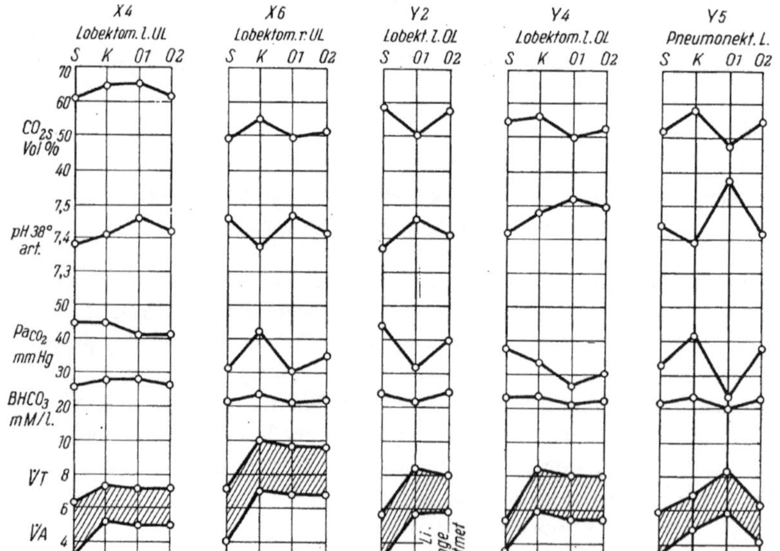

Abb. 2

Aus diesen Beobachtungen kann man folgende Schlüsse ziehen:

a) Die künstliche Beatmung ist der natürlichen Atmung auch in respiratorischer Hinsicht nicht vollkommen gleichwertig.

b) Die Thoraxeröffnung hat offenbar eine entscheidende Ventilationsverbesserung zur Folge.

Da das Absinken des arteriellen CO_2-Druckes nach Thoraxeröffnung nicht durch Erhöhung der Gesamtventilation zustande gekommen ist, kann nur eine *alveolare Ventilationssteigerung bei unveränderter Bruttoventilation* vorliegen. Auf welche Weise das geschehen kann, zeigen die folgenden Untersuchungen.

II. Einfluß der Thoraxeröffnung auf die Gaszuteilung an die Lungen

Bei pneumotachographischer Registrierung der automatischen künstlichen Ventilation jeder einzelnen Lunge zeigten sich in einer Reihe von Experimenten am Menschen folgende reproduzierbare Ergebnisse:

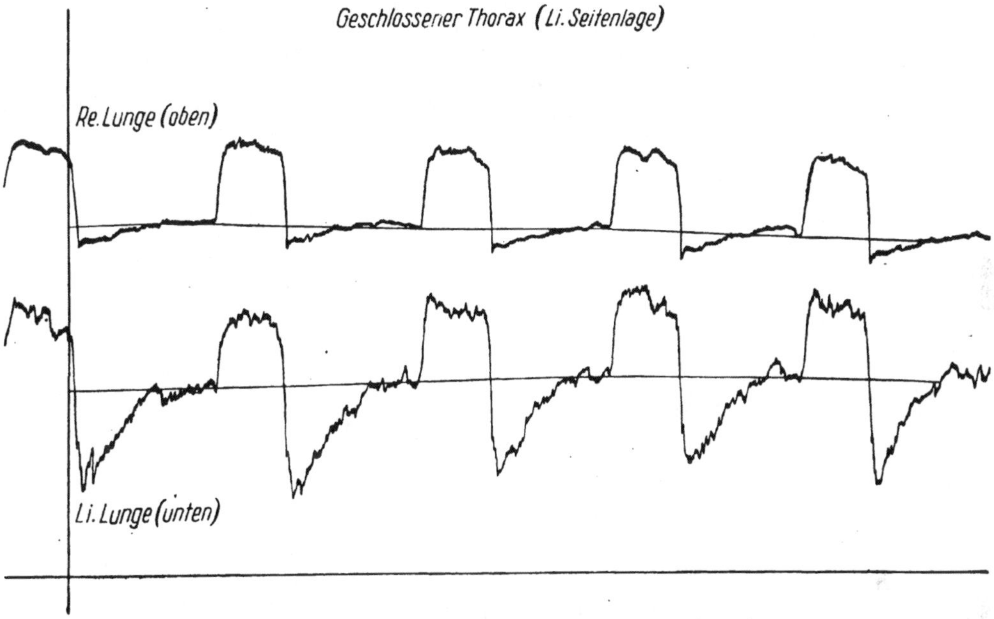

Abb. 3. Ventilation bei geschlossenem Thorax in linker Seitenlage

1. Am *geschlossenen* Thorax werden in Seitenlage beide Lungen annähernd gleichmäßig beatmet (Abb. 3). Lediglich die exspiratorische Entleerung der „unten" liegenden Lunge ist besser. Das scheint ein Lagerungseffekt zu sein, der durch die seitliche Verlagerung der Baucheingeweide und der Mediastinalorgane zustande kommt.
2. Nach Durchtrennung der Thoraxmuskulatur und Rippenresektion wird der Gasdurchfluß auf beiden Seiten, besonders aber auf der Operationsseite, stärker und die von dem Pneumotachogramm umschriebene Fläche größer (Abb. 4). Das ist eine Folge der Widerstandsverminderung bei der Beatmung.
3. Nach breiter Eröffnung der Pleura wächst der Gasdurchfluß auf der Seite der Thoraxeröffnung gewaltig an und das umschriebene Flächenintegral ist wesentlich größer als zuvor. Auf der Gegenseite ändert sich praktisch nichts (Abb. 5).

Aus diesen gemeinsam mit Holmdahl, Öbrink und Ulfendahl in Uppsala gemachten Beobachtungen geht eindeutig hervor, daß die Gaszuteilung an die durch Thoraxeröffnung exponierte Lunge erheblich größer ist als an die eingeschlossene Lunge. Demzufolge muß die alveolare Ventilation auf der Seite der Thoraxeröffnung besser sein. Das zeigen die folgenden Untersuchungen.

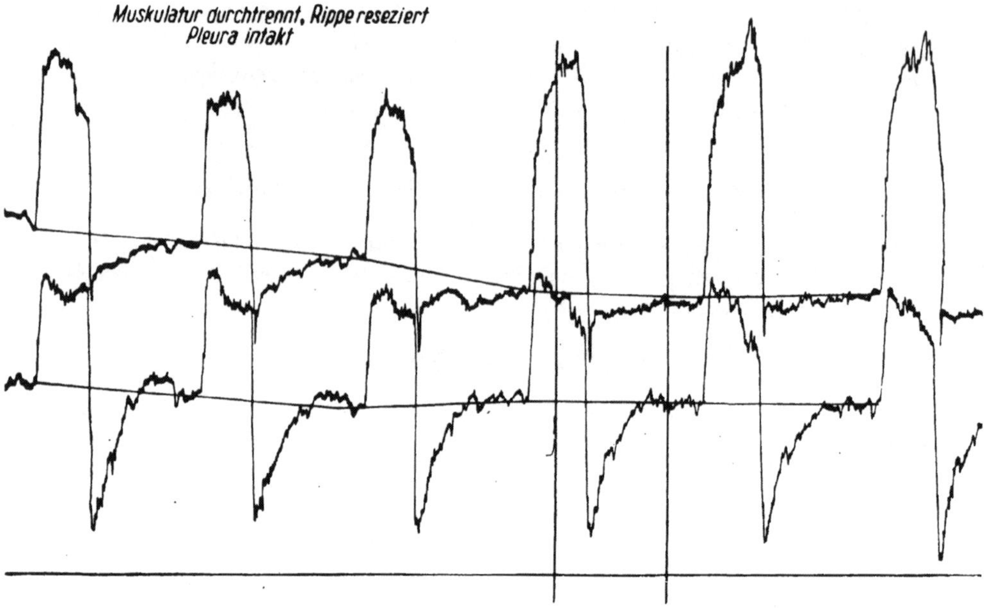

Abb. 4

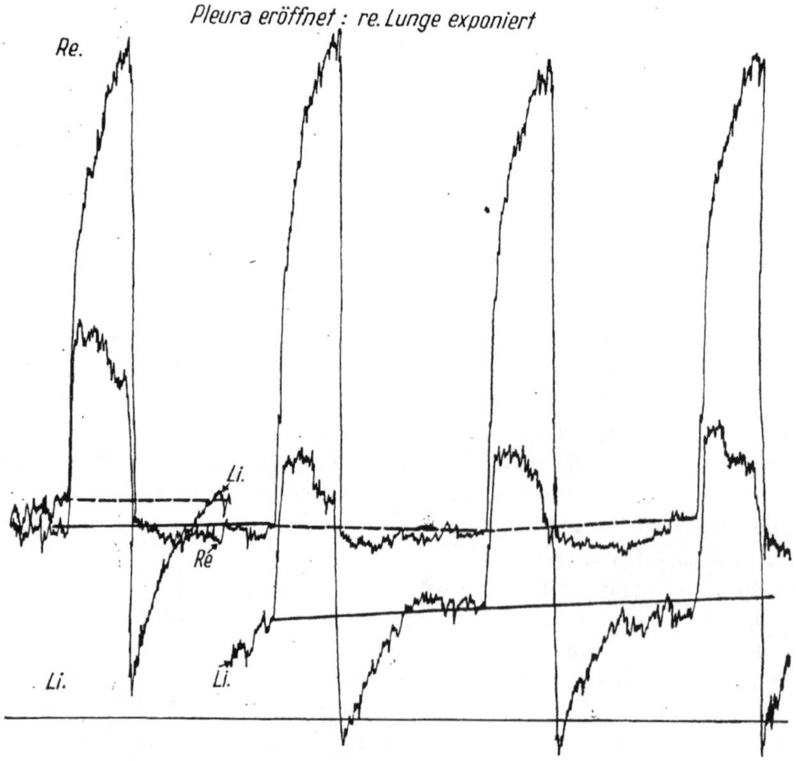

Abb. 5. Ventilation unmittelbar nach Pleuraeröffnung (breit): Erhebliche Zunahme auf der Seite der Thoraxeröffnung

III. *Alveolare CO_2-Drücke in den Lungen*

Zu verschiedenen Zeitpunkten während intrathorakaler Operationen wurden unter Anwendung des CARLENS-Tubus gleichzeitig von der linken und rechten Lunge getrennte Alveolargasproben entnommen. Dabei fanden sich auf der Seite der Thoraxeröffnung regelmäßig niedrigere alveolare CO_2-Drücke als auf der Gegenseite.

Die schraffierten Säulen in der Abb. 6 sind Mittelwerte von jeweils 23 Einzelbeobachtungen an 15 Patienten. Die zugeordneten weißen Felder geben die Streuung der Einzelwerte an. Darunter sind die Mittelwerte, die mittlere Streuung, die Mittelwertdifferenz der beiden Reihen und die statistische Signifikanz dieser Differenzen angegeben.

Vorausgesetzt, daß eine seitengleiche Lungendurchblutung vorhanden ist, sind diese Differenzen ein Zeichen für eine bessere alveolare Ventilation auf der Seite der Thoraxeröffnung.

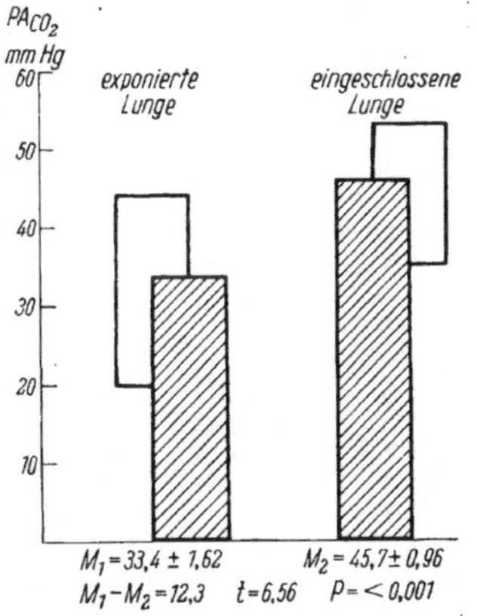

Abb. 6. Seitendifferenter PA_{CO_2} bei offenem Thorax

IV. *Das Durchblutungsverhältnis der exponierten zur nichtexponierten Lunge*

Bei 12 lungenkranken Patienten wurde das Durchblutungsverhältnis zwischen linker und rechter Lunge vor und nach Thoraxeröffnung in Apnoe untersucht. Wir bedienten uns dabei der bronchospirographischen Registrierung der O_2-Aufnahme. Unter geeigneten Bedingungen läuft die Oxygenierung des Lungenkapillarblutes auch bei Apnoe eine ganze Zeitlang völlig normal ab. Wenn uns nur das Durchblutungsverhältnis der beiden Lungen interessiert, dann ist das Verhältnis

$$\frac{O_2\text{-Aufnahme links}}{O_2\text{-Aufnahme rechts}} = \frac{\text{Lungendurchblutung links}}{\text{Lungendurchblutung reehts}}$$

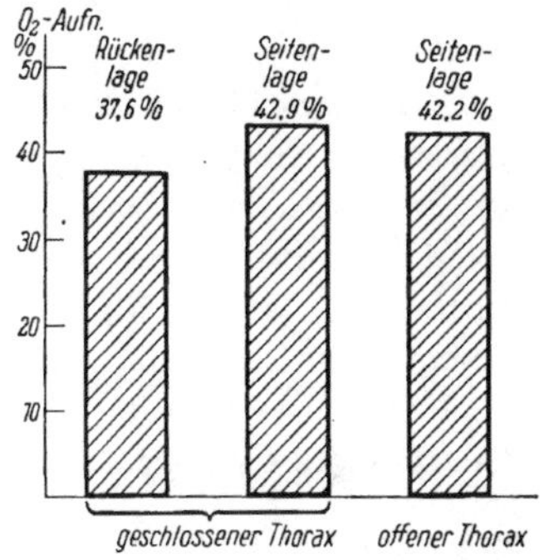

Abb. 7. Prozentuale O_2-Aufnahme der exponierten Lunge an der Gesamt-O_2-Aufnahme

Die Ausschaltung der Atemtätigkeit während des Untersuchungsganges lieferte von der Ventilation unabhängige Meßergebnisse, hatte aber den Nachteil, daß wir das Verhältnis Ventilation — Zirkulation nicht beurteilen können.

An der Gesamt-O_2-Aufnahme betrug die O_2-Aufnahme der Lunge auf der Seite der Thoraxeröffnung bei Seitenlage 42,9% vor und 42,2% nach der Eröffnung des Brustkorbes.

Dabei muß erwähnt werden, daß nach Thoraxeröffnung auf beide Lungen ein Überdruck von 8 cm H_2O ausgeübt wurde, um die exponierte Lunge am Kollaps zu verhindern. Unter diesen Umständen blieben auch die absoluten O_2-Aufnahmewerte gegenüber dem geschlossenen Thorax im Mittel unverändert (Abb. 7).

Das Fehlen von Veränderungen am Durchblutungsverhältnis zwischen rechter und linker Lunge nach Eröffnung des Thorax ermächtigt uns zu der Aussage, daß die exponierte Lunge während künstlicher Beatmung alveolar hyperventiliert wird.

V. Ursachen der alveolaren Hyperventilation nach Thoraxeröffnung

Diese alveolare Hyperventilation beruht auf folgenden atemmechanischen Veränderungen:

1. Im Moment der Thoraxeröffnung verliert die Lunge ihre kapillaradhäsive Bindung an die Thoraxwand. Dabei werden ihre elastischen Kräfte frei, wodurch eine stärkere exspiratorische Retraktion als bei geschlossenem Thorax ermöglicht wird.

2. Zur inspiratorischen Blähung der exponierten Lunge ist nur mehr der elastische Lungenwiderstand zu überwinden, während auf der Gegenseite gleichzeitig das Mediastinum mit den darin befindlichen Organen und das Zwerchfell nebst dem seitlich verlagerten Bauchinhalt verdrängt werden muß.

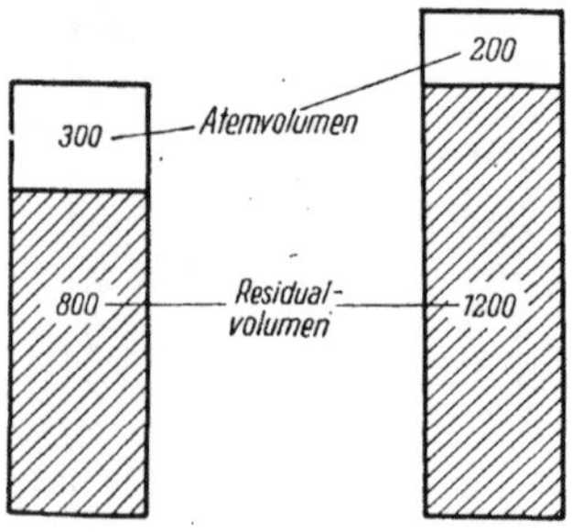

Abb. 8

3. Infolge der vergrößerten Retraktionsfähigkeit der exponierten Lunge verschiebt sich die Atemmittellage zur exspiratorischen Seite. Dadurch wird das Residualvolumen verkleinert.

4. Das Verhältnis Residualvolumen/Atemvolumen wird, etwa wie in Abb. 8, zugunsten des Atemvolumens verschoben.

Mit dieser Volumenverschiebung ist eine vermehrte alveolare Ventilation verbunden, welche den Gasaustausch in einer Weise verbessert, daß die eingangs beschriebene Senkung des arteriellen CO_2-Druckes nach Thoraxeröffnung eintreten kann. Dank dieses Mechanismus ist auch die Verdrängung und Einengung der Lunge durch den Operateur kein Nachteil, weil sich in erster Linie das Residualvolumen verkleinert. Kompressionsatelektasen sollten allerdings nicht erzeugt werden.

Da unsere Untersuchungen zum größten Teil bei carcinomatösen Lungenerkrankungen vorgenommen wurden, darf ich abschließend sagen: Selbst bei teilweiser Zerstörung von Lungengewebe spielt die durch Thoraxeröffnung exponierte Lunge eine Hauptrolle im Gasaustausch, solange sie durchblutet und ventiliert wird. Auf diesen Vorteil zu verzichten und von vornherein sogenannte Einlungennarkosen durchzuführen, erscheint daher wenig sinnvoll. Andererseits sollte die exponierte Lunge im Moment der Zirkulationsunterbrechung sofort auch aus der Ventilation ausgeschaltet werden, da die Weiterbeatmung des nichtdurchbluteten Organs eine gewaltige Totraumventilation verursacht, die praktisch nicht kompensierbar ist.

V. O. Björk[1] und M. H.:son Holmdahl[2]

Operation von Atrium-Septum-Defekten mit anomal ableitenden Lungenvenen unter Hypothermie

mit Farbfilmvorführung

In Uppsala haben wir 32 herzkranke Patienten unter Anwendung von Hypothermie operiert, um zu ermöglichen, daß die Zirkulation für maximal 10 Minuten unterbrochen wurde. Von diesen Fällen waren 27 sekundäre Defekte, und von diesen 27 wurden 9 kompliziert durch abnorm ableitende Lungenvenen. Zusätzlich hatten wir noch 2 Fälle mit abnorm ableitenden Lungenvenen ohne einen Septumdefekt. Endlich lag in drei Fällen eine Fehldiagnose vor. Von diesen hatte ein Patient ein normales Herz und bei den anderen beiden lag ein primärer Defekt vor, bei denen nach Untersuchung kein Versuch zum Verschluß gemacht wurde.

Der jüngste Patient war 15 Monate alt, und dieser war der einzige von allen Fällen, in dem der Tod eintrat. Der Patient wog nur 5 kg und war in der Entwicklung zurückgeblieben. Er hatte vielfältige Mißbildungen, einen großen Kopf und Hypospadiasis. Er hatte einen großen sekundären Defekt, den zu schließen es möglich war, aber er starb 2 Tage nach der Operation. Er war nicht imstande, seinen Blutdruck zu halten, und post mortem wies er fibroelastische Veränderungen in der linken Kammer auf. Der älteste Patient war 44 Jahre alt.

In der Regel wurden Kinder mit Phenergan (Promethazin) und Atropin vorbehandelt, während Erwachsene zusätzlich Pethidin erhielten.

In den meisten Fällen wurde die Anaesthesie mit einer kleinen Dosis Penthothal (Thiopenthon) intravenös induziert, wobei der Patient reinen Sauerstoff zugeführt bekam. Die Intubation wurde unter Succinylcholinrelaxation durchgeführt, wozu ein Manschettentubus verwendet wurde. Nach Rückkehr der spontanen Atmung wurde d-Tubocurarin zur ständigen Relaxation während der Anaesthesie gegeben, dabei wurde die letztere mit N_2O-O_2 vorgenommen. Der Patient wurde durch einen Engströmrespirator beatmet, dabei verwendeten wir ein halboffenes System, und das erforderliche Respiratorvolumen wurde errechnet, indem man eine Analyse des arteriellen Blutes vornahm.

Ein Thermistor wurde in die Speiseröhre eingesetzt bis hinunter in die Höhe des linken Vorhofes; anschließend Kehlkopfpackung. Neben der Speiseröhrentemperatur wurde auch die Temperatur im Rektum (etwa 15 cm Höhe) gemessen.

EKG und EEG wurden fortlaufend registriert, wobei Gliedmaßenableitungen, bzw. Stirn-Hinterkopf-Ableitungen verwendet wurden.

Unter Anwendung des Seldingerschen Punktionsverfahrens wurde ein Polyaethylenkatheter in die Arteria femoralis bei Kindern, und in die Arteria brachialis oder die Arteria radialis bei Erwachsenen zum Zwecke einer ununterbrochenen Aufzeichnung des Blutdrucks und für Blutproben eingeführt.

Der Patient wurde in einem Bad nach komplettem Neuromuskularblock abgekühlt. Die Wassertemperatur betrug anfangs etwa $+10°C$ und sank durch die Verwendung von zer-

[1] Thoraxchirurg

[2] Anaesthesist

stoßenem Eis dann auf etwa $+4^\circ C$. Wenn die Speiseröhrentemperatur 33° C betrug, wurde der Patient aus dem Bad herausgenommen, und die Temperatur sank rapid bis zu einem Durchschnittswert von 29,8° C (28,0° C bis 30,8° C). Dieser Temperaturstand wurde nahezu konstant gehalten bis zur Wiedererwärmung, abgesehen von einem weiteren Absinken der Temperatur um etwa $^1/_2$° C während der Stillegung der Blutzirkulation. Die obenerwähnte Zeit im Bad betrug 29 Minuten (Mindestzeit 13 min. [28,7 kg], Höchstzeit 58 min [76,2 kg]).

Analyse des arteriellen Blutes für p_H, P_{CO_2}, Standardbicarbonat[3] und P_{O_2} wurden in regelmäßigen Abständen durchgeführt. Wir erstrebten eine definitive respiratorische Alkalose, bevor wir die Zirkulation stillegten, zur Kompensierung der Stoffwechselacidose, die während des Kreislaufstillstandes auftritt. Unmittelbar vor der Stillegung betrug der mittlere p_H-Wert 7,57 (Mindestwert 7,46, Höchstwert 7,68), der mittlere P_{CO_2}-Wert 22 mm Hg und das mittlere Standard-HCO_3 19,7 mval.

Während der letzten 5 Minuten vor der Stillegung wurde dem Patienten reiner Sauerstoff und eine Spur Äther zugeführt.

Während der Stillegung hielten wir die Lungenventilation in den ersten Fällen der Reihe aufrecht, jetzt aber pumpen wir mit schwachem Druck leicht auf, um in der Lage zu sein, die Luftzufuhr unmittelbar vor dem Legen der letzten Naht am Septumdefekt zu beginnen. So wird das Blut aus der Lunge in den linken Vorhof entleert, und damit wird die Gefahr einer Luftembolie vermindert.

Die kürzeste Zeit, die für die Stillegung gebraucht wurde, betrug 5 Minuten und 46 Sekunden, und die längste war 9 Minuten und 11 Sekunden, und zwar hatten wir die letztere in einem Fall, der vorher nach einer geschlossenen Methode behandelt worden war, während wir jetzt mit der offenen Methode arbeiten. Die eine Minute nach der Zirkulationsstillegung entnommenen Blutproben zeigen einen Rückgang der p_H-Werte um durchschnittlich 0,20 Einheiten (beispielsweise von 7,57 auf 7,37), ein Ansteigen des mittleren P_{CO_2} von 22 auf 33 mm Hg und einen Rückgang des mittleren Standard-HCO_3 von 19,7 auf 16,0 mval. Diese Stoffwechselacidose verschwindet spontan ohne Injektion von Natriumbikarbonat. Als nach der Operation die normale Körpertemperatur zurückgekehrt war, hatten alle Patienten normale Säurewerte. Bei keinem Patienten war eine postoperative Behandlung in einem Respirator erforderlich.

Während der Stillegung erfolgte eine Coronarperfusion mit etwa 100 bis 300 ml Blut, das mit O_2 gesättigt war. Wir sind der Ansicht, daß eine Coronarperfusion mit O_2-gesättigtem Blut die Gefahr von Luftembolien verringern und möglicherweise sogar die Gefahr des Herzflimmerns im Zusammenhang mit diesen Vorgängen herabsetzen kann. Verglichen mit ähnlichem Operationsmaterial, bei dem keine Coronarperfusion angewandt wurde, hatten wir weniger ausgeprägte EKG-Störungen während und unmittelbar nach der Blutkreislaufstillegung. Der hohe Blutdruck (durchschnittlich 135 mm Hg) unmittelbar nach der Stillegung ist ebenfalls ein Merkmal für die gute Herzfunktion. Der Blutdruck sank nicht unter 80 mm Hg sowohl vor als auch nach der Stillegung, ausgenommen bei einem Kind, das zwei Tage nach der Operation verstarb.

Sobald die Wunde geschlossen und mit einer Bonoplastschicht abgedeckt worden war, wurde der Patient zur Wiedererwärmung ins Bad gebracht, während zur schnellen Wiederherstellung der Neuromuskulartransmission Atropin und Prostigmin verabreicht wurden. Die Wassertemperatur betrug anfangs 37° C und wurde nach und nach auf 43° C erhöht. Wenn man die Anfangstemperatur des Wassers zu hoch nimmt, ist das unvermeidliche leichte Absinken des Blutdruckes während der Wiedererwärmungsperiode stärker ausgeprägt. Wenn die Speiseröhrentemperatur 33° C betrug, wurde der Patient aus dem Bad herausgenommen. Zu

[3] Astrup, P.: Klinische Wochenschrift *35*, S. 749—753 (1957).

dieser Zeit war in der Regel die spontane Atmung ausreichend und der Patient wurde unmittelbar extubiert und zu Bett gebracht. Die Wiedererwärmung im Bad dauert in der Regel genauso lange wie die Abkühlung.

Wir konnten nur einen einzigen Fall mit Herzflimmern feststellen, und zwar war das bei einem einundzwanzigjährigen Mann, der einen großen tiefliegenden sekundären Defekt hatte. Die Stillegung dauerte 8 Minuten und 42 Sekunden, während dieser Zeit konnten nur 150 ml O_2-gesättigtes Blut in die Herzkranzarterien einfließen. Ein Einriß des Atriums fand im Zusammenhang mit dem Anlegen der Klemme statt. Es setzten umfangreiche Blutungen ein, und gleichzeitig trat Herzflimmern auf. Es bestand keine Möglichkeit, in diesem Fall vor Ablauf von 12 Minuten und 20 Sekunden, in welcher Zeit die Atriumnaht gelegt wurde, eine Herzmassage durchzuführen. Die Temperatur betrug 30° C. Nach Ablauf dieser Zeit mußte 5 Minuten lang eine Herzmassage durchgeführt werden, bis der Sinusrhythmus zurückkehrte. Der postoperative Verlauf war frei von Komplikationen, und bei psychologischen Testen konnten keine Hirnschäden festgestellt werden trotz des Umstandes, daß während ganzer 12 Minuten und 20 Sekunden die Blutzirkulation unterbrochen war.

In den meisten Fällen wurden die Patienten Gehirnfunktionstesten nach psychologischen Methoden vor und nach der Operation unterzogen. Dabei wurde kein Fall einer zerebralen Störung beobachtet.

Der Film zeigt die beschriebene Hypothermiemethode, angewandt in einem Fall mit abnorm ableitenden Lungenvenen bei einem Atrium-Septum-Defekt. Die anomalen Lungenvenen leiten hier in die Vena cava superior ab, die aus diesem Grunde längs geteilt wird, so daß zwei Ableitungen im rechten Vorhof entstehen, worauf der Atrium-Septum-Defekt über der Öffnung der abnorm ableitenden Lungenvenen genäht wird.

J. P. Payne und P. J. Armstrong

Messung des Herzminutenvolumens während Operationen am offenen Thorax

Obgleich viele Methoden für die Messung des Herzminutenvolumens während der Anaesthesie vorgeschlagen wurden, haben nur zwei breite Anwendung gefunden. Die erste, die direkte Fickschen Methode, ist von zweifelhaftem Wert und kann nach Prime und Gray (1952) wenig mehr tun, als lediglich eine Richtung anzeigen. Die genaue Messung des Sauerstoffverbrauchs wird nicht nur durch die fast ausnahmslose Akkumulation von Kohlendioxyd in den Alveolen während der Anaesthesie eingeschränkt, sondern auch durch das Vorhandensein von Narkosegasen, die gleichzeitig die Blutanalyse komplizieren. In der Chirurgie des offenen Thorax werden die Schwierigkeiten durch die Anwendung der künstlichen Beatmung mit positivem Druck, durch den absichtlichen Kollaps einer verschieden großen Menge funktionierenden Lungengewebes und die Störung der Lungendurchblutung durch den chirurgischen Eingriff noch größer. Die zweite Methode, die Farbstoff-Verdünnungstechnik, umgeht diese Schwierigkeiten, und obgleich sie aus Gründen, die noch erörtert werden, nicht allgemein akzeptiert wurde, hat die Erfahrung gezeigt, daß dennoch zuverlässige und reproduzierbare Messungen damit durchgeführt werden können. Nach Einführung des neuen Farbstoffes Coomassie-Blue (Taylor und Thorp, 1959; Taylor und Shillingford, 1959) hielten wir die Anwendung dieser Methode zur Messung der Herzleistung während Operationen am offenen Thorax für gerechtfertigt.

Das Prinzip der Indikatorverdünnungsmethode ist seit 1829 bekannt, als Hering nachwies, daß die Geschwindigkeit des Blutstroms berechnet werden könnte, wenn ein Indikator mit bestimmter Geschwindigkeit in den Blutstrom gebracht und seine Verdünnung im Blut bestimmt würde. Stewart modifizierte 1894 die Methode der Messung des Herzminutenvolumens; er benutzte Natriumchlorid als Indikator, maß den elektrischen Widerstand des durch eine periphere Arterie fließenden Blutes und eichte seine Ergebnisse durch Messung des elektrischen Widerstandes bekannter Salzlösungen im Blut. Die Methode erhielt 1928 eine feste klinische Grundlage durch Hamilton und seine Mitarbeiter. Ihre Technik verdient erwähnt zu werden: Es wurden bekannte Mengen von Farbstoff in eine Vene injiziert und danach wiederholte Blutproben aus einer peripheren Arterie entnommen. Das Probeentnahmesystem bestand aus einer rotierenden Trommel, auf der 20 bis 30 kleine Reagenzgläser befestigt waren. Durch eine Arterienkanüle floß sukzessiv Blut innerhalb von 1 bis 2 Sekunden in jedes der Röhrchen. Die Konzentration des Farbstoffes in jedem Reagenzglas wurde dann spektrophotometrisch bestimmt. Die erhaltene Farbstoffverdünnungskurve war eine Dokumentation der sich zeitlich ändernden Konzentration des in den Blutkreislauf injizierten Farbstoffes. Eine solche Registrierung liefert folgende Informationen:

a) Die durchfließende Blutmenge zwischen Injektions- und Entnahmestelle;
b) Das Volumen des Gefäßsystems zwischen diesen beiden Stellen;
c) Die schnellste und mittlere Zirkulationszeit;
d) Das Vorhandensein anomaler Zirkulationswege.

Die weitere Geschichte der Farbstoffverdünnungstechnik bestand in der Entwicklung von weniger aufwendigen Methoden zur Analyse der 20 bis 30 separaten Blutproben, und heute kann man fortlaufende Registrierungen von Farbstoffverdünnungskurven mit einem Minimum an störender Beeinflussung und Unbequemlichkeit für den Patienten mittels eines Ohroxymeters erhalten.

Methode

Nachdem eine Kontrollblutprobe entnommen worden ist, werden 20 bis 40 mg einer 2- oder 4%igen Lösung von Coomassie-Blue in den Blutkreislauf injiziert, und zwar mittels eines Katheters, der von einer oberflächlichen Armvene in die Vena cava superior führt. Die

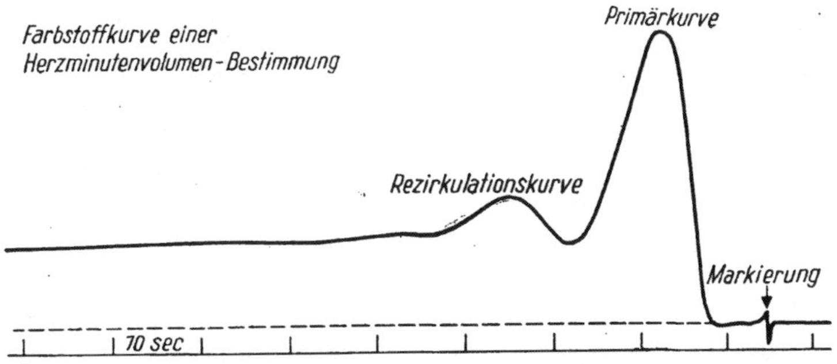

Abb. 1. Typische Farbstoffverdünnungskurve

arterielle Zeitkonzentrationskurve wird durch ein Ohroxymeter registriert, dessen Impulse zuerst verstärkt und dann durch ein direktschreibendes Registriergerät aufgenommen werden (Abb. 1).

Wenn das Kurvenende stabil ist, wird das Registriergerät gestoppt und die venösen Blutproben werden 3, 7 und 11 Minuten nach der Injektion entnommen. Dasselbe Verfahren wird wiederholt für fortlaufende Bestimmungen.

Der Farbstoff wird aus den Blutproben extrahiert und seine Konzentration in Milligramm pro Liter bestimmt. Dann kann eine Kurve gezeichnet werden, die den „Abfall" des Farbstoffes im Plasma zeigt. Durch Extrapolieren auf die Nullzeit kann auf halblogarithmischem Papier die Farbstoffkonzentration entsprechend der Höhe des Kurvenendes ermittelt werden (Abb. 2). Die Kurvenmessungen erfolgen in einem Zeitabstand von 1 Sekunde, und die erhaltenen Höhen werden mit Hilfe des konstanten Teils der Eichkurve in Konzentrationswerte umgerechnet und auf halblogarithmisches Papier übertragen, wie es in Abb. 3 gezeigt ist. Die Extrapolierung des Kurvenabfalls auf die Grundlinie beseitigt Fehler, die infolge des Rückfließens des Farbstoffes entstehen könnten.

Die gesamten Konzentrationen werden nun addiert und in die Formel eingesetzt:

$$\text{C. O.} = \frac{60 \times \text{i}}{\text{SC}} \times \frac{100}{(100\text{-Htc})}$$

wobei

C. O.	=	Herzminutenvolumen
i	=	die Dosis der Farbstoffinjektion
SC	=	die Summe der Einzelkonzentrationen
$\frac{100}{(100\text{-Htc})}$	=	das Blut-Plasma-Verhältnis
Htc	=	Haematokrit (korrigiert auf intercellulären Plasmarest und Körperhaematokrit) ist.

Schwierigkeiten und mögliche Fehlerquellen

1. Indikator

Es wurden die verschiedensten Farbstoffe benutzt, um eine Verdünnungskurve während der Anaesthesie zu erhalten, doch die meist verwandten Farbstoffe sind Evans-Blue und Coomassie-Blue. Evans-Blue hat aber eine Anzahl Nachteile; die Dosis ist durch das Auftreten einer Gewebefärbung bei Benutzung einer hohen Dosierung (Maximum 50 mg) für Reihenbestimmungen begrenzt. Es müssen deshalb kleine Mengen gegeben werden, die eine hohe Registrierempfindlichkeit erfordern, und sogar dann können unserer Erfahrung nach nicht mehr als 4 aufeinanderfolgende HMV-Kurven erhalten werden. Die erforderliche erhöhte Empfindlichkeit ist ihrerseits wieder eine Fehlerquelle, da das Risiko der elektrischen Störanfälligkeit erhöht ist. Schließlich ist eine völlige Sauerstoffsättigung des Blutes erforderlich, um eine Verzerrung der Aufzeichnung durch das Instrument zu vermeiden. Um diesen Schwierigkeiten begegnen zu können, wurde das Coomassie-Blue eingeführt. Da große

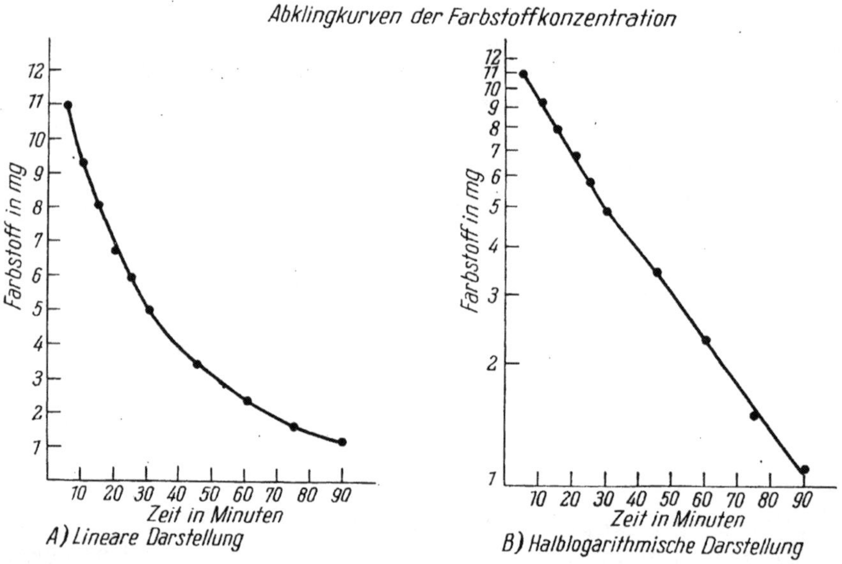

Abb. 2. Auf der linken Seite des Diagramms (A) ist eine typische Abklingkurve der Farbstoffkonzentration dargestellt. Rechts die gleiche Kurve (B), wenn Zeit und Konzentration auf halblogarithmischem Papier aufgetragen sind

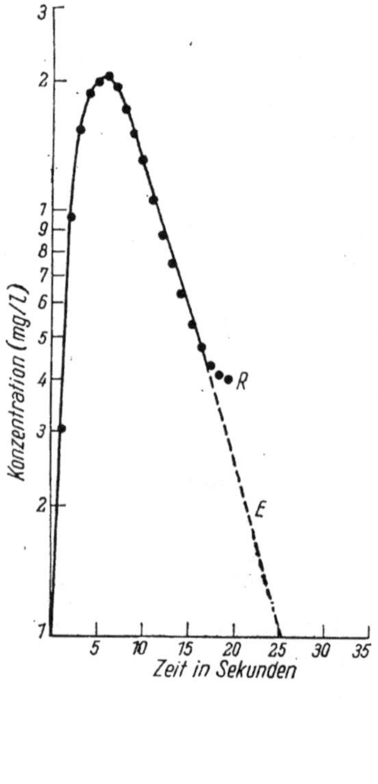

Abb. 3. Typisches Beispiel einer Kurve wie sie entsteht, wenn die Farbstoffkonzentrationen in 1-Sekunden-Intervallen auf halblogarithmischem Papier aufgetragen werden

Dosen bis zu 500 mg benutzt werden können, ohne eine toxische Reaktion befürchten zu müssen, kann die Registrierempfindlichkeit niedrig gehalten werden. Der Farbstoff verschwindet schnell aus dem Blutkreislauf und kann deshalb, im Gegensatz zu Evans-Blue, wiederholt verwendet werden. Ein Nachteil ist, daß sich für exakte Arbeit wegen des schnellen Verschwindens des Farbstoffes die Aufstellung einer Abfallskurve und ein Rückextrapolieren erforderlich machten.

2. Farbstoffextraktion

Die Blutproben werden zentrifugiert und das Plasma zurückbehalten. Die Plasmaproteine werden ausgefällt und die optische Dichte der Extrakte gegen einen Azetonleerwert in einem Unicam S. P. 600 Spektrophotometer bei 585 mμ gemessen. Dann ist

$$\frac{\text{O. D. unbekannt}}{\text{O. D. Standard}} \times \begin{array}{c}\text{Konzentration}\\ \text{des Standards}\end{array} = \begin{array}{c}\text{Konzentration von}\\ \text{Unbekannt in mg/l,}\end{array}$$

wobei O. D. = optische Dichte

In der Praxis ist eine völlige Extraktion von Evans-Blue-Farbstoff aus dem Blut schwierig, während die völlige Extraktion von Coomassie-Blue relativ leicht ist; in einer Serie von 200 Proben war die Rückgewinnungsquote größer als 98% (ARMSTRONG und PAYNE, 1960).

3. Oxymeter

Der Zusatz von Evans-Blue oder Coomassie-Blue-Farbstoff zum Blut ruft Veränderungen der Absorption im Bereich des roten und nahe des infraroten Lichtes hervor. Das Oxymeter enthält zwei Sperrschichteisenselenzellen, von denen jede mit einem besonderen Wrattenfilter bedeckt ist. Die eine Zelle ist lichtempfindlich für eine Wellenlänge von 800 mμ deren Impulse eine Funktion der Hämoglobinkonzentration im durchleuchteten Blut ist. Die zweite Zelle setzt Licht einer Wellenlänge von 640 mμ in elektrische Impulse um. Die Menge dieses Lichtes, die die Zelle durch das Blut erreicht, hängt von dem Farbstoffgehalt des jeweiligen Blutes ab. Das Verhältnis der photoelektrischen Ströme, die durch die Zellen erzeugt werden, ändert sich mit den wechselnden Farbstoffkonzentrationen und kann benutzt werden, um einen quantitativen Ausschlag des Registrieramperemeters zu erzeugen.

Das Ohroxymeter ist hochempfindlich und arbeitet mit einem hohen Verstärkungsfaktor; beides kann zu Fehlern führen. Außerdem wird im allgemeinen anerkannt, daß es nicht völlig quantitativ die erhöhten Farbstoffkonzentrationen wiedergibt. Dieser Mangel an Linearität muß aber seine Genauigkeit herabsetzen. Trotzdem haben unsere im Druck befindlichen eigenen Experimente und die von TAYLOR und SHILLINGFORD (1959) eine enge Beziehung zwischen den mit der FICK-Methode und dem Ohroxymeter erhaltenen Resultaten ergeben.

4. Messung der Kurve

In den meisten Fällen ist die Messung der Farbstoffkurve einfach, doch kann die Kurve gelegentlich infolge unvermeidbarer Fehler in der Wahl der Empfindlichkeit zu klein für eine genaue Messung sein. In manchen Fällen, meist nach der ersten Coomassie-Blue-Injektion (dies Problem tritt bei Evans-Blue nicht auf), fällt die Konzentration so schnell, daß eine Standardkurve nicht aufgestellt werden kann. Manchmal stören elektrische Überlagerungen die Feder so, daß eine meßbare Kurve nicht registriert werden kann.

5. Mathematische Analyse

Die mathematischen Gesichtspunkte der Farbstoffverdünnungskurven wurden von KINSMAN (1929) und seinen Mitarbeitern an verschiedenen Modellen und künstlichen Zirkulationen sorgfältig ausgearbeitet. Es besteht kein Zweifel, daß unter der Annahme einer völligen Durchmischung von Blut und Indikator die Verdünnung des Indikators ein Maß für die Blutströmung ist. Solche Kurven ergeben dann ziemlich genaue Messungen des Herzminutenvolumens.

Klinische Anwendung

Unter Benutzung der oben erörterten Methode wurde die Eignung von Coomassie-Blue für die Bestimmung des Herzminutenvolumens während der Anaesthesie in einer Serie von Patienten getestet, die sich einer kleinen Operation unterziehen mußten. Die von Taylor und Shillingford (1959) für den wachen Patienten festgestellten Bedingungen trafen auch für den narkotisierten Patienten zu.

Die Methode wurde dann angewandt, um eine Reihe von Messungen des Herzminutenvolumens an einer Gruppe von Patienten durchzuführen, die mit Fluothane narkotisiert worden waren. Diese Arbeit wurde zur Zufriedenheit vollendet und die Ergebnisse werden an anderer Stelle veröffentlicht werden (Armstrong und Payne, 1960). Es genügt zu sagen, daß sich die Methode für die laufenden Herzminutenvolumenbestimmungen unter Operationssaalbedingungen als geeignet erwies.

Es wurde jetzt mit dem Studium des Einflusses von chirurgischen und Anaesthesiefaktoren auf das Minutenvolumen des Herzens während der Chirurgie am offenen Thorax begonnen. Obgleich bis jetzt nur Vorversuche durchgeführt wurden, ist doch schon klar, daß ein Wechsel von der Spontanatmung zur künstlichen Atmung bei geschlossenem Brustkorb mit einem Abfall des Herzminutenvolumens verbunden ist, das wieder ansteigt, wenn der Brustkorb geöffnet ist. Die quantitativen Aspekte dieser vorläufigen Ergebnisse werden z. Zt. untersucht.

Literatur

Armstrong, P. J., and Payne, J. P.: Brit. J. Anaesth. *32*, 150 (1960).

Hamilton, W. F., Moore, J. W., Kinsman, J. M., and Spurling, H. G.: Amer. J. Physiol. *84*, 338 (1928). Z. Physiol. *3*, 85 (1929).

Kinsman, G. M., Moore, J. W., and Hamilton, W. F.: Amer. J. Physiol. *89*, 322 (1929).

Prime, F. J., and Gray, T. C.: Curr. Res. Anesth. *31*, 347 (1952).

Stewart, G. N.: J. Physiol. *15*, 1, 31 (1894).

Taylor, S. H., and Thorp, J. M.: Brit. Heart J. *21*, 492 (1959).

Taylor, S. H., and Shillingford, J. P.: Brit. Heart J. *21*, 497 (1959).

M. Meyer

Haemodynamische Untersuchungen mit Hilfe des Herzkatheters bei intrathorakalen Operationen

Die „Kardiopulmonale Reserve“ beträgt beim Menschen unter normalen Bedingungen ein Mehrfaches der Ruheanforderungen. Sie stellt das Vermögen dar, eine durch Atelektase oder Resektion bedingte Verkleinerung der respiratorischen Oberfläche und der Lungenstrombahn zu kompensieren.

Bei Patienten mit doppelseitigen Lungenveränderungen infolge entzündlicher oder degenerativer Prozesse (Pneumonien, Emphysem) oder Tumoratelektasen kann die „Kardiopulmonale Reserve“ beträchtlich herabgesetzt sein. Dies ist besonders bei älteren Patienten der Fall, aus denen sich aber gerade das Gros der Bronchialcarcinome rekrutiert.

Aus diesem Grunde liegt das Risiko einer Pneumonektomie für den älteren Patienten ungleich höher, als für einen jüngeren Menschen, der einer Resektionsbehandlung unterzogen werden muß. Die „Kardiopulmonale Reserve“ stellt damit einen begrenzenden Faktor für die Lungenchirurgie dar.

Wenn man die Todesursachenstatistiken in der Lungenchirurgie verfolgt, so kann man feststellen, daß das kardiopulmonale Versagen vor allen anderen Ursachen an der Spitze steht.

Die Chirurgische Universitätsklinik Hamburg-Eppendorf veröffentlichte 1953/54 eine Statistik über die operative und postoperative Letalität von 66 Fällen. Von diesen 66 Patienten verstarben 36, das sind etwa 54%, an einer „kardiovaskulären Insuffizienz“.

Tabelle 1

Todesursachen nach Lungenresektionen aus der Chir. Univ.-Klinik Hamburg-Eppendorf (Thoraxchirurgie *1*, 337 (1953/54)

1. Kardiovaskuläre Insuffizienz	36
Embolie, Herzinfarkt	3
Chron. Ateminsuffizienz	6
2. Infektionen (Lunge, Pleura)	11
3. Bronchusinsuffizienz	5
4. Hirnmetastasen	2
5. Blutendes Ulcus ventriculi	2
6. Leberkoma	1
	66

Auch bei den Todesfällen unseres Krankengutes überwiegt die kardiopulmonale Insuffizienz die anderen Todesursachen. Aus der Tab. 2 geht hervor, daß von 77 Pneumonektomierten 29 an der Insuffizienz der kardiopulmonalen Reserve verstarben, das sind etwa 38%.

Tabelle 2

Todesursachen nach Pneumonektomien bei Exitus innerhalb von 30 Tagen nach der Operation von 1950 bis 1. 9. 1959 — Klinik der Deutschen Akademie der Wissenschaften, Berlin-Buch

1. Kardiopulmonale Insuffizienz	29
2. Infektionen (Lunge)	8
3. Stumpfinsuffizienz	11
4. Lungenembolie	21
5. Nachblutung	8
	77

Die Tab. über die Altersverteilung dieser 29 Patienten zeigt eine Zunahme der Insuffizienz mit steigendem Lebensalter.

Tabelle 3

Altersverteilung der innerhalb des 1. Monats nach Pneumonektomie an kardiopulmonaler Insuffizienz verstorbenen Patienten von 1950 bis 1. 9. 1959

jünger als 50 J.	3
50 bis 54 J.	4
55 „ 59 J.	8
60 „ 64 J.	10
65 „ 69 J.	3
älter als 70 J.	1

In der Literatur finden sich tierexperimentelle Beiträge und postoperative Untersuchungen am Menschen, die sich mit der Ursache dieser Insuffizienzform beschäftigen.

Nach diesen und eigenen Erfahrungen steht im Mittelpunkt das Cor pulmonale, das sich durch den sofort mit der Unterbindung der Arteria pulmonalis einsetzenden Pulmonalishochdruck verschieden rasch entwickelt. Durch die Ligatur wird die pulmonale Strombahn akut um etwa die Hälfte reduziert, das Durchströmungsvolumen in der verbliebenen Lunge verdoppelt sich annähernd und als Folge des verminderten Gefäßquerschnittes steigt der Druck in der Pulmonalis und dem rechten Herzen an. In der Abb. 1 sind schematisch die Lungenveränderungen aufgezeigt, die zum Cor pulmonale führen können.

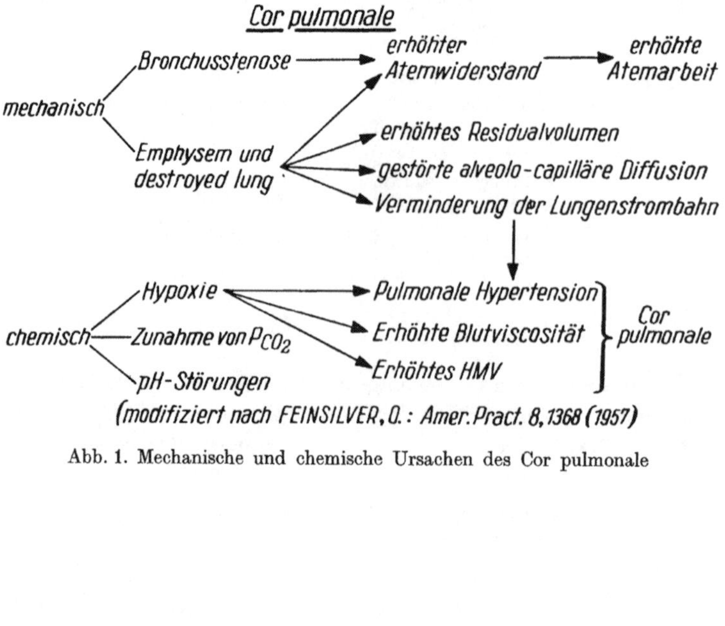

Abb. 1. Mechanische und chemische Ursachen des Cor pulmonale

Sowohl die Reduzierung des Gefäßquerschnitts durch Resektion von Lungengewebe als auch die Hypoxie und Hyperkapnie sind Ereignisse, die den Anaesthesisten während der Operation und in der postoperativen Periode beschäftigen.

Aus diesem Grunde haben wir gemeinsam mit Herrn Prof. MATTHES, der die Pneumonektomien durchführte, intraoperative Druckmessungen in der Arteria pulmonalis und dem rechten Ventrikel bei Hunden und beim Menschen durchgeführt. Wir wollten einen Eindruck über den zeitlichen Verlauf der Druckerhöhungen und die Formänderung der intravasalen bzw. kardialen Druckkurven gewinnen. Benutzt wurde ein Meßsystem, das aus einem amerikanischen Herzkatheter USCI Nr. 9, einem Statham-Element 23 AA und einem speziell an dieses Element angepaßten Demodulatorkanal mit Spreizzeigersystem der Firma Schwarzer bestand. Da die Drücke im offenen Thorax gemessen wurden, galt als Druckdosenhöhe die Katheterspitze, die mit dem Bildwandler BV 20 röntgenologisch lokalisiert wurde. Die

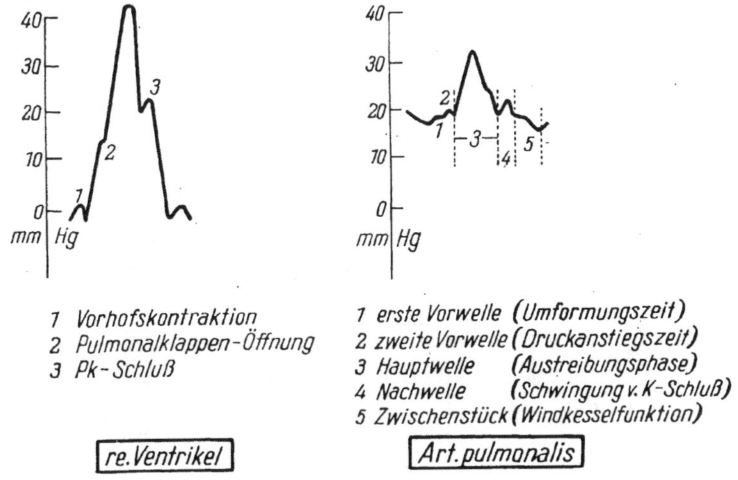

Abb. 2. Formen des zeitlichen Druckablaufes im re. Ventrikel und der A. pulmonalis

Schreibgeschwindigkeit wurde in allen unseren Experimenten zur besseren Analyse der Form unserer Druckkurven auf 50 mm/sec festgelegt. Die Anaesthesie wurde in den Tierversuchen nach Morphinvorbereitung im geschlossenen Kreislaufsystem mit Äther durchgeführt, während sie beim Menschen über einen CARLENS-Tubus durch ein $N_2O - O_2$-Gemisch bei Barbituratbasis unterhalten wurde. In diesem Falle erfolgte die Relaxation mit Curarin.

Zuerst, meine Damen und Herren, darf ich Ihnen in zwei Beispielen den normalen Druckablauf im rechten Ventrikel und der Arteria pulmonalis sowie dessen Zuordnung zu den Funktionsabschnitten der Herzkontraktion demonstrieren.

Die Druckkurve des rechten Ventrikels zeigt im Idealfalle drei bemerkenswerte Einschnitte. Der erste kleine Gipfel kommt durch die Vorhofkontraktion zustande. Am Ende der Druckanstiegszeit findet sich eine nicht immer deutliche Einschnürung, die der Öffnung der Pulmonalklappe entspricht. Zwischen Gipfel und mittlerem Drittel des abfallenden Kurvenschenkels entsteht schließlich durch den Schluß der Pulmonalklappe eine erneute Incisur.

Der Druckablauf in der Arteria pulmonalis weist ebenfalls vier mehr oder weniger gut abgrenzbare Abschnitte auf. Die erste Vorwelle entsteht während der Umformungszeit, in der sich der Ventrikel ‚fester um den inkompressiblen Flüssigkeitsinhalt anspannt'. Sie ist meist sehr klein oder fehlt ganz. Die zweite Vorwelle hingegen während der Druckanstiegszeit ist größer und wird daher selten vermißt. Zu Beginn der Austreibungszeit, also zum Zeitpunkt der Überschreitung des diastolischen Pulmonalarteriendruckes durch den Ventrikeldruck, öffnet sich die Pulmonalklappe und die Hauptwelle als Abschnitt der Austreibungsphase beginnt. Auf dem absteigenden Schenkel wird das Ende der Austreibungszeit durch die Incisur des Pulmonalklappenschlusses markiert.

Schon bei Eröffnung der Pleura läßt sich eine Änderung des Formverlaufs der Ventrikelkurve beobachten (Abb. 3). Sie sehen ein Höhersteigen der Pulmonalisschlußzacke auf dem abfallenden Schenkel der Kurve. Um dieses Phänomen zu erklären, braucht man nur den Schlußmechanismus der Pulmonalisklappe zu betrachten. Da sich die Pulmonalisklappe immer dann

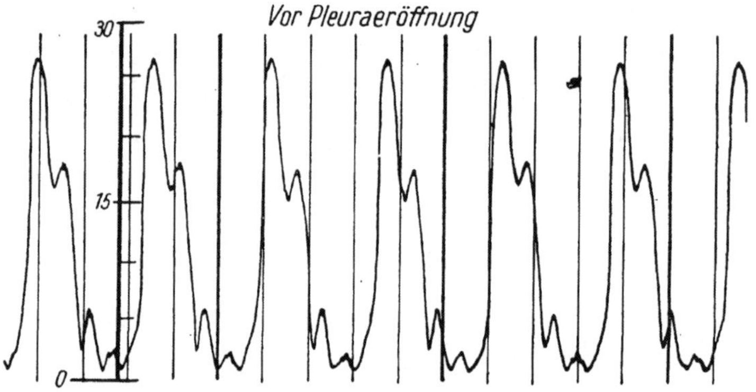

Abb. 3a. Druckkurve im re. Ventrikel vor Pleuraeröffnung

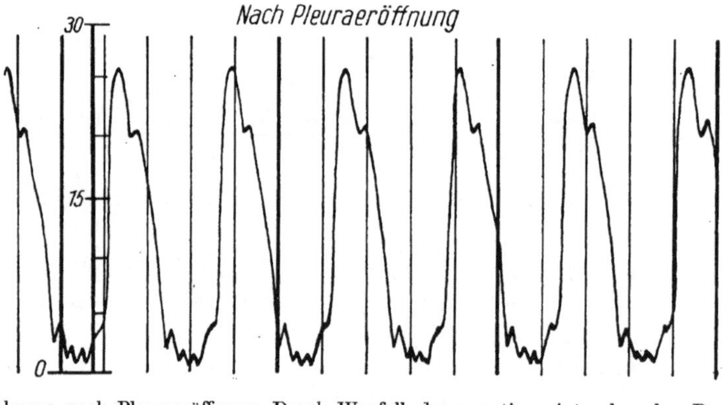

Abb. 3b. Druckkurve nach Pleuraeröffnung. Durch Wegfall des negativen interpleuralen Druckes kommt es zum Druckanstieg in der A. pulmonalis

schließt, wenn der Pulmonalisdruck den Ventrikeldruck überwiegt, so muß die zeitliche Vorverlegung des Klappenschlusses mit einer Druckerhöhung in der Arteria pulmonalis einhergehen. Mißt man diesen Druckanstieg aus, so beträgt er um 5 mm Hg und macht damit genau die Druckerhöhung durch Wegfall des negativen interpleuralen Druckes aus, der in Exspirationsstellung herrscht.

Bei der Untersuchung des Effektes, den das manuelle Ausdrücken der Luft aus der Lunge auf den Druckablauf in der kontralateralen Arteria pulmonalis hat, fanden wir einen verschieden großen Druckanstieg (Abb. 4). Er war abhängig vom Grade der Atelektase, den der Chirurg mit der Hand verursachte. Diese Druckerhöhung auf der Gegenseite deckt sich gut mit den Befunden von BJÖRK und SALÉN, die eine Abnahme der Durchströmung in Atelektasen beschrieben. Bei Entfaltung der ausgedrückten Lunge schwand diese Veränderung wieder.

Bei der akuten Unterbrechung der Blutzufuhr zu der exponierten Lunge stieg der Druck in der Arteria pulmonalis der Gegenseite innerhalb 1 sec um 8 bis 10 mm Hg an (Abb. 5). Bei Öffnung der Ligatur kehrt jedoch der Pulmonalisdruck in unseren Experimenten erst innerhalb von 4 sec zur Norm zurück.

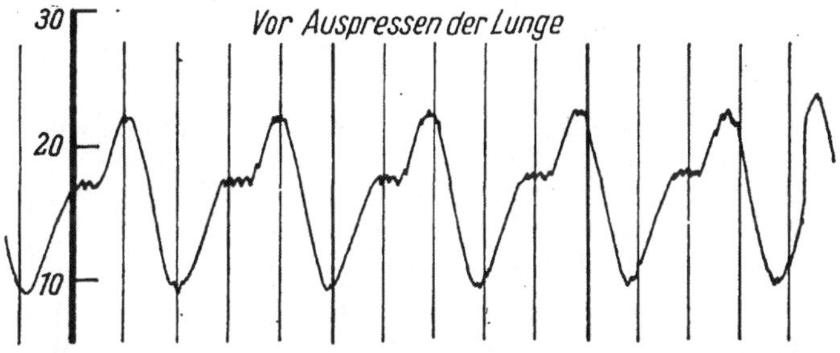

Abb. 4a. Pulmonalisdruckkurve vor manuell erzeugter Lungenatelektase

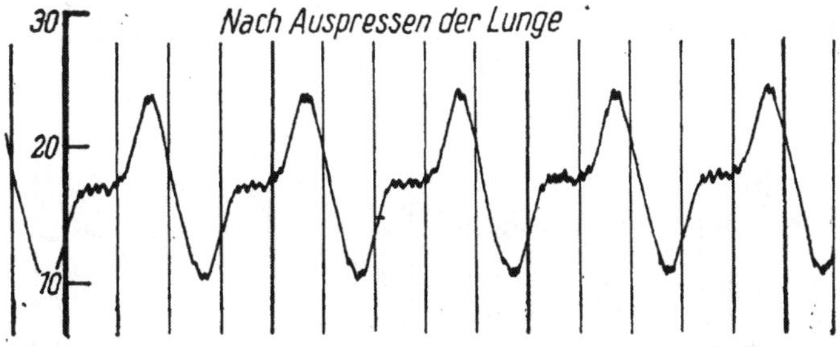

Abb. 4b. Anstieg des Pulmonalisdruckes nach mechanischer Atelektase

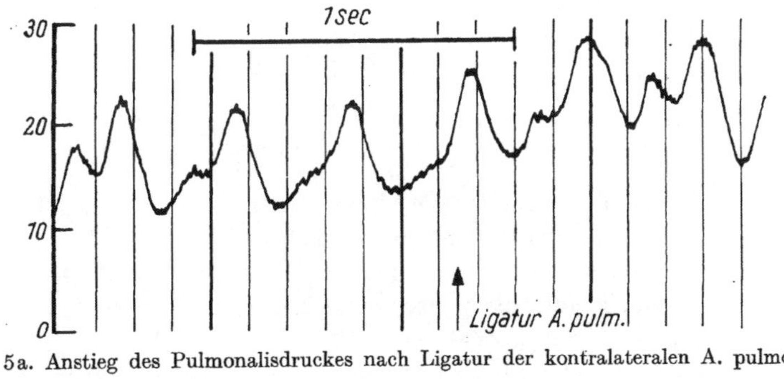

Abb. 5a. Anstieg des Pulmonalisdruckes nach Ligatur der kontralateralen A. pulmonalis

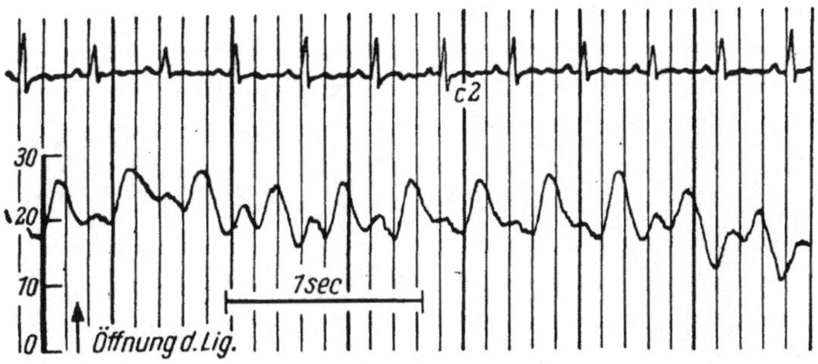

Abb. 5b. Verzögerte Rückbildung der pulmonalen Hypertension nach Öffnen der Ligatur

Der erhöhte Strömungswiderstand in der Arteria pulmonalis läßt sich außer am Anstieg des Ventrikeldruckes auch wieder an dem zeitlich vorverlegten Pulmonalklappenschluß erkennen (Abb. 6). Bei Öffnung und Unterbrechung der Durchblutung ist diese Formänderung stets erneut auslösbar. Leider sind die Ventrikeldruckkurven bei dieser Verstärkung in ihrem Gipfel verwischt. Mit einem anderen Verstärkungsfaktor geschrieben ergibt das Kurvenbild aber die gleichen Veränderungen.

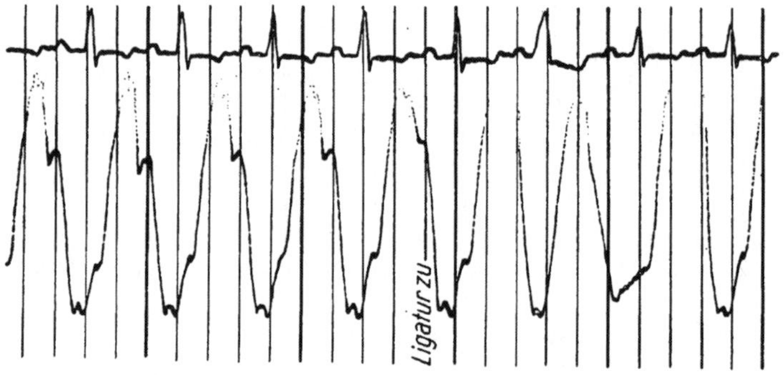

Abb. 6a. Einfluß der Pulmonalisligatur auf die Ventrikeldruckkurve

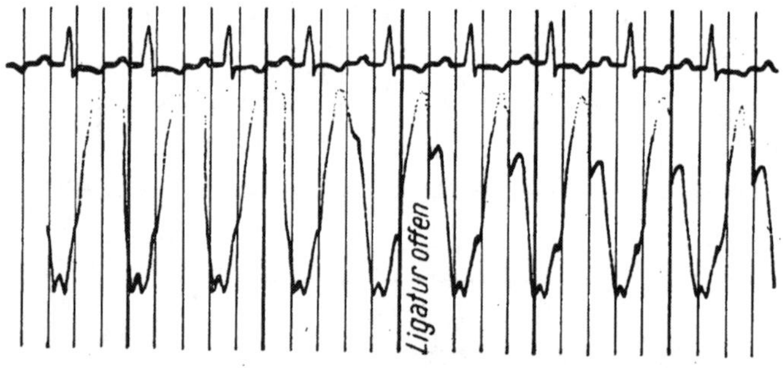

Abb. 6b. Bei Lösung der Ligatur Normalisierung des Ablaufes

Meine Damen und Herren, es lag mir nahe, Ihnen an Hand unserer Ergebnisse zu zeigen, welchen Einfluß der Verschluß einer Pulmonalis auf die Haemodynamik des kleinen Kreislaufs hat und welches die Ursachen der kardiopulmonalen Insuffizienz sind. Die Druckänderung durch die Ligatur können wir noch nicht umgehen, aber wir können durch Vermeidung aller zusätzlicher Faktoren, die eine pulmonale Hypertension hervorrufen, die Ausbildung eines Cor pulmonale in der postoperativen Periode zu unterdrücken suchen. Dazu gehören besonders die Vermeidung von Atelektasen, der Hypoxie, der Hyperkapnie und Steigerung der Blutviscosität.

Das EKG mit seinem sogenannten P-pulmonale ist ein schlechter Indikator bei der Orientierung über die pulmonale Hypertension.

I. Forgács

Bedeutung und Methoden der unmittelbaren postoperativen Atemfunktionsuntersuchung

Die Untersuchung der Atemfunktion hat sich zugleich mit den Fortschritten der modernen Thoraxchirurgie zu einem ernsthaften Wissenschaftszweig entwickelt. Die Vielseitigkeit und Genauigkeit der Methoden gestattet es uns, vor der Operation von der kardiorespiratorischen Reserve und Belastungsfähigkeit des Kranken ein entsprechendes Bild zu gewinnen. Dennoch kann, wie wir wissen, selbst eine nach der umsichtigsten Atemfunktionsuntersuchung durchgeführte Operation zu unvorhergesehenen unangenehmen Überraschungen, zu atmungs- und kreislaufbedingten Komplikationen führen.

Die Ausgangsbasis der postoperativen Atemfunktionsinsuffizienz, der ganzen pathologischen Kette, bildet die Hypoventilation. Aus welchen Ursachen kann in der postoperativen Periode eine Hypoventilation entstehen?

1. *Narkosebedingte Ursachen* sind: Die deprimierende Wirkung der Narkotica und bei der Vorbereitung angewandten Medikamente auf das Atemzentrum, der prolongierte, mitunter kumulierende Effekt der Muskelrelaxantien und die sog. Recurarisierungserscheinung.

2. *Die Hemmung der Expektoration* und Anhäufung des Bronchialsekretes stellen die häufigste und banalste Ursache dar, die nach jeder Thorakotomie mehr oder minder eine Rolle spielt.

3. *Der Bronchospasmus.* Den schweren Formen begegnen wir bei asthmatischen allergischen Kranken, die leichtere Form kommt indessen oft vor und wird zumeist gerade durch Sekretstauung reflektorisch hervorgerufen.

4. *Die paradoxe Atmung.* Mit dieser müssen wir nach ausgedehnten Thorakoplastiken rechnen. Sie hat hauptsächlich bei lockerem Mediastinum schwere Folgen.

Die vorstehend angeführten Ursachen stellen die wichtigsten dar, die in der unmittelbaren postoperativen Periode eine Hypoventilation auslösen können.

Die Folgen der Hypoventilation sind die Hypoxie und CO_2-Retention. Bei normalem Bluthämoglobingehalt wird die Hypoxie bekanntlich rechtzeitig durch die Zyanose angezeigt. Sofern der Hämoglobingehalt im Blut aber infolge von operationsbedingtem Blutverlust vermindert ist, müssen wir daran denken, daß auch ohne wesentliche Zyanose eine ernsthafte Hypoxie vorliegen kann.

Viel schwerer aber ist es, die CO_2-Retention zu erkennen. Das einzige üblicher Beobachtung zugängliche Symptom bildet die allmähliche Erhöhung des Blutdruckes. Wenn bereits Sensoriumsstörung oder womöglich Koma bestehen, so haben wir es gewöhnlich mit einer schweren, irreversiblen Form der Hyperkapnie zu tun. Diesen Zustand müssen wir demnach rechtzeitig erkennen, denn wenn wir in derartigen Fällen nicht eingreifen, so stirbt der Kranke unter den Zeichen der respiratorischen Acidose.

Da die Hypoventilation die Hauptursache der Komplikationen bildet, erscheint uns die quantitative Messung der Ventilation am wichtigsten. Das geeignetste Hilfsmittel am Krankenbett ist hierbei die sog. Gasuhr oder das Volumeter. Wir benützen das Drägersche Volumeter, mit dem die Größe des Respirationsvolumens, die Frequenz und die Minutenventilation genau gemessen werden können. Bekanntlich gelangt nur ein Teil des zahlenmäßigen Ventilationswertes bis zu den Alveolen und nimmt an der Aufrechterhaltung des Gasaustausches teil. Diese Menge nennen wir alveoläre Ventilation. Der verbleibende Rest befindet sich im Totraum der Atemwege. Bei höherer Frequenz nimmt die Atmung im Totraum zu, und infolgedessen erleidet die alveoläre Ventilation Einbuße. Aus diesem Grunde ist der Wirkungsgrad der raschen oberflächlichen Atmung ungünstig. Letzten Endes müssen wir trachten, das Ausmaß der alveolären Ventilation festzustellen oder mindestens zu schätzen. Wenn uns außer dem Volumeter kein anderes Hilfmittel zur Verfügung steht, so können wir bei der Errechnung der Totraumventilation mit grober Annäherung so vorgehen, daß wir die Atemfrequenz mit dem anatomischen Totraum multiplizieren. Diesen nehmen wir normalerweise mit 150 ml, nach der Tracheotomie und Pneumonektomie mit 50 ml an. Die alveoläre Ventilation errechnen wir folgendermaßen: Alveolarventilation = Minutenvolumen minus Totraumventilation. Die normale Minutenventilation und die alveoläre Ventilation machen bei einem 60 kg schweren Erwachsenen durchschnittlich mindestens 6 bzw. ungefähr 3 Liter aus.

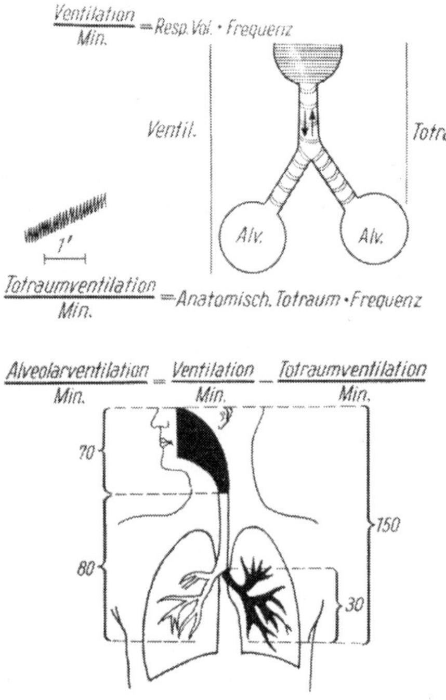

Abb. 1

In größeren thoraxchirurgischen Abteilungen müssen wir indessen bestrebt sein, die Alveolarventilation nicht annähernd, sondern möglichst genau kennenzulernen. Zu diesem Zweck müssen wir jedoch gewisse wichtige Angaben des CO_2-Gasaustauschs, und zwar die CO_2-Konzentration der ausgeatmeten und alveolären Luft ermitteln. Hierfür stehen die verschiedensten Apparaturen zur Verfügung. An unserer Klinik verwenden wir das Forgács-Lászlosche Carbooxymeter. Die alveoläre Ventilation läßt sich nach folgender Formel errechnen:

$$\text{Alveolarventilation} = \frac{CO_2\text{-Produktion/min} \cdot 0{,}121}{\text{alv. } CO_2\%}$$

Am Krankenbett kann die Bestimmung der CO_2-Produktion je Minute nach zwei verschiedenen Verfahren erfolgen.

1. Wir messen die CO_2-Konzentration der ausgeatmeten Luft mit Hilfe der Apparatur, indem wir den Schlauch in den Rachen des Kranken oder, wenn es sich um einen tracheotomierten Kranken handelt, in das Mundstück der Kanüle einführen, so daß die Analyse in diesem Fall aus der herausgesaugten Gasprobe entnommen wird. Nachdem wir den Wert der Minutenventilation von der vorher mit dem Volumeter durchgeführten Messung kennen, können wir mit einfacher Regeldetri die produzierte CO_2-Menge aus diesen beiden Werten errechnen.

2. Eine genauere Methode besteht darin, daß man die ausgeatmete Luft mindestens 3 Minuten hindurch in einem mit einseitigem Ventil versehenen Douglas-Sack sammelt und den CO_2-

Gehalt des Gases analysiert. Wenn das Volumeter von vornherein zwischen dem Kranken und dem Sack eingeschaltet wird, so erfahren wir sogleich auch die Größe der im Sack eingesammelten Exspirationsluft-Volumina. Die Berechnung erfolgt dann ebenso wie im vorigen Fall. Im Nenner der zur Errechnung der Alveolarventilation benötigten Formel finden wir die CO_2-Konzentration der Alveolarluft. Je näher wir diesem Wert kommen, desto genauer lernen wir die wirkliche Größe der alveolären Ventilation kennen. Zu ihrer Bestimmung nehmen wir gewöhnlich folgende Methoden in Anspruch:

1. Den Kranken lassen wir in einen mit einem Dreiwegehahn versehenen Ballon ausatmen, wobei die ersten $^2/_3$ des Exspiriums in die umgebende Luft hinausgelassen werden und nur

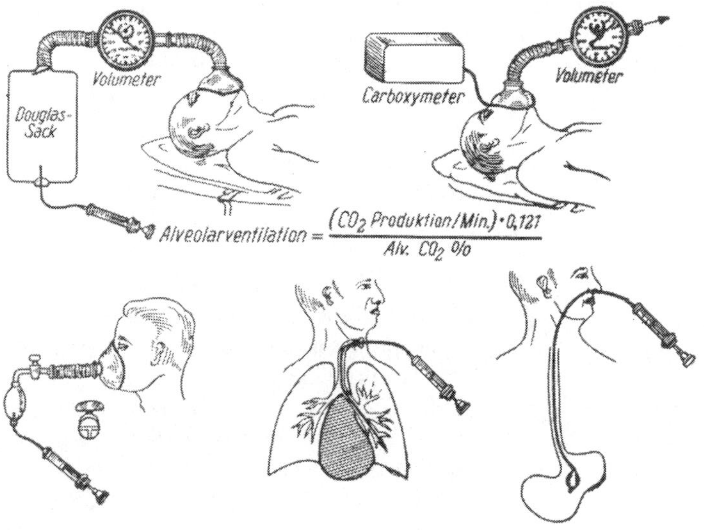

Abb. 2

das letzte Drittel im Ballon aufgefangen wird, dessen Inhalt wir auf die CO_2-Konzentration analysieren. Dies ist die klassische Haldanesche Methode.

2. Bei tracheotomierten oder intubierten Kranken gehen wir so vor, daß wir eine dünne Polyethylenkanüle sehr vorsichtig und langsam, um keinen Husten auszulösen, ganz in die Peripherie, in die kleinsten Bronchialzweige einführen, bis der Katheter auf Widerstand stößt. Die von dort entnommene Gasprobe wird auf ihren CO_2-Gehalt analysiert, weil ihre Zusammensetzung der des Alveolargases entspricht. Vor der Manipulation muß sorgfältig das Sekret aus den Atemwegen abgesaugt werden.

3. Endlich leistet, insbesondere, wenn die CO_2-Konzentration der Alveolarluft längere Zeit hindurch oft untersucht werden muß, die Boda-Murányische gastrotometrische Methode gute Dienste, die darauf beruht, daß die CO_2-Konzentration der Magengase und der Alveolarluft bis auf eine Abweichung von 0,5% übereinstimmt. Den an der dünnwandigen Polyäthylensonde befestigten, durch die Nase in den Magenfundus eingeführten Gummiballon kann man tagelang an Ort und Stelle belassen. Wenn wir diesen von außen mit Luft anfüllen, so gleicht sich die Tension der Gase zwischen dem Magenraum und innerhalb des Ballons binnen 2 Stunden durch Diffusion aus. Danach kann man die aus dem Magen gesaugte Gasprobe analysieren. Naturgemäß darf man sich nicht mit der Untersuchung des CO_2-Gasaustauschs begnügen. Obschon die Hypoxie eine geringere Gefahr bedeutet, weil sie leichter erkannt und abgewehrt werden kann, so müssen wir doch ihr Ausmaß und die Umstände ihres Zustandekommens kennen. In der postoperativen Periode entnehmen wir daher mittels

Punktion Blut aus der A. femoralis und gelangen mit Hilfe des Atlas'schen Oxymeters rasch (in etwa 3 bis 5 Minuten) in den Besitz einiger wichtiger Angaben des O_2-Gasaustausches. Wir lernen den O_2-Gehalt, die Saturation, sowie den Hämoglobingehalt des Arterienblutes und die O_2-Kapazität des Blutes kennen. Im Besitze dieser Angaben vermögen wir das Ausmaß der Hypoxie zu errechnen und auch dahingehend Schlüsse zu ziehen, ob sie durch verringerte Sauerstoffversorgung oder herabgeminderten Hämoglobingehalt verursacht wurde.

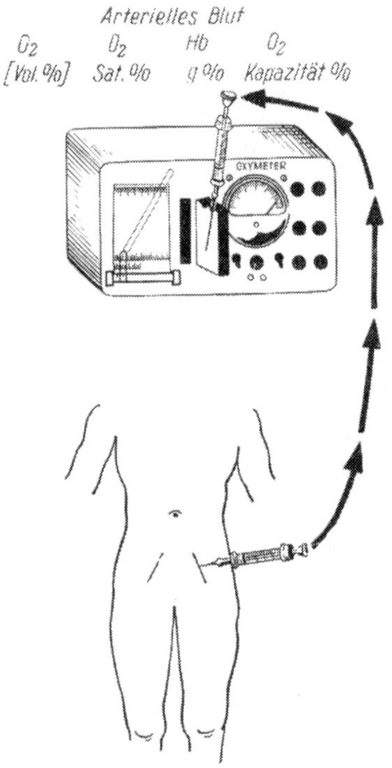

Abb. 3

Es muß betont werden, daß die angeführten Untersuchungen keineswegs ein vollständiges Bild vom Gasaustausch geben, und daß es sich vor allem nicht um die genauesten Verfahren handelt. Wir hielten es deshalb für lohnend, die unsererseits angewandten Verfahren zu beschreiben, weil diese am Krankenbett auch von Klinikern, die über keine spezielle Laborausbildung verfügen, oder gegebenenfalls von Laboranten durchgeführt werden können. Wenn das Oxymeter und Carbooxymeter zur Verfügung steht, so gelangen wir rasch in den Besitz ziemlich zuverlässiger Zahlenangaben, welche die Möglichkeiten bieten, im Interesse einer Abwehr der Ateminsuffizienz unverzüglich einzugreifen.

Bei diesen Eingriffen handelt es sich bekanntermaßen über die instrumentelle Sekretabsaugung hinaus in erster Linie um die in der Verringerung des Totraumes und Behebung der Sekretretention eine so große Rolle spielende Tracheotomie und in zweiter Linie um die Behebung der Ventilationsinsuffizienz mit Hilfe der permanenten maschinellen Beatmung. Es ist zu hoffen, daß die Anwendung der beschriebenen Untersuchungsverfahren und die frühzeitige Erkennung der drohenden Ateminsuffizienz die häufigere Inanspruchnahme dieser wirksamen Methoden nach sich ziehen wird.

30. Oktober 1959

Vormittagssitzung

Thema: Verhütung endobronchialer Sekretverschleppung bei Lungenoperationen

Vorsitzender: R. Frey, Heidelberg

Beisitzer: F. Filipoff, Sofia

L. Barth

Häufigkeit postoperativer Lungenkomplikationen infolge Sekretverschleppung bei Lungenoperationen

Es ist eine bedauerliche Erscheinung der heutigen Zeit, daß die große Mehrzahl der Ärzte Suggestionen erliegt, die in Form von Prospekten, pseudowissenschaftlichen Arbeiten, Doktrinen und anderen Einflüssen beinahe täglich auf sie einstürmen. Wissenschaftlicher Objektivismus und gesunde Kritik an eigenen und fremden Methoden sind außerordentlich rar. Unter diesen Zeiterscheinungen leidet auch die Behandlung der Frage der Verhütung endobronchialer Sekretausbreitung während Lungenoperationen. Es gibt Anaesthesisten, die dieses Problem nicht kennen oder einfach ignorieren. Dabei weist schon die Vielzahl der angegebenen Sekretschutzverfahren darauf hin, daß hier eine ernste Problematik vorliegt.

Die seit 1932 zur Verhütung intraoperativer Sekretverschleppung aus kranken in gesunde Lungenabschnitte angegebenen Maßnahmen sind:

1. Die endobronchiale Intubation der gesunden Seite (Gale und Waters 1932, Magill 1936, Bonica 1951) = sogenannte Einlungenanaesthesie.
2. Die Bronchusblockade auf der kranken Seite (Magill 1936, Craford 1938, Halton 1943, Moody 1947, Mülly 1950, Stürzbecher 1953) = Einlungenanaesthesie.
3. Sekretdrainage durch Oberkörpertieflagerung (Beecher 1940).
4. Halbschräge Pronationslage (Overholt 1946) und
5. getrennte Doppellungenanaesthesie mit Hilfe des doppellumigen Carlens-Tubus (Björk und Carlens 1950).

Die eine Seite der vorliegenden Problematik ist: Soll man Sekretschutzverfahren in der Lungenchirurgie routinemäßig oder nur im Bedarfsfalle, d. h. bei „feuchten Lungen" anwenden? Die andere Seite ist: Welche Verfahren bieten wirklich Schutz vor endobronchialer Sekretverschleppung während der Operation?

Die erste Frage ist eine Gewissensfrage. Wer es jemals erlebt hat, daß eine praeoperativ „trockene" Lunge intra operationem massiv Sekret entleerte, wird nicht umhin können, Sekretschutzverfahren routinemäßig anzuwenden.

Die zweite Frage ist eine Angelegenheit nüchterner Zahlen und nicht Sache der Bequemlichkeit oder des guten Geschmacks. Hier stößt man schon auf größere Schwierigkeiten. Welches Kriterium kann für die Bewertung von Sekretschutzverfahren Geltung beanspruchen?

Massive Sekreteinbrüche in das Bronchialsystem mit unmittelbar nachfolgenden Gasaustauschstörungen schwereren Grades sind erfahrungsgemäß nicht sehr häufig. Bei 218 ungeschützten Fällen (endotracheale Intubation, Seitenlage, häufige Sekretabsaugung) erlebten wir 6 derartige Zwischenfälle, von denen einer tödlich ausging. Diese Zwischenfälle verteilen sich auf über 800 Lungenoperationen, verschiedene Anaesthesisten und verschiedene Operateure, so daß kaum einer davon noch unangenehme Erinnerungen mit sich herumschleppen dürfte. Nähmen wir also die wirklich beobachteten intraoperativen Sekretausbreitungen als Kriterium für die Wirksamkeit von Sekretschutzverfahren, so hätten wir kaum Chancen, irgendwelche Differenzen zu finden.

Der Ehrgeiz eines guten Anaesthesisten sollte sich u. E. aber nicht in der Verhütung intraoperativer Zwischenfälle erschöpfen, sondern sich auf die postoperative Phase ausdehnen. Mancher Fehler und manche Nachlässigkeit während der Narkose macht sich erst postoperativ bemerkbar. So auch die unbemerkte endobronchiale Sekretverschleppung im Verlaufe von Lungenoperationen.

Bereits kleinste Sekretmengen, welche während der Operation aus kranken in gesunde Lungenabschnitte übertreten, können der Anlaß zu postoperativen Komplikationen sein. Begünstigt durch den aerodynamischen Effekt der künstlichen Beatmung gelangt das Sekret bis in die Bronchiolen. Dort führt es zu mehr oder weniger herdförmigen Verstopfungen. Dahinter bilden sich Atelektasen, Transsudat tritt in die Alveolen ein und es entsteht das Bild einer herdförmigen Bronchopneumonie. Sie braucht keinerlei entzündliche Reaktion wie Fieber und dergleichen im Gefolge zu haben. Denn im Zeitalter der Antibiotica ist die Sekretverschleppung kein infektiöses, sondern ein mechanisch-obstruktives und damit ein respiratorisches Problem.

Erheben wir die postoperativen Lungenkomplikationen zum Maßstab der Wirksamkeit von Sekretschutzmaßnahmen, so gelangen wir u. E. zu einem objektiven Bild, wenn die zu vergleichenden Kollektive groß genug und die Differenzen statistisch gesichert sind. Im folgenden wollen wir eine Untersuchung unseres eigenen Krankengutes nach diesen Gesichtspunkten vorlegen.

Postoperative Lungenkomplikationen in Form von Atelektasen und Pneumonien sind bis zu einem gewissen Grade unvermeidlich. Es ist einwandfrei erwiesen, daß sie unabhängig von den angewandten Narkosemitteln und Anaesthesieformen, abhängig aber vom Operationsort, von der Größe des Eingriffs, vom Zustand des Patienten, von der Erfahrung des Anaesthesisten und von der postoperativen Überwachung und Behandlung sind. — Nach Baucheingriffen liegt die Häufigkeit postoperativer Lungenkomplikationen in Abhängigkeit von den eben genannten Faktoren zwischen 4 und 11%. Nach intrathorakalen Eingriffen ist die Pneumoniefrequenz größer, weil die Belüftung und Durchblutung der Lungen durch den operativen Eingriff stärker gestört ist als nach intraabdominalen Operationen.

Bei 120 lungengesunden Patienten unseres Krankengutes, bei denen ohne Verletzung, aber unter Verdrängung von Lungengewebe intrathorakale Operationen wie Mediastinaltumorexstirpationen, Oesophagusresektionen und Zweihöhleneingriffe durchgeführt wurden, haben wir in 9,2% postoperative Lungenkomplikationen gefunden. Diese Zahl ist *nicht* durch endobronchiale Sekretverschleppung verfälscht, weil Sekretmengen, wie sie bei lungenkranken Patienten angetroffen werden, nicht vorhanden waren. Andererseits sind Lokalisation, Art und Größe des operativen Traumas dem von Lungenoperationen so ähnlich, daß die Häufigkeit der in dieser Gruppe gefundenen postoperativen Lungenkomplikationen als Mittelwert für intrathorakale Eingriffe gelten kann. Das berechtigt uns, dieses Kollektiv den Lungenoperationen als Kontrollgruppe gegenüberzustellen, wie es in Tab. 1 geschieht.

Bei 218 Lungenoperationen, bei denen die Patienten endotracheal intubiert, zur Operation auf die Seite gelagert und in der üblichen Weise wiederholt abgesaugt worden waren, betrug die Häufigkeit postoperativer Lungenkomplikationen 18,9%. Wir bezeichnen diese Gruppe als „ungeschützt", weil in diesen Fällen keines der angegebenen Sekretschutzverfahren angewandt wurde.

Von den eingangs erwähnten Sekretschutzverfahren haben wir lediglich die Overholt-Lage und den Carlens-Tubus in größerem Maßstab angewandt.

Bei der Overholt-Lage werden bekanntlich durch seitliches Abkippen des Operationstisches die erkrankte Lunge und durch Kopftief- und Bauchlage die oberen Luftwege zu den tiefsten Punkten des Respirationssystems gemacht. Dadurch wird das Sekret im erkrankten Lungenabschnitt retiniert bzw. bei Mobilisation oralwärts abgeleitet.

Unter den 170 in Overholt-Lage operierten Patienten fanden wir 35mal postoperative Lungenkomplikationen. Die prozentuale Häufigkeit war mit 19,4% praktisch unverändert.

Tabelle 1

Pneumoniehäufigkeit nach Lungenoperationen und anderen intrathorakalen Eingriffen bei geschützten und ungeschützten Patienten

Kollektiv	Kollektivgröße	Pneumoniehäufigkeit absolut	Pneumoniehäufigkeit relativ
Kontrollgruppe Intrathorak. Operationen bei lungengesunden Patienten	120	11	9,2%
Gruppe I (ungeschützt) endotrach. Intub./ Seitenlage, Lungenoperationen	218	41	18,9%
Gruppe II (geschützt) OVERHOLT-Lage, Lungenoperationen	170	33	19,4%
Gruppe III (geschützt) CARLENS-Tubus, Lungenoperationen	405	36	8,9%

1952 begannen wir, den CARLENS-Tubus einzusetzen, zunächst nur sporadisch bei primär feuchten Lungen. Später erhoben wir dieses Verfahren zur Routinemethode, weil es beide Lungen voneinander trennt und somit sicheren Schutz vor endobronchialer Sekretverschleppung bieten müßte. In der Tat wurde mit dem CARLENS-Tubus der erwartete Schutz erreicht. Respiratorische Komplikationen traten intra operationem nicht auf und die Häufigkeit postoperativer Lungenkomplikationen sank auf 8,9% ab.

Damit wurde annähernd dieselbe Häufigkeit postoperativer Lungenkomplikationen wie in der Kontrollgruppe erreicht. Die Differenzen zwischen den Gruppen I und III bzw. II und III sind mit 3 σ_D und mit dem T-Verfahren statistisch gesichert.

Man darf nunmehr konstatieren, daß das Mehr an postoperativen Lungenkomplikationen in den Gruppen I und II mit größter Wahrscheinlichkeit endobronchialer Sekretverschleppung zuzuschreiben ist. Daß es sich hierbei um intraoperative und nicht um postoperative Sekretverschleppung handeln dürfte, macht die Größe der einzelnen Kollektive, die weitgehende Homogenität des Krankengutes, welches an anderer Stelle eingehend besprochen wurde, und die gleichmäßige und individuelle Betreuung der Patienten auf der seit 1952 bestehenden Wachstation glaubhaft.

Es ist möglich, daß die von uns nur in einzelnen Fällen angewandten Sekretschutzverfahren, wie die Bronchusblockade oder die endobronchiale Intubation in Form der Einlungenanaesthesie, ähnlich gute Resultate erzielen können. Aus den bisherigen Veröffentlichungen geht das allerdings nicht einwandfrei hervor. Wie dem auch sei, die Notwendigkeit zur routinemäßigen Anwendung geeigneter Sekretschutzverfahren ist in der Lungenchirurgie zwingend und sei es nur, um die postoperative Morbiditätsrate zu senken. Bei kritischer Betrachtung unseres Materials muß man zu diesem Ergebnis kommen.

Bedauerlicherweise wurde bisher und wird teilweise auch heute noch der endobronchialen Sekretverschleppung zu wenig Beachtung geschenkt. Wir hoffen, daß mit diesem Bericht ein Anstoß gegeben wurde, einen vermeidbaren Morbiditätsfaktor künftig auszuschalten. Das Narkose- und Operationsrisiko wird dadurch sicherlich verringert.

Zum Schluß darf ich den Mitarbeitern an dieser Zusammenstellung, namentlich Herrn Oberarzt Dr. MEYER, Herrn Prof. Dr. EICHHORN, Chefarzt der Röntgenabteilung, Herrn Dr. LÜDER und den inzwischen aus unserer Anaesthesieabteilung ausgeschiedenen, Frau Dr. KONOW und Herrn Dr. KRONSCHWITZ, meinen Dank aussprechen.

Literatur

BARTH, L., H. J. EICHHORN, M. MEYER, V. KONOW und H. KRONSCHWITZ Chirurg, *29*, 544 (1958).

V. O. Björk und M. H.:son Holmdahl

Chirurgische Behandlung des linken Hauptbronchus mit Hilfe des Greenschen Tubus

mit Filmvorführung

Der Tubus nach Green ist aus Gummi und hat einen Innendurchmesser von 8 oder 9 mm (Größe 8 oder 9). Sein unteres Ende ist in einem Winkel von ungefähr 15° gebogen. An diesem gebogenen Teil des Tubus befindet sich ein 2 cm langes und 3 mm breites Loch für den Bronchus des rechten Oberlappens. Eine aufblasbare Manschette ist am Rand dieser Öffnung befestigt. Das Rohr hat eine zweite Manschette zur Okklusion der Trachea. Etwa 1 cm über dem Loch für den Bronchus des rechten Oberlappens befindet sich ein starrer Gummihaken, ähnlich dem am Carlensschen Tubus. Der Tubus wird entweder unter Direktsicht durch den Kehlkopf eingeführt und blind in die Trachea hinuntergeschoben, bis man fühlt, daß der Haken an der Carina festsitzt, oder er kann durch Einführung eines Bronchoskops in die richtige Lage gebracht werden. Wenn der gebogene Teil des Tubus richtig in dem rechten Hauptbronchus liegt, wobei die distale Manschette aufgeblasen ist, können Atmungsgeräusche über der rechten Lunge, einschließlich des Oberlappens, gehört werden. Über der linken Lunge sind keine Geräusche zu hören.

In Fällen, in denen es wünschenswert erscheint, beide Lungen während bestimmter Operationsstadien zu ventilieren, kann man dieses leicht tun, indem man die obere (tracheale) Manschette zur Okklusion der Trachea aufbläst und die untere (bronchiale) entleert. Das ergibt jedoch nur einen ziemlich engen Luftdurchgang zur linken Lunge, wenn nicht der Tubus so weit zurückgezogen wird, daß seine untere Öffnung in der Trachea liegt. Wir stellten fest, daß sich der Tubus sehr leicht auf- und abwärts bewegen läßt, und wir lassen ihn nur dann in der „unteren" Stellung mit dem gebogenen unteren Ende in dem rechten Hauptbronchus, wenn eine Einlungenanaesthesie der rechten Seite gewünscht wird.

Nach Induktion mit einem ultrakurz wirkenden Barbiturat verwendeten wir Succinylcholin zur Erleichterung der Intubation, um eine Schädigung durch den Gummihaken zu vermeiden. Die Anaesthesie wurde mit N_2O–O_2–d-Tubocurarin aufrechterhalten unter Verwendung des Engström-Respirators.

Dieser Film will die Verwendung des Greenschen Tubus in einem Fall veranschaulichen, in dem nur eine Lobektomie vom funktionellen Gesichtspunkt aus durchgeführt werden konnte. Der Fall ist ein 56jähriger Mann, der 20 Jahre lang am offenen Feuer arbeitete und bei dieser Arbeit heißem Silikonstaub ausgesetzt war, wodurch sich eine sehr schwere Anthrakose entwickelte. So hatte er eine bilaterale Anthrakose mit Emphysem. Im letzten Jahr hatte er eine Haemoptyse, und durch Röntgenuntersuchung wurde ein gut lokalisierter riesiger Tumor in dem linken Lungen-Unterlappen entdeckt. Infolge der schweren Anthrakose und des Lungenemphysems neben einem sehr hohen Druck in der Lungenarterie wäre es unmöglich gewesen, in einem Fall wie diesem eine linksseitige Pneumonektomie durchzuführen. Deshalb wurde es notwendig, die Lobektomie mit einem plastischen Verfahren beim Bronchialverschluß durchzuführen.

Es beginnt nun der Film:

Zuerst sehen Sie an einem Modell des Bronchalbaumes, wie der Tubus hinunter in den rechten Hauptbronchus eingeführt wird, wo sein Haken sich an die Carina anlegt, um den Tubus in der richtigen Lage zu halten.

Der Patient auf dem Operationstisch: Zuerst sehen Sie die Einführung des GREEN-Tubus. In diesem Fall erschien es wünschenswert, beide Lungen solange wie möglich zu belüften, weshalb der Tubus aus der „richtigen“ Lage so weit herausgezogen wurde, bis seine untere Öffnung in der Trachea lag. In diesem Fall war es jedoch auch sehr wichtig, eine rechtsseitige Endobronchialanaesthesie zu haben, da von Beginn der Operation an eine Blutung aus dem Tumor erfolgte. Dann wurde der Tubus wieder in die „untere“ Stellung geschoben und damit das Überlaufen des Blutes in die rechte Lunge verhindert.

Wir haben in keinem Fall irgendwelche Schwierigkeiten beim Einsetzen des Tubus zu verzeichnen gehabt. Die Absaugung durch den Tubus war sehr leicht. In keinem Fall entstanden laryngeale oder tracheobronchiale Komplikationen durch den Tubus.

In allen Fällen einer linksseitigen Pneumonektomie versuchen wir, den Bronchus in Höhe der Carina zu teilen. Das kann leicht unterhalb des Aortenbogens und durch Anlegen von Catgutnähten geschehen, wenn der Bronchus durchschnitten wird. In diesen Fällen besteht keine absolute Indikation für die Verwendung eines GREENschen Tubus, vor allem, weil „nasse Fälle“ mit dem Gesicht nach unten gelegt werden. Nach unserer Erfahrung jedoch ist es klar ersichtlich, daß jeder schwierige chirurgische Eingriff an der linken Bronchotrachealverbindung oder dem linken Hauptbronchus durch die Verwendung des GREENschen Tubus, der eine Anaesthesie über die rechte Lunge ermöglicht, beträchtlich erleichtert wird.

Literatur

BJÖRK, V. O. and M. H.:SON HOLMDAHL: Surgery at the left bronchotracheal junction with the aid of GREEN's Tube. Acta chir. Scand., Suppl. *245*, 54 (1959).

GREEN, R. and W. GORDON: Rigth lung anaesthesia. Anaesthesia *12*, 1 (1957).

D. Nábělková-Moncoľová

Ein Beitrag zur anaesthesiologischen Problematik der „feuchten Lunge" bei Kleinkindern

Nehmen wir an, wir planen die Lobektomie des rechten Lungenunterlappens bei einem zweijährigen Kinde wegen ausgedehnter Bronchiektasen. Schon bei der Untersuchung sehen wir, daß es sich um ein unterernährtes, fieberndes, dyspnoisches Kind mit beginnender Zyanose handelt, welches unfähig ist, das reichliche und zähflüssige Sekret der Atemwege auszuhusten.

Wie soll nun der Anaesthesist in der Vorbereitungszeit, während der Anaesthesie und nach der Operation vorgehen? Mein Vortrag ist deshalb den extremen Fällen der feuchten Lunge bei Kleinkindern gewidmet und ich erlaube mir, Ihnen vorzutragen, zu welchen Schlußfolgerungen wir sowohl auf Grund anatomischer und pathophysiologischer Gegebenheiten dieser Kinder, als auch auf Grund der Literaturkenntnis und eigener Erfahrungen gelangten.

Aus der Anatomie und Physiologie des frühen Kindesalters wissen wir, daß der Organismus des Kleinkindes im Vergleich zum Erwachsenen primitiver, und die Entwicklung der Vitalorgane noch nicht beendet ist. Dies gilt für das Zentralnervensystem und in diesem speziell für das für uns so wichtige Atmungszentrum. Es ist labil und unterliegt leicht einer Depression. Es gilt dies auch für das Herz, dessen Funktion auch bei sehr gutem Tonus variabel und extrem ist. Es gilt dies auch für die Nieren, welche zum Beispiel unfähig sind, konzentrierteren Harn auszuscheiden. Eine Albuminurie finden wir so häufig, daß diese fast als normal angesehen wird. Zu guter letzt gilt dies auch für die Atmungsorgane, die uns im Zusammenhang mit unserem Thema am meisten interessieren.

Sehen wir uns den Brustkorb des Kindes an: Er ist nachgiebig, weich, die Atemmuskel sind schwach und ermüden leicht. Der Atmungstyp ist abdominal und das hauptsächlich bei erhöhten Atemanstrengungen. Die Atemwege sind eng und stellen einen großen Totraum dar, da das Lungenparenchym unvollkommen und die alveoläre Oberfläche klein sind. Die Werte des Atemvolumens sind klein, ebenso die Werte der Residualluft, woraus sich eine niedrige Sauerstoffreserve der Lunge ergibt. Die Atemfrequenz, das Atemvolumen wie auch das Minutenvolumen sind unbeständig und ändern sich von Minute zu Minute. Der Sauerstoffverbrauch ist im Vergleich zum Erwachsenen bis zweimal so groß. Dazu trägt auch die Tatsache bei, daß auch die kleinsten Kinder trotz primitiver Lungenstruktur und trotz unvollkommenen Ventilationsmechanismus' fähig sind, die Anforderungen des Körpers zu decken, aber der Preis, welchen sie für ihre Unreife zahlen, ist eben ein großer Energieverbrauch zur Erhaltung der Atemfunktionen (Rees). Schon aus diesen kurzgefaßten anatomisch-physiologischen Erkenntnissen ersehen wir, daß es auch bei gesunden Kleinkindern sehr leicht zur Hypoxie kommen kann.

Es ist eine allgemein anerkannte Tatsache, daß die Anoxie die häufigste Todesursache anaesthesierter Kinder ist. Dies gilt vor allem bei Kleinkindern mit krankhaft veränderter Lunge und mit vermehrter Sekretion der Atmungswege. Nicht nur zur Zeit der unrichtig geführten Anaesthesie, aber auch im Wachzustand existiert bei diesen Kindern eine respiratorische Unzulänglichkeit, die als Zustand definiert ist, in welchem die externe Respiration mit der inneren Respiration nicht Schritt halten kann, in welchem also der Gasaustausch zwischen Lunge und Blut geringer ist, als jener zwischen Blut und Gewebe (WOOLMER). Tachypnoe und erhöhte Atemanstrengungen, mit welchen das Kind bemüht ist, diesen Zustand der Hypoxie und Hyperkapnie zu kompensieren, erhöhen an und für sich schon den Verbrauch an Sauerstoff und erschöpfen schnell die Kräfte des Kindes. So kommt es zu einer schweren Hypoxie, welche bei diesen Zuständen, häufig verbunden mit Toxaemie, den Hustenreflex bis zum Verschwinden abschwächt. Das Kind verfällt in einen Circulus vitiosus, dessen Ergebnis die Anoxie ist.

Die Hauptaufgabe des Anaesthesisten in allen drei Zeitabschnitten, das heißt vor, während und nach der Anaesthesie, besteht also darin, für eine ausreichende Atmung zu sorgen.

Eine außergewöhnliche Bedeutung schreiben wir bei diesen kleinen, durch Hypoxie geschädigten Patienten, der Vorbereitung vor der Operation zu. Wie schon gesagt, der Großteil unserer Bemühungen wendet sich der Verbesserung der Respiration zu.

Welche Möglichkeiten bieten sich uns da?

Die wichtigsten Vorkehrungen sind mechanischen Charakters.

Wenn wir bedenken, daß das Atemvolumen eines zweijährigen kranken Kindes ungefähr 70 ml beträgt, und daß mehr als ein Drittel dieser Menge im Totraum hin und her pendelt, wird der Gasaustausch durch Verkleinerung des Totraumes sehr verbessert, und gleichzeitig werden die Kräfte des Kindes geschont.

Da der Gasaustausch durch die reichliche Sekretion in den Atemwegen sehr behindert wird, und da diese kleinen und ermüdeten Kinder nicht imstande sind, die Sekrete auszuhusten, liegt die Bedeutung einer wiederholten, häufig und gründlich durchgeführten Toilette der Atemwege klar auf der Hand.

Falls eine Atelektase, verursacht durch einen Schleimpfropfen oder durch eingetrocknetes Sekret, vorhanden ist, ist es selbstverständlich notwendig, den Pfropfen abzusaugen oder unter Umständen bronchoskopisch zu entfernen und den atelektatischen Teil der Lunge zu entfalten.

Falls das Lungenparenchym außerdem noch durch Komplikation der Grunderkrankung, durch Flüssigkeit oder Luft im Pleuraraum, zusammengedrückt wird, so ist es notwendig, sobald als möglich die Flüssigkeit oder Luft abzusaugen und danach durch positiven Druck das Lungenparenchym zu entfalten.

In extremen Fällen kann bei Kleinkindern mit feuchter Lunge die Tracheotomie die ganze Vorbereitung zur Operation erleichtern, wenn diese ein, zwei oder mehrere Tage vor dem Eingriff durchgeführt wird. Die Tracheotomie verringert erheblich den Totraum und macht die Atemwege für so lange als eben notwendig zugänglich, ohne das Kind noch mehr zu belasten. Durch die Tracheotomie wird ebenso die Technik der Toilette des Tracheobronchialbaumes als auch die Technik der Anwendung von Sprays vereinfacht, einerlei ob diese angewandt werden, um die Atemwege anzufeuchten, oder zum Zwecke der Applikation von Antibiotika oder der Anwendung von Streptokinase und Trypsin bei zähen Sekreten der Atemwege. Durch die Tracheotomie wird die Lagedrainage auch bei Kleinkindern anwendbar, da die gelockerten Sekrete sofort abgesaugt werden können.

Ich möchte mit besonderem Nachdruck betonen, daß bei Kindern mit durchgeführter Tracheotomie die eingeatmete Luft absolut feucht sein muß, da sonst die Sekrete in den Atemwegen eintrocknen und Krusten bilden, die durch ihr Freiwerden akute Erstickungszustände hervorrufen können. Die Krusten können nicht abgesaugt werden, man kann sie nur unter Zuhilfenahme der Bronchoskopie entfernen.

Auch möchte ich betonen, daß die Technik des Absaugens der Sekrete aus den Atemwegen zart sein muß und unter sterilen Bedingungen durchgeführt werden soll.

Außer der Verbesserung der Lungenventilation durch die soeben erwähnten mechanischen Vorkehrungen wird die Respiration durch Sauerstofftherapie weiter verbessert. Die vorteilhafteste Anwendung von Sauerstoff bei Kleinkindern ist selbstverständlich das Sauerstoffzelt mit einer genügend feuchten Atmosphäre. Im Notfalle kann auch ein Nasopharyngealkatheter verwendet und der Sauerstoff nach genügender Anfeuchtung zugeführt werden.

Der Verabreichung von Antibiotika legen wir bei der Vorbereitung von Kindern mit feuchter Lunge eine große Bedeutung bei. Es ist notwendig, diese parenteral oder auch noch kombiniert mit lokaler Anwendung ohne Empirismus zu verabreichen, d. h. nach Identifikation des pathologischen Agens im Sekret der tieferen Atemwege als auch nach Ermittlung seiner Empfindlichkeit gegenüber den Antibiotika.

In der Vorbereitungszeit, und zwar gleichzeitig mit der intensiven antibiotischen Therapie, kommt auch die Cortisonapplikation in Betracht. Leider haben wir keine größere Erfahrung mit der Anwendung von Cortison zu diesem Zwecke.

Mehr als vor jeder anderen Operation ist eine Verbesserung des Ernährungszustandes, eine genügende Saturation mit Vitaminen und eine Auffüllung des Blutkreislaufes und des Hämoglobingehaltes nötig.

Während der Vorbereitungszeit ist es möglich, die Toilette der Atmungswege auch mit Hilfe eines in die Trachea eingeführten Katheters, mit Hilfe eines Bronchoskopes, gegebenenfalls auch mit Hilfe endobronchialer Intubation durchzuführen. Deren Wert ist uns gut bekannt, und in gewöhnlichen Fällen haben wir des öfteren davon Gebrauch gemacht. In den extremen Fällen, wo diese Eingriffe häufig und wiederholt durchgeführt werden müßten, ist die Tracheotomie vorteilhafter, um so mehr, da sie uns wertvolle Dienste während der Anaesthesie und in der Zeit nach der Operation leistet.

Vor der Operation trägt eine richtige Praemedikation erheblich zur Verbesserung der Anaesthesiebedingungen bei. Von wesentlicher Bedeutung ist der Gebrauch von Atropin und Scopolamin. Auch bei kleinsten Kindern hat die Anwendung von Opiaten und Barbituraten (Barbiturate auch in Form einer Basisnarkose) ihre Bedeutung. Sie tragen zum ruhigen Verlauf der Anaesthesie bei, erleichtern ein kontrolliertes Beatmen und vermindern den Verbrauch an Anaesthetikum. Bei größeren Kindern ist deren Gebrauch selbstverständlich. Zur Praemedikation können sehr vorteilhaft auch Phenothiazinpräparate benutzt werden und diese in den verschiedenartigsten Kombinationen.

Zur Zeit der Anaesthesie und des operativen Eingriffes ist die Aufrechterhaltung einer ausreichenden Respiration durch die Pathophysiologie des geöffneten Thorax als auch durch die Lagerung des Kindes erschwert. Häufig tritt auch noch ein neuer gefährlicher Faktor, nämlich ein plötzlicher größerer Blutverlust hinzu.

Kehren wir nun zu unserem Falle zurück: Es handelt sich um ein zweijähriges Kind mit ausgedehnten Bronchiektasen, bei dem der rechte Unterlappen entfernt werden soll. Das Kind ist vorbereitet und praemediziert wie schon erwähnt, eine Tracheotomie ist durchgeführt und seine Respiration ist im Ruhezustand hinreichend.

Die Induktion ist leicht durchführbar, eine leichtere kann man sich nicht wünschen. Nicht einmal für die Zeit einer Sekunde kommt es zum Anhalten des Atems oder zum „Spannen“ und dadurch zu Hypoxie. Nach Beseitigung des Reinigungseinsatzes aus der Tracheotomiekanüle führen wir einfach einen gerade passenden, dünnwandigen Endotrachealtubus durch die Kanüle in die Trachea ein, schließen diesen an den Narkoseapparat an und schläfern das Kind mit Cyclopropan ein. Es wäre vorteilhaft, für diese Fälle spezielle Endotrachealkanülen zu besitzen.

Für die Leitung der Anaesthesie bei Kindern im allgemeinen legte Leigh klare und kurze Regeln fest. Für diese Fälle gelten sie doppelt. Erlauben Sie mir, diese Regeln zu wiederholen:

Atmung

1. Die Atemwege halte ständig frei!
2. Ventiliere ausgiebig die Lunge!
3. Achte darauf, daß das Narkosegasgemisch reich an Sauerstoff ist!

Blutkreislauf

1. Lasse das Hämoglobin nie unter 60% fallen!
2. Ersetze sofort jeden Blutverlust!
3. Beuge einer Kreislaufdepression infolge Überdosierung oder Hypoxie vor!

Das sind elementare Grundsätze.

Wir haben uns des öfteren davon überzeugt, daß uns bei der üblichen Endotrachealanaesthesie bei Kleinkindern das Absaugen der Sekrete durch den engen Endotrachealtubus das größte Problem bereitete, und zwar nicht nur in jenen Fällen, in welchen das Krankheitsbild von reichlicher Sekretion in den Atemwegen beherrscht wird. Der bei der von uns empfohlenen Intubation per Tracheostoma benutzte Endotrachealtubus kann im Durchmesser erheblich größer sein, da wir uns unter dem Larynx befinden, und die Bedingungen sowohl für das Absaugen der Sekrete als auch für eine kontrollierte Ventilation sozusagen ideal sind. Wir beherrschen die Situation.

Die Wahl des Systems als auch die des Anaesthetikums sind Sache der Erfahrung und der Möglichkeiten des betreffenden Anaesthesisten. Es ist nicht das Ziel meines Vortrages, sich mit dieser Frage bis ins Detail auseinanderzusetzen. Es ist von grundsätzlicher Wichtigkeit, daß die benutzten Systeme keinen großen mechanischen Totraum aufweisen, daß sie der Atmung keinen großen Widerstand entgegensetzen und daß sie einen Atembeutel besitzen. Gewiß ist für Kinder mit respiratorischer Unzulänglichkeit ein System ohne Rückatmung am weitaus vorteilhaftesten. Mangels anderer Möglichkeiten benutzen wir bei intrathorakalen Eingriffen an Kleinkindern ein dem Ayreschen analoges System. Es ist dadurch modifiziert, daß wir in das System einen Beutel einreihten. Der verhältnismäßig kurze Gummiansatz am freien Ende des T-Stückes wird während des Inspiriums mit dem Daumen zugehalten. Gewiß wäre es bequemer, wenn das ein Ventil verrichten würde. Bei einem größeren Volumen zugeführter Narkosegasmischung ist die Gefahr einer größeren Rückatmung minimal. Was die Wahl der Anaesthetika betrifft, so ist nicht ausschlaggebend, ob wir, selbstverständlich unter Berücksichtigung ihrer speziellen Eigenschaften, Cyclopropan, Äther, Fluothane oder N_2O usw. gebrauchen. Wichtig ist, daß wir diese zusammen mit einer genügend großen Menge Sauerstoff verabreichen.

Gegen die Anwendung von Relaxantien kann nichts eingewendet werden, wenn auf andere Weise die erforderliche Ruhe im Thorax nicht gesichert werden kann. Das ist allerdings bei Kleinkindern eine seltene Erscheinung.

Im Gegensatz hierzu ist bei Kleinkindern die Anwendung der verschiedensten Blocker keine geeignete Methode.

Für die Zeit nach der Operation gilt alles das, was schon über die Vorbereitungszeit angeführt wurde. Es ist von Vorteil, die Tracheotomie zwei bis drei Tage lang zu belassen.

Meine Schlußfolgerungen sind: Für den Fall von feuchter Lunge bei Kleinkindern, wo vor der Operation eine erhebliche respiratorische Unzulänglichkeit herrscht und der natürliche, reinigende Effekt des Hustens nicht ausreicht, propagieren wir die Anaesthesie per Tracheostoma, das ein bis zwei Tage vor der Operation angelegt wird. Eine außergewöhnliche Bedeutung legen wir einer gründlichen, vor der Operation durchgeführten und durch diese Tracheotomie ermöglichten Vorbereitung der Atemwege bei.

Die wertvollen Erfahrungen, welche im Abschnitt über die Vorbereitung zur Operation angeführt wurden, gewannen wir sowohl indirekt bei der konservativen Therapie schwerer

Empyeme mit gleichzeitiger reichlicher Sekretion in den Atemwegen, als auch während der Therapie zweier kleiner Kinder, welche durch Rauchvergiftung schwere Schädigungen der Atemwege erlitten und wo nur ungeheure Resuscitationsbemühungen über zwei Wochen die Kinder am Leben erhielten.

Ich bitte um Entschuldigung, daß ich hier keine große Kasuistik vorbringe, wann wir die Tracheotomie als planmäßigen Bestandteil der anaesthesiologischen Technik bei Kleinkindern mit feuchter Lunge angewandt hätten. Aber auch wir tracheotomieren nicht sozusagen auf den ersten Blick. Der wesentliche Zweck meines Vortrages ist, auf die Möglichkeit der Tracheotomie aufmerksam gemacht zu haben. Bisher haben wir von dieser Technik in zwei extremen Fällen Gebrauch gemacht.

Das erste Mal waren wir genötigt, die Tracheotomie vor der Operation an einem drei Monate alten Kinde vorzunehmen, bei welchem ein cystisches Gebilde den ganzen rechten Lungenoberlappen ausfüllte und mit dem Bronchus verbunden war. Das Kind war bei der Einlieferung in das Krankenhaus in einem sehr schlechten Zustand, zyanotisch und dyspnoisch, die Atemwege mit zähen Sekreten angefüllt. Die schon eben erwähnten Eingriffe machten die Durchführung einer erfolgreichen Lobektomie möglich. Das zweite Mal benutzten wir diese Technik in dem ebenfalls schon früher erwähnten Fall. In beiden Fällen erfüllte die Tracheotomie, als planmäßiger Bestandteil der anaesthesiologischen Technik, alle Erwartungen, welche wir an sie geknüpft hatten.

30. Oktober 1959

Nachmittagssitzung

Round-Table-Gespräch
über
Stand und Entwicklung der Anaesthesie in den auf dem Symposion vertretenen Ländern

Diskussionsleiter: L. Barth, Berlin

Round-Table-Gespräch

L. Barth:

Um von vornherein eine Richtung zu geben, in welcher Form wir die Diskussion gestalten wollen, erlaube ich mir, die Regie zu übernehmen und Sie darüber zu informieren, welche Hauptprobleme wir diskutieren wollen. Es handelt sich in erster Linie um die Organisation des Anaesthesiewesens in Deutschland. Die Probleme sind in vielen anderen europäischen Ländern ähnlich wie bei uns gelagert, und so glaube ich, daß wir durch die Teilnahme von Vertretern dieser Länder in die Lage versetzt werden, Dinge zu hören, die uns bisher noch nicht aufgefallen sind. Ferner haben wir die britischen Anaesthesisten gebeten, an unserem Gespräch teilzunehmen, weil sie über die größten Erfahrungen auf dem Gebiete einer gut funktionierenden Organisation des Anaesthesiewesens verfügen. Es dürfte Ihnen bekannt sein, daß in Großbritannien die Anaesthesie seit etwa 100 Jahren nur von Ärzten ausgeführt wird und seit 60 Jahren eine Berufsorganisation der Anaesthesisten besteht; falls ich etwas Falsches gesagt habe, bitte ich die Herren, mich zu korrigieren. Auf Grund dieser jahrzehntelangen Erfahrungen, die in England gemacht wurden, werden wir vielleicht einige Ratschläge von unseren englischen Kollegen bekommen können. Obwohl wir uns völlig im klaren darüber sind, daß die Voraussetzungen, unter denen man in England Anaesthesie betreibt, in sozialer und in beruflicher Hinsicht, sehr verschieden von den unsrigen sind, erhoffen wir uns dennoch aus einer ganz freien Diskussion, in der ein Problem das andere ergibt, zu Erkenntnissen zu kommen, die für uns von größter Wichtigkeit sein können. Ich denke mir die Sache so, daß ich zunächst einige der hier an diesem Tisch vertretenen Herren bitte, über den Stand und die Probleme der Anaesthesieentwicklung in ihrem Land kurz zu berichten. Nachdem sich eine gewisse Diskussion entwickelt hat, können auch aus Ihrem Kreise Fragen gestellt werden, die die hier oben versammelten Herren beantworten mögen. Ich möchte zu Beginn Herrn Prof. Shorow, der es sehr eilig hat und in 20 Minuten leider einer anderen Verpflichtung nachkommen muß, bitten, uns einen kurzen Bericht über die Situation der Anaesthesie in der Sowjetunion zu geben. Vor allen Dingen interessiert uns, da die Problematik ziemlich ähnlich ist wie bei uns, welche Pläne das Ministerium für Gesundheitsschutz der Sowjetunion zur Entwicklung des Anaesthesiewesens hat. Ich bitte Herrn Prof. Shorow, das Wort zu ergreifen.

I. S. Shorow:

Ich muß eine kleine Einleitung machen, ehe ich — natürlich ganz kurz — über die Entwicklung der Anaesthesie in der Sowjetunion spreche. Ich denke, daß das Problem der Differenzierung der medizinischen Wissenschaften schon vollständig gelöst ist. Weiterhin denke ich, daß die Frage der Spezialisierung in bezug auf die Anaesthesiologie ebenfalls klar ist.

Da im alten Rußland die pharmazeutische Industrie vollkommen fehlte und auch kein einziger Narkoseapparat hergestellt wurde, begann sich in der Sowjetunion seit den ersten Jahren des sowjetischen Rußland die Lokalanaesthesie zu entwickeln. Sie wurde in unserem Lande zur Domäne der Anaesthesie und zu Beginn des sowjetischen Rußland auf der

Grundlage der Višnevskij-Schule sehr gut entwickelt. Wenn wir heute sagen wollten: „Beginnen wir mit der Anwendung der modernen Narkose", so würden wir einen großen Teil der Bevölkerung Rußlands ohne chirurgische Hilfe lassen. Das ist der Grund, warum die Entwicklung der Anaesthesiologie in unserem Lande einige spezifische Besonderheiten aufweist. In Verbindung mit der Entwicklung der Industrie, der technischen Industrie und verschiedener Wissenschaften in unserem Lande war auch die Frage der Ausrüstung der medizinischen Wissenschaft mit allen erforderlichen Mitteln unausbleiblich. Es entstand die Frage der Bildung einer neuen medizinischen Disziplin — der Anaesthesie. Noch vor kurzem waren wir in vielen Gebieten der Sowjetunion — ja sogar bis zum heutigen Tage — genauso wie in Amerika gezwungen, an den kleinen Krankenhäusern alle Chirurgen und sogar die Schwestern in der Anaesthesie auszubilden. Jedoch halten es unser Ministerium für Gesundheitsschutz, unsere medizinische Gesellschaft und unsere medizinische Akademie schon lange für erforderlich, in bezug auf die Anaesthesie England einzuholen. Wir wissen sehr gut, daß dies eine sehr schwierige Aufgabe ist. Jedoch haben uns die englischen Kollegen in der Frage der Anaesthesie schon sehr viel geholfen und werden es weiter tun mit ihren wissenschaftlichen Arbeiten, mit ihren Untersuchungen, mit ihren Apparaturen usw. Wir sind bestrebt, die Erfahrungen der besten Musterbeispiele der anaesthesiologischen Wissenschaft und Praxis auf die Sowjetunion anzuwenden und zum Eigentum eines jeden Bezirkes zu machen. Doch haben wir in der Sowjetunion eine Bevölkerungszahl von annähernd 214 Millionen, und in den Bezirken des Landes sind es jeweils einige tausende Menschen. Stellen Sie sich bitte vor, wie schwierig es auch noch in der Zukunft für unsere Chirurgen sein wird, außerdem die Wissenschaft und Praxis der Anaesthesie über die ganze Sowjetunion zu verbreiten. Welche Beschlüsse haben wir nun in dieser Hinsicht gefaßt, die uns dabei helfen müssen? Gestatten Sie mir, diese kurz zu skizzieren.

Das Ministerium für Gesundheitsschutz in der UdSSR nahm zweimal einen Beschluß zur Verbesserung der Anaesthesiologie an; zum ersten Mal im Jahre 1956, das zweite Mal im Juni 1959. Ich gestatte mir, Ihnen von dem letzten Beschluß zu berichten, da der erste bereits realisiert ist. Es wurde folgender Beschluß angenommen: Es ist unbedingt notwendig, die Anaesthesiologie an den medizinischen Hochschulen als ein selbständiges Fach zu lehren und vorläufig an den chirurgischen Lehrstühlen unter dem chirurgischen Lehrpersonal einen Dozenten für Anaesthesiologie zu haben.

Wir haben jedoch noch sehr wenig qualifizierte Anaesthesisten, so daß wir dieses Problem vorläufig nur in unseren größeren Städten lösen und erst nach und nach in allen 81 medizinischen Instituten der Sowjetunion einen speziellen Lehrstuhl für Anaesthesiologie einrichten können.

Der zweite Beschluß: In jedem Krankenhaus muß, wenn keine Planstelle für einen Anaesthesisten vorhanden ist, ein Chirurg als Anaesthesist ausgebildet werden, der neben seiner chirurgischen Tätigkeit, wie man das auch in vielen Städten Deutschlands kennt, gleichzeitig der leitende Anaesthesist in diesem Krankenhaus ist. Es wurden neue Stellenpläne ausgearbeitet: Für 100 Krankenbetten einer chirurgischen Station ein Anaesthesiearzt und 2 Schwestern-Anaesthesisten. Wir halten es für unbedingt erforderlich, Schwestern-Anaesthesisten zu haben, genauso wie in Amerika, wo für diese Schwestern-Anaesthesisten bereits spezielle Schulen bestehen. Wie Sie wissen, gibt es Schwestern-Anaesthesisten in Amerika, aber nicht in England, einem Land, in dem die Anaesthesie hervorragend entwickelt ist. Aus einem einfachen Grunde ist es kleinen Krankenhäusern mit kleiner Anzahl chirurgischer Betten, mit kleinem Personalbestand nicht möglich, eine zusätzliche Einheit von Anaesthesieärzten zu schaffen, da die Betreffenden bei einer angenommenen Bettenzahl von 30 bis 50 nicht voll ausgelastet wären. Aber besser ist es, ständig eine ausgebildete Schwestern-Anaesthesistin zu haben, als nur gelegentlich einen Anaesthesisten unter den Ärzten. Es wurde der schon in Durchführung befindliche Beschluß gefaßt, in den zentralen medizinischen Institutionen unseres Landes 5 zentrale spezielle Forschungslaboratorien für Anaesthesiologie zu schaffen. Jedes Laboratorium hat 24 Mitarbeiter, darunter 9 Ärzte, die wissenschaftlich arbeiten, 11 Laboranten, entweder Ärzte oder Biologen, und 4 Personen technisches Personal. Zwei Laboratorien bestehen schon, das dritte Laboratorium wird in dem von mir geleiteten Institut geschaffen. Ein viertes Laboratorium wird am Institut für Pharmakologie und Pharmakotherapie der Akademie der Medizinischen Wissenschaften und das fünfte Laboratorium am Chirurgischen „Višnevskij-Institut" errichtet. Gleichzeitig wurde die Ausbildung von Anaesthesisten beschlossen, die in Amerika Diplomanaesthesisten genannt werden. Dies sind Ärzte, die eine 2- bis 3jährige praktische Erfahrung haben müssen, die sie sich in Institutionen erwerben, welche Anaesthesisten ausbilden können. Solche Institutionen gibt es noch nicht viele bei uns. Innerhalb von 3 Jahren müssen diese Ärzte in der Regel ihre Dissertation über Anaesthesiologie anfertigen, und danach wird mit ihnen das Kontingent der Dozenten für Anaesthesiologie der Provinzhochschulen aufgefüllt werden. Außerdem wurde von uns eine Kategorie von Stationsärzten geschaffen, die sich „klinische Stationsärzte für Anaesthesiologie" nennen. Das sind Ärzte, die bereits eine praktische Erfahrung haben, ganz gleich in welcher Fachrichtung, und in denjenigen großen Kliniken tätig sind, die entweder ein Anaesthesielaboratorium haben oder auf dem Gebiet der Anaesthesie arbeiten, und die im Laufe von 2 Jahren gute praktische Anaesthesisten werden müssen. Sie werden jenes Kontingent an Anaesthesisten darstellen, welches den anaesthesiologischen Dienst in den Landes- und Bezirkszentren gewährleistet. Schließlich besteht der zwar noch nicht endgültige Beschluß, sondern ein Vorschlag der Akademie der Medizinischen Wissenschaften, ein Projekt zur Bildung eines Instituts für Anaesthesiologie auszuarbeiten. Diese vom Ministerium angenommenen Beschlüsse lösen aber noch nicht das Problem, wie wir dieses Programm mit den für die Narkose notwendigen und gegenwärtig vorhandenen Präparaten und Apparaturen realisieren können. In dieser Hinsicht müssen wir teilweise, und werden es offensichtlich noch lange müssen, die Hilfe anderer Länder in Anspruch nehmen. Doch sehen wir das nicht als ein Unglück an, sondern im Gegenteil als etwas Positives. Doch haben wir auch schon unsere eigenen Apparaturen — und keine schlechten. Ich kann Ihnen berichten, was Prof. Macintosh, der bei uns in der Sowjetunion als ein großer Freund betrachtet und sehr verehrt und geliebt wird, sagte, als er vor 3 oder 4 Wochen einen Narkoseapparat besichtigte: „Das ist ein sehr guter Apparat." Jedoch haben wir noch sehr wenige. Die Geräte, die wir Prof. Macintosh in meiner Klinik zeigten, sind nur Muster. Sie geben uns jedoch die Möglichkeit, moderne Narkosen durchzuführen.

Wir haben heute auch schon eine große pharmazeutische Industrie, die uns mit allen notwendigen Narkosemitteln versorgt. Das ist das, was ich aus dem Gedächtnis in großen Zügen über die Organisation der Anaesthesie in unserem Lande sagen kann.

L. Barth:

Ich danke Herrn Prof. Shorow für seine Ausführungen sehr herzlich. Eine Frage möchte ich vielleicht an Herrn Prof. Shorow, ehe er uns verläßt, noch stellen: Wo beabsichtigt man, diese große Zahl an Anaesthesiologen auszubilden, die Sie für Ihr Land brauchen? Soll die Ausbildung nur in der Sowjetunion erfolgen, oder beabsichtigen Sie, Anaesthesiologen auch im Ausland ausbilden zu lassen?

I. S. Shorow:

Ich kann auf viele Fragen nicht antworten, da es meine Kompetenzen überschreitet. Ich kann nur sagen, daß bei uns die Entsendung junger Menschen zum Studium der Anaesthesiologie in andere Länder sehr begrüßt wird, und daß ich meine sowie Prof. PETROVIČ SENEŠNIKOVS Reise nach England im Jahre 1958 als eine Studienreise in Anaesthesiologie ansehe. Wir sind der Ansicht — auf jeden Fall kann ich das von mir persönlich sagen —, daß ich es für überaus zweckmäßig halte, junge Menschen aus der Sowjetunion in andere Länder zu schikken, um sich in der Anaesthesiologie auszubilden.

L. BARTH:

Es haben sich inzwischen zwei Seiten der Problematik der Anaesthesieentwicklung im Verlaufe der Ausführungen von Herrn Prof. SHOROW ergeben. Es ist, glaube ich, eine ganz grundsätzliche Frage, von vornherein zu entscheiden, was im Moment wichtiger ist: Die Ausbildung einer genügend großen Anzahl guter Anaesthesiologen oder die Einrichtung von Forschungslaboratorien auf dem Gebiete der Anaesthesiologie, welche zweifellos das Renommé der Anaesthesiologie eines Landes zu heben imstande sind. Forschungslaboratorien, die in großer Anzahl gute wissenschaftliche Arbeiten veröffentlichen, tragen zur Hebung des Ansehens eines Landes bei. Es ist aber die Frage, ob man zugleich eine gute anaesthesiologische Ausbildung gewährleisten und Forschungsarbeit treiben und in die gegenwärtig reichhaltige Problematik hineinsteigen kann. Diese Frage zu beantworten, ist, glaube ich, Sache unserer englischen Kollegen, die auf diesem Gebiet sehr große Erfahrungen und wohldefinierte Anschauungen haben. So darf ich vielleicht Herrn Prof. GRAY, den Präsidenten der britischen Anaesthesiegesellschaft, bitten, diese Fragestellung zu erörtern.

T. C. GRAY:

Meine Damen und Herren, zunächst muß ich unseren Vorsitzenden, Herrn Dr. BARTH, korrigieren, daß ich nicht mehr Präsident unserer Gesellschaft — ich habe in der vergangenen Woche diesen Posten abgegeben —, sondern nur noch Vizepräsident bin. — Ich denke, es könnte nützlich sein, sehr kurz die Entwicklung unserer Fachrichtung in Britannien zu betrachten, weil ich nicht glaube, daß deren Entwicklungsgeschichte sehr bekannt ist. Meine Zahlenangaben mögen nicht ganz korrekt sein, doch wäre es wohl gut, sich zu erinnern, daß es vor dem Kriege bis zum Jahre 1939 tatsächlich sehr wenig Spezialisten in der Anaesthesie in Britannien gab, full-time-Spezialisten, d. h., die sich ausschließlich mit der Anaesthesie beschäftigten. In der Tat hatten wir in meiner eigenen Heimatstadt, in Liverpool — einer Stadt von etwa 1 Million Einwohnern —, im Jahre 1939 nur 3 full-time-Anaesthesisten. Aber seitdem die Allgemeinbetäubung im Jahre 1846 entdeckt wurde, hat keine andere Person als ein Arzt die Narkose in Britannien durchgeführt. Die Mehrzahl der Narkosen wurde deshalb bis zum letzten Krieg durch mit der Anaesthesie vertraute Allgemeinpraktiker verabreicht, die allerdings keine andere Praxis hatten als ihr Studentenwissen und die Erfahrung, die sie gesammelt hatten, als sie — im allgemeinen durch Einladung — an ein Krankenhaus gerufen wurden. Zu Beginn des Krieges war die Anaesthesie ein aufstrebendes Fach, und einige junge Menschen begannen sich dafür zu interessieren. Sie entwickelte sich im Laufe des letzten Krieges dann sehr rasch. Ihre endgültige Anerkennung erhielt diese Entwicklung dann durch eine Empfehlung des National Health Service, durch die dem Anaesthesisten dieselbe Stellung verliehen wurde wie allen seinen anderen medizinischen Fachkollegen. Und dies wurde erreicht durch die frühzeitige Einführung eines besonderen Diploms für Anaesthesie im Jahre 1935, welches die Doktoren, die an Anaesthesie interessiert waren, ganz gleich, ob praktische Ärzte (und ich war selbst einer dieser Ärzte) oder Fachärzte, erwerben konnten und sich damit als praktische Anaesthesisten ausweisen konnten. Ein endgültiger und wichtiger akademischer Schritt wurde getan, als das Royal College of Surgeons eine Fakultät für Anaesthesie an diesem College gründete und Mitglieder berief (F. F. A. R. C. S.). Die anaesthesiologischen

Mitglieder des Colleges haben die gleichen Rechte wie die chirurgischen Mitglieder des Colleges. Seit Bestehen des National Health Service gibt es natürlich in allen Krankenhäusern Fachärzte für Anaesthesie (consultant anaesthetists) und in Ausbildung befindliche Anaesthesisten (trainee anaesthetists). Die Gesamtzahl von Fachärzten in Britannien — ich erinnere daran, daß ich von ungefähren Zahlen spreche — beträgt 850; dazu etwa 1400, die noch in Ausbildung stehen. Wir rechnen, daß es nach dem Staatsexamen etwa 7 Jahre dauern wird, bevor ein Arzt Facharzt für Anaesthesie werden kann. Die Antwort auf die Frage von Dr. Barth möchte ich so formulieren: Ich betrachte den hohen Stand der Anaesthesie in meinem Lande — und ich denke, Prof. Mushin wird mich darin unterstützen — auf der Vorstellung aufgebaut, daß es sich dabei im wesentlichen um eine Sache der Praxis handelt, und daß das Wichtigste für einen Anaesthesisten die Fähigkeit ist, jederzeit eine perfekte Anaesthesie zu verabfolgen. Es nützt uns nichts, wenn er alles über pH, Säure-Basen-Gleichgewicht oder über die Höhenflüge der neuen Atemphysiologie weiß, wenn er nicht jederzeit eine perfekte Anaesthesie verabfolgen kann. Deshalb haben wir immer Wert auf das praktische Wissen in der Ausübung der Anaesthesie gelegt. Erst 1935 oder 1936 wurde an der Universität Oxford eine Anaesthesieabteilung eingerichtet, welche die erste Abteilung war, die spezielle Laboratorien hatte. Das Überraschende ist aber die Tatsache, daß es bis zum Jahre 1946 keine anderen Anaesthesieabteilungen gab, bis dann, ich glaube, die Universitäten Cardiff und Newcastle Anaesthesieabteilungen einrichteten. Seitdem haben wir etwa 6 Universitätsabteilungen in unserem Lande, doch können unsere Möglichkeiten der Laboratoriumsuntersuchungen in keiner Weise mit den Möglichkeiten in den USA verglichen werden. Und doch glaube ich, daß meine amerikanischen Kollegen die ersten sein werden, die mit mir übereinstimmen, daß der Gesamtstandard der Anaesthesie in Britannien ein sehr viel höherer ist als der Gesamtstandard in Amerika. Und wenn ich bei meiner größten Hochachtung vor Prof. Shorow so vermessen sein darf, ihm einen Rat zu geben, so wäre es der: sich vor allem auf die praktische Ausübung der Anaesthesie zu konzentrieren und die Sphärenflüge der Forschung einige Zeit beiseite zu lassen, bis sich die Anaesthesie in seinem Lande höher entwickelt hat. Darüber hinaus möchten wir gern Mitarbeiter aus der UdSSR einladen, nach England zu kommen, um in der Anaesthesie ausgebildet zu werden. Ich weiß, daß ich für alle meine Kollegen spreche (Prof. Mushin bestätigt das).

I. S. Shorow:

Ich werde meinem Minister und dem Ministerium für Gesundheitsschutz von den herzlichen Worten berichten, die Prof. Gray hier gesprochen hat. Prof. Gray, Prof. Mushin und andere Vertreter der englischen Anaesthesie können überzeugt sein, daß wir genauso wie sie selbst die Anaesthesie in England sehr hoch einschätzen, und wenn Sie uns die Möglichkeit geben, Menschen zu Ihnen zu schicken, so werden wir das mit großer Freude tun. Ich werde darüber berichten. — Leider kann ich nicht hierbleiben, da ich sofort zur Botschaft muß. Ich bitte Sie, mich zu entschuldigen.

L. Barth:

Ich danke Herrn Prof. Gray außerordentlich für seine ausgezeichneten Ausführungen, und ich glaube schon zu sehen, daß diese Diskussion für uns von großem praktischen Wert sein wird. Ich danke auch Herrn Prof. Shorow für die Antwort, die er Herrn Prof. Gray gegeben hat und möchte in dieser Aussprache schon einen großen Fortschritt sehen.

Wir müssen klar sehen, was wir in Deutschland zuerst zu tun haben. Das gilt, glaube ich, auch für die Kollegen in der Tschechoslowakei, in Ungarn und Bulgarien, die in einer ähnlichen Lage sind wie wir. Die Frage ist, wie müssen wir am zweckmäßigsten verfahren, um schnell und gut voranzukommen und nicht den zweiten Schritt vor dem ersten Schritt zu tun? Wir müssen wohl den Rat, den uns Herr Prof. GRAY als ein Senior der Anaesthesie gegeben hat, beherzigen.

Nun bin ich gespannt, ob Herr Prof. MUSHIN, der wie ich weiß, mit den Ausführungen von Herrn Prof. GRAY übereinstimmt, noch etwas Ergänzendes sagen kann. Herr Prof. MUSHIN hat ein Laboratorium für Anaesthesie in seiner Abteilung in Cardiff und kann uns vielleicht über zweckmäßige Arbeitsweise und Einrichtung von Anaesthesielaboratorien noch einige Hinweise geben. Ich möchte Herrn Prof. MUSHIN fragen, ob er noch einige Ausführungen zu machen wünscht?

W. W. MUSHIN:

Meine Damen und Herren,

Prof. GRAY hat schon in vollendeter Form gesagt, was ich sonst selbst zu Ihnen gesagt hätte. Wir haben immer betont, wie wichtig es ist, ein guter praktischer Anaesthesist zu sein. Um Sie zu erheitern, drücke ich dies oft in anderen Worten aus. Ich habe eine Definition des Wortes Anaesthesiologe. Ich sage, er ist ein Mann, der alles über Anaesthesie weiß, außer, wie man einen Patienten narkotisiert. Dies ist deshalb eine so wichtige Definition, weil es noch viele gibt, die der Meinung sind, daß das menschliche Wesen in der Anaesthesie nicht von Wichtigkeit ist. Für mich ist es das einzige Objekt, und ein Grund, warum ich bis jetzt noch kein Laboratorium für Tierexperimente in meiner Abteilung eingerichtet habe. Mein Interesse gilt dem Menschen. Es gibt viele andere Experten, die viel besser als ich Experimente an Tieren ausführen können. Ich begann meine Ausbildung als Anaesthesist im Jahre 1933, als es, wie schon Prof. GRAY sagte, sehr sehr wenige full-time-Anaesthesisten in Britannien gab, und ich war glücklich genug, einen der ersten Ausbildungsplätze zu bekommen, die in meinem Lande eingerichtet wurden. Zu dieser Zeit mußte ich wie ein Lehrling an der Hand eines Meisters lernen; und ich lernte meine Hand und meine Augen zu gebrauchen. Ich kann Ihnen versichern, daß ich innerhalb weniger Jahre genauso wie mein Lehrer das handhaben konnte, was Prof. GRAY perfekte Anaesthesie nennt. Es bestand kein Zweifel darüber, daß der Patient sich während der Operation nicht bewegte, und es stand zum größten Teil auch außer Zweifel, daß er sich von der Narkose wieder richtig erholte.

Nun noch ganz kurz zur Frage der Pharmakologie oder Physiologie. Es ist erst 10 oder 15 Jahre her, daß diese anderen Aspekte der Anaesthesie in den Vordergrund getreten sind. Doch ich bin auch heute noch der Meinung, daß die Ausbildung eines Anaesthesisten in erster Linie eine praktische sein muß. Wenn ich die Aufgabe hätte, eine neue Universitätsabteilung für Anaesthesie einzurichten, die in jeder Weise anderen Universitätsabteilungen in anderen Zweigen der Medizin gleichwertig sein sollte, so würde ich mich dafür entscheiden, alle 3 Aspekte des akademischen Lebens miteinander zu vereinigen: Praxis, Lehre und Forschung. Ich bin der Meinung, ohne diese 3 Dinge kann keine Abteilung wirklich leben. Es muß also Praxis geben, und für einen Anaesthesisten bedeutet das, Patienten zu narkotisieren. Und ich selbst, genauso wie mein Kollege Prof. MACINTOSH, narkotisieren jeden Tag Patienten. Viele andere Leiter von Anaesthesieabteilungen, insbesondere in Ländern jenseits des großen Ozeans westlich meines Landes, narkotisieren sehr selten Patienten. Ich hoffe, daß das in Ihren Ländern niemals passieren wird, und daß jeder einzelne von Ihnen, der seine Abteilung voranbringen will, jeden Tag Patienten narkotisieren wird. Wenn Sie das nicht tun, werden Sie niemals auf die Probleme der Anaesthesie stoßen, dann werden Sie immer fern vom Strom der Praxis sein, der in unseren Krankenhäusern dahinfließt. Das ist der erste Pfeiler, auf dem jede Anaesthesieabteilung steht. Der zweite Pfeiler ist das Lehren. Dies muß Fortschritte machen in jeder Universitätsabteilung. Deshalb muß der Leiter dieser Abteilung ein guter

Lehrer sein, und sein Unterricht unverkennbar für die Schüler auf guter praktischer Erfahrung basieren. So gehen Theorie und Praxis Hand in Hand. Der dritte Pfeiler kommt automatisch, daran ist nichts zu ändern. Die Forschung, d. h. das Fragenstellen, muß kommen, wenn es einen Lehrer und seine Schüler gibt. Überall, wo es einen Lehrer und Schüler gibt, muß es auch Fragen geben. Das bedeutet natürlich, daß der Lehrer es gestattet, daß man ihm Fragen stellt. Ein Lehrer darf sich niemals so erhaben über seine Schüler fühlen, als daß er nicht mit ihnen so vertraut spricht wie ein Vater mit seinen Kindern. Gestatten Sie mir, daß ich dies nachdrücklich betone, denn ich hatte das Vorrecht und das Vergnügen, viele junge Anaesthesisten aus europäischen Ländern zu unterrichten, und eines der Dinge, die sie mir sagten, war, wie herrlich es sei, einen Lehrer zu haben, mit dem sie sprechen könnten wie ein Sohn mit seinem Vater, ,,und nicht einen Mann, der so hoch über mir steht, daß ich mich besonders anmelden muß, um ihn zu sehen und ihm eine Frage zu stellen.“ Sie werden einsehen, daß aus einer solchen Atmosphäre keine gute Forschungsarbeit entstehen kann. Ich würde also großen Nachdruck vor allem auf die Praxis für den Anaesthesisten legen, d. h. viele, viele Narkosen jeden Tag, jede Woche, und dann ist das Lehren die natürliche Folge der Erfahrung. Die Forschung kümmert sich um sich selbst; ich meine, wir sollten uns um die Forschung keine Sorgen machen. Und ich muß ebenfalls mit meinen beiden Kollegen in jeder Hinsicht übereinstimmen, daß ich etwas besorgt bin, daß in der Entwicklung, in den Entwicklungsplänen der Anaesthesie in einem solch großen und wichtigen Lande von Prof. Shorow zuerst Wert auf die Laboratorien, d. h. also auf die Forschung gelegt wird, und nicht zuerst auf die Praxis und Lehre. Diese zwei brauchten wirklich keine Laboratorien. Lehren und Praxis bedeuten: Patienten und Arbeit jeden Tag im Operationssaal.

L. Barth:

Ich danke Herrn Prof. Mushin für seine sehr interessanten und teilweise humorvollen Ausführungen. Sie waren eine wichtige Ergänzung zu den Ausführungen von Herrn Prof. Gray. Ich glaube, daß die prinzipiellen Fragen über die Entwicklung der Anaesthesie aus der bisherigen Diskussion klar hervorgehen. Nun möchte ich dazu übergehen, über den Stand der Anaesthesieentwicklung in Deutschland berichten zu lassen. Darf ich Herrn Doz. Dr. Bark bitten, uns eine kurze Übersicht über den Stand der Anaesthesieentwicklung und die Fragen und Probleme in der Bundesrepublik zu geben?

J. Bark:

Die Entwicklung einer eigentlichen Anaesthesie hat erst — wie wohl in den meisten anderen Ländern — nach dem letzten Krieg eingesetzt. Grundlagen für diese Entwicklung sind schon Jahre und Jahrzehnte vorher gegeben worden. Sie wissen, daß die Anfänge der endotrachealen Intubation wie in England so auch bei uns schon vor der Jahrhundertwende gemacht wurden. Ich erinnere an Namen wie Trendelenburg und Kuhn, erinnere an die Technik der Kohlensäureabsorption bei Kuhns ersten Geräten und erinnere an die Barbiturateinführung (Evipan). Aber diese einzelnen Erfolge auf dem Wege der Anaesthesie wurden praktisch erst nach dem ersten Weltkrieg in eine einheitliche Linie gebracht. Es ist bekannt, daß eine gewisse Diskrepanz zu der Meinung der Chirurgen besteht. Das liegt zum Teil an dem System, in dem wir seit Jahrzehnten leben, daß der Leiter einer Klinik oder Abteilung mehr oder weniger einen Absolutheitsanspruch vertritt. So ist es nicht verwunderlich, daß sich Spezialabteilungen — das ist ja nicht allein die Anaesthesie, sondern sind auch andere Disziplinen der Medizin gewesen — bei uns etwas verzögert und langsam entwickelt haben. Wir haben in Deutschland 1952 eine Gesellschaft für Anaesthesie gegründet, und inzwischen, zunächst in den Universitätskliniken und in letzter Zeit auch in den großen Nicht-Universitätskliniken Abteilungen geschaffen, die unter Leitung von Fachanaesthesisten, meist Dozenten und Professoren für Anaesthesie, stehen. Es sind z. Z. in Deutschland etwa 80 diplomierte oder Fachanaesthesisten tätig.

In einer Resolution haben wir kürzlich zum Ausdruck gebracht, daß die benötigte Zahl, um etwa auf gleiche Verhältnisse wie in England zu kommen, 2000 betragen müßte. Das erfordert viele Jahre Ausbildung und Lehre. Wir stehen auch bei uns auf dem Standpunkt, daß eine Anaesthesieabteilung, ob das nun eine Universitätsklinik oder ein großes Krankenhaus mit entsprechend großem Krankenmaterial ist, hinsichtlich der Ausbildung auf die Praxis ausgerichtet sein muß. Und wir haben, das kann ich wohl auch von meinen Kollegen sagen, unsere ganze Betonung und Wert auf eine solche praktische Ausbildung gelegt.

Um Fachanaesthesist zu werden, benötigt man bei uns 5 Jahre Ausbildung. Diese 5 Jahre setzen sich zusammen aus 1 Jahr chirurgischer Ausbildung, 1 Jahr interner Ausbildung und 2 Jahren Fachausbildung in der Anaesthesie. Das 5. Jahr setzt sich zusammen aus der allgemein-praktischen Ausbildung, die nach jedem Staatsexamen erforderlich ist, ganz gleich, ob der Arzt Allgemeinpraktiker oder Spezialist werden will. Sie ist jetzt auf 2 Jahre erhöht worden. Es gibt bei uns keine Prüfung für das Diplom oder den Facharzt für Anaesthesie. Es ist allerdings der Nachweis erforderlich, daß die Zeit nicht irgendwie „abgesessen" wurde, sondern wirklich in dieser Zeit, vor allem in der praktischen Anaesthesiezeit, Anaesthesien auf möglichst allen Gebieten der Chirurgie vorgenommen wurden. Für uns ist es wegen des Problems der ungenügenden Zahl von Fachanaesthesisten die große Frage gewesen, ob wir uns zu dem Kompromiß, den Prof. Shorow vorher angedeutet hat, bereitfinden sollen, Schwestern zur Anaesthesie auszubilden oder nicht, um damit die große Lücke zu schließen. Wir haben uns ziemlich einmütig auf den gegenteiligen Standpunkt gestellt. Genauso wenig wie wir glauben, daß eine gute Operationsschwester, die jahrelang assistiert und instrumentiert, selbständig eine Operation vornehmen kann, genauso wenig glauben wir, daß eine Schwester mit einer Fachausbildung eine so verantwortliche Tätigkeit wie die eines Anaesthesisten ausüben kann. Wir müssen deswegen in Kauf nehmen, daß die Versorgung der Bevölkerung mit Fachanaesthesisten noch etwas längere Zeit in Anspruch nimmt. Wir hoffen aber, und das ist unser Wunsch für die Zukunft, daß unter der hoffentlich zunehmenden Einsicht unserer großen Mitarbeiter in der Chirurgie die Zahl der Anaesthesisten, die Zahl der Abteilungen, die wir wünschenswert zu zentralen Anaesthesieabteilungen ausbauen wollen, in wenigen Jahren wirklich den erforderlichen Umfang annehmen werden.

L. Barth:

Ich danke Ihnen, Herr Bark, für die Ausführungen und bitte, um das Bild zu vervollständigen, Herrn Dr. Hutschenreuter, einige Bemerkungen über den Stand der Anaesthesieentwicklung in der DDR zu machen.

K. Hutschenreuter:

Meine Damen und Herren!

Die Verhältnisse bei uns in der DDR liegen ja praktisch ähnlich wie in der Bundesrepublik. Herr Bark hat Ihnen bereits darüber berichtet. Die Anaesthesisten sind eigentlich in großer Sorge um den augenblicklichen Stand der Entwicklung der Anaesthesie bei uns. Sie wissen vielleicht, daß in Göttingen Ende Januar/Anfang Februar dieses Jahres aus diesem Grunde ein Memorandum abgefaßt worden ist. Ich möchte Ihnen nur einige Zahlenbeispiele nennen. In Deutschland kommt auf 1,2 Millionen Einwohner ein Facharzt für Anaesthesie. In Großbritannien und den USA ist das Verhältnis zur gleichen Einwohnerzahl etwa 50fach größer. Das ist ein ganz gewaltiger Unterschied. Nun ist es von vornherein klar, daß wir diese Differenz nicht in kurzer Zeit wettmachen können. Das ist ganz ausgeschlossen, und wir stehen nun vor einer sehr schwerwiegenden Frage. Sollen wir Wert legen auf die Quantität oder auf die Qualität der Anaesthesisten. Ich glaube, daß diese Frage heute von Herrn Prof. GRAY und auch von Herrn Prof. MUSHIN eindeutig beantwortet worden ist. Wir haben gehört, daß Herr Prof. GRAY eine 7jährige Ausbildungs- und praktische Tätigkeit vorschlägt, bis jemand ein exakter praktischer Anaesthesist sein kann, der in seinem Beruf allen Situationen gewachsen ist. Der Stand der Anaesthesieentwicklung in Deutschland ist förderungsbedürftig. Darüber sind wir uns alle im klaren. Die ausländischen Gäste, die jetzt hier an diesem Symposion teilnehmen, werden vielleicht zu einem großen Teil die Abteilung von Herrn Dr. BARTH besucht und gesehen haben. Diese Abteilung bitte ich nicht als Durchschnittsmaßstab für die Verhältnisse in unserem Lande zu betrachten. Herr Dr. BARTH hat das große Glück, daß er in seinem chirurgischen Chef, Herrn Prof. GUMMEL, einen Menschen hat, der die Anaesthesie in der DDR sehr zu fördern wußte, und ich glaube, darauf müssen wir das Hauptaugenmerk richten. Wir müssen mehr als bisher Fachdisziplinen, die unserer Mithilfe bedürfen, für unsere Belange gewinnen, wir müssen sie davon überzeugen, und hierzu ist es nötig, zum rechten Zeitpunkt das richtige Wort zu finden. Nun die speziellen Verhältnisse in der DDR: Wir sind in der Lage, daß wir auf Grund zentraler Regelungen wahrscheinlich in aller Kürze einen wesentlichen Schritt auf dem Gebiete der Anaesthesieentwicklung vorwärts tun können. Es ist uns zugesichert worden, daß am 1. Januar nächsten Jahres in den Hochschulkliniken zentrale Anaesthesieabteilungen eingerichtet werden sollen. Das wird auch nicht sehr einfach sein. Wie Sie wissen — und darüber kann man auch offen sprechen —, leiden wir unter einem relativen Ärztemangel. Wir haben nur sehr wenig Fachärzte für Anaesthesie, die Stellen als Leiter von Anaesthesieabteilungen an Hochschulkliniken und erst recht natürlich als Leiter von Anaesthesieabteilungen in Bezirkskrankenhäusern einnehmen könnten. Ich darf, um nur ein Beispiel aus der Praxis zu erwähnen, sagen, daß in einer Akademieklinik, einer chirurgischen Klinik in unserem Lande, Intubationsnarkosen von Arzthelfern ausgeführt werden. Wir haben uns sehr dagegen gewandt und wir hoffen, daß dieser Zustand auch in Zukunft geändert werden wird. Selbstverständlich sind wir darüber hinaus bestrebt, im Rahmen der Anaesthesieentwicklung in der Zukunft an besonderen Punkten Widerbelebungszentren zu errichten, wie sie bereits in Berlin existieren und sicher auch in größeren Städten wie meinetwegen Leipzig, eingerichtet werden müßten.

Einen Schritt vorwärts gekommen sind wir sicher seit vorgestern, seitdem wir unter unseren Mitarbeitern den ersten habilitierten Anaesthesisten haben, das ist Herr KERRINNES aus Leipzig.

Ein Problem, das uns immer wieder von chirurgischer Seite herangetragen wird, ist das der Kurzausbildung von Ärzten. Nun, wir Anaesthesisten haben uns sehr dagegen gewandt. Es ist natürlich andererseits verständlich, daß die Chefs chirurgischer Krankenhäuser und überhaupt operativ geleiteter Krankenhäuser bestrebt sind, an der modernen Anaesthesie teilzuhaben und auch ihren Patienten die Vorteile moderner Anaesthesieverfahren zugute kommen zu lassen. Das kann man nach Meinung der verantwortlichen Fachärzte für Anaesthesie aber nicht dadurch tun, daß man Ärzte nur wenige Wochen oder wenige Monate ausbildet, sondern daß man sich von vornherein darauf festlegt, grundsätzlich nur die ordentliche Facharztausbildung anzuerkennen und zu beschreiten. Das wird natürlich für die Zukunft bedeuten, daß es einiger Jahre, und vielleicht sogar Jahrzehnte bedarf, bis wir hinreichend Fachärzte für Anaesthesie besitzen. Die Qualität ist aber sicher wichtiger, als in kurzer Zeit eine Vielzahl von kurzausgebildeten Ärzten zu haben.

L. BARTH:

Vielen Dank Herr HUTSCHENREUTER. Ich glaube, es wird die Diskussion noch mehr anregen, wenn wir jetzt Herrn Doz. Dr. STOFFREGEN zu Wort kommen lassen.

J. STOFFREGEN: Meine Damen und Herren!

Die Hauptfrage, wie in Deutschland die Entwicklung der Anaesthesie beschleunigt werden könnte, war tatsächlich das Thema der von Herrn HUTSCHENREUTER erwähnten Besprechung in Göttingen Anfang dieses Jahres. Bei der gegenwärtigen Situation glauben wir, daß es für die zukünftige Anaesthesieentwicklung in Deutschland eine große Hilfe bedeuten würde, wenn wir — selbstverständlich in seriöser Weise — die Möglichkeiten der public relation benutzen und nicht, wie wir es bisher getan haben, nur die für die Öffentlichkeit verantwortlichen Stellen aufklären, sondern die Öffentlichkeit selber. „Was ist ein Anaesthesist, wozu ist er nützlich, und daß man ihn braucht." Ohne Zweifel ist der Laie, der Patient, der Meinung, daß, wenn er operiert werden muß, wenn ein Arzt im weißen Kittel an sein Bett oder an den Operationstisch tritt und dem Kranken sagt: „Nun haben Sie mal keine Angst, ich mache Ihnen eine Spritze in den Arm, Sie schlafen dann gleich und schnell ein, es kann Ihnen dabei nichts passieren, und nachher werden Sie auch wieder wach", daß der Patient dann natürlich mit gutem Recht glaubt, es handle sich bei diesem Arzt um einen Anaesthesisten, also um einen entsprechend ausgebildeten Narkosefachmann. Sie wissen alle, daß in Deutschland wie vor 50 Jahren die Wahrheit die ist, daß die Narkosen noch immer in wenigstens 95 Prozent aller Fälle von nichtärztlichen oder von ärztlichen Laien durchgeführt werden müssen, weil uns etwa 2000 Anaesthesisten fehlen. — Wir haben es in der Bundesrepublik vielleicht schwerer als Sie hier in der DDR, diese Dinge voranzutreiben. Hier gibt es eine zentrale Stelle, mit der über diese Fragen verhandelt werden kann, und die dann auch, soweit es sich um offensichtlich vernünftige Dinge handelt, sicher auch vernünftig entscheiden wird. In der Bundesrepublik ist das Gesundheitswesen föderalistisch aufgebaut. Die Krankenhäuser haben ihre Selbstverwaltung, die Universitäten verwalten sich selbst, und der Wirkungsgrad für die Einführung grundlegender Änderungen ist, soweit es dazu eines erheblichen personellen und auch geldlichen Aufwandes bedarf, nicht so gut, wie wir uns das erhoffen. — Abgesehen von der wünschenswerten Intensivierung der public relation müssen noch andere Fragen gelöst werden, die mit der Praxis der Anaesthesieausbildung in Zusammenhang stehen. Das ist einmal die Zusammenfassung der Anaesthesie in großen Städten, an den Universitätskliniken im Sinne von zentralen Anaesthesieabteilungen, die zentral geleitet werden und auf diese Weise, und nur auf diese Weise auch ein Optimum an Ausbildung und fachanaesthesistischer Versorgung bieten können. — Zum anderen muß die Frage der Vermehrung der Ausbildungsstellen, der Planstellen über den klinikseigenen Minimalbedarf, der ja tatsächlich an den meisten Stellen noch nicht einmal erreicht wurde, gelöst werden. Auch das wird — allein schon wegen der damit verbundenen Kosten — nur unter Zuhilfenahme der Öffentlichkeit in befriedigendem Grade und in absehbarer Zeit möglich sein. — Die letzte Frage schließlich, die besonders die jungen Ärzte interessieren muß, die vor der Wahl ihres Berufes stehen, ist die reale Existenzmöglichkeit von Fachärzten für Anaesthesie in Deutschland. Wenn man es nicht schaffen wird, und bisher hat man es leider nicht geschafft, dieses Fach nach außen hin etwas attraktiver zu machen, so daß es mindestens konkurrenzfähig ist mit anderen Disziplinen der Medizin, z. B. mit dem praktischen Arzt, mit einem Internisten, einem Röntgenologen, einem Pädiater usw., dann werden sich sicher nicht die besten jungen Ärzte für unser Fachgebiet interessieren, und die Entwicklung wird nicht den Weg gehen können, den wir uns alle, letztlich ja zum Wohle des Patienten, erhoffen. — Obwohl wir bei dem Bemühen um die Lösung dieser Probleme bisher von der Deutschen Gesellschaft für Chirurgie wenig oder gar keine Hilfe erhalten haben, sind wir nach wie vor der Ansicht, daß die Chirurgen die Entwicklung der Anaesthesie in unserem Land wesentlich beschleunigen könnten, wenn sie endlich uns Anaesthesisten vertrauen und uns glauben wollten, daß wir ihre besten Freunde sind.

L. Barth:

Ich danke sehr. Ich bin überrascht, wie ruhig Herr Stoffregen das alles von sich gegeben hat. Wir sind ganz anderes gewöhnt. Nachdem wir jetzt eine gewisse Übersicht über den Stand der Anaesthesie in Deutschland haben, liegt es sehr nahe, nunmehr die Vertreter der anliegenden Länder zu fragen, ob sie noch irgendwelche speziellen Probleme, irgendwelche Wege gefunden haben, um der Anaesthesie eine bessere Entwicklungsmöglichkeit zu verschaffen. Ich bin nicht gut informiert, wie die Situation in Österreich ist, und ich glaube, auch Sie wissen nicht sehr viel darüber. So darf ich vielleicht Herrn Doz. Dr. Mayrhofer aus Wien bitten, eine kurze Übersicht über die Anaesthesieentwicklung in Österreich zu geben.

O. Mayrhofer:

Wir haben in Österreich das große Glück gehabt, daß wir in den Personen der beiden Altmeister der Chirurgie, Denk in Wien und Breitner in Innsbruck, große Förderer der Anaesthesie gehabt haben, die gleich nach dem Ende des letzten Weltkrieges sich für die Spezialisierung des Faches eingesetzt haben, und denen die junge Chirurgengeneration, die jetzt die Lehrstühle innehat, gefolgt ist, wie z. B. Prof. Spath in Graz, Prof. Huber in Innsbruck und Prof. Kunz in Wien. Als ich im Jahre 1951 vorschlug, wir sollten eine Gesellschaft für Anaesthesiologie gründen, hat mir Prof. Denk gesagt: „Ja, glauben Sie denn, daß Sie da genügend Leute zusammen bekommen? Aber wenn ja, dann tun Sie es nur ruhig, mir soll es recht sein.“ Und er wurde dann auch unser erstes Ehrenmitglied, und zwar ein Ehrenmitglied, das uns tatsächlich geholfen hat. Ich will darauf nicht näher eingehen. Wir haben dann im Jahre 1952 durchgesetzt, daß der Facharzt für Anaesthesiologie, ich glaube, es war das 19. Fach der Medizin, offiziell anerkannt wurde, und vom Sozialministerium Ausbildungsbestimmungen erlassen wurden. Die derzeit geltenden Bestimmungen sehen vor: Drei Jahre allgemeine Krankenhausausbildung, wie sie in Österreich auch für den praktischen Arzt notwendig ist, und 3 Jahre Anaesthesieausbildung, wovon im ersten Jahr der Besuch eines theoretischen Kurses vorgeschrieben ist. Das bedeutet jetzt seit etwa 2 Jahren die Inskription von 2 Semestern an der Universität als Gasthörer, um die theoretische Grundausbildung zusätzlich zu der praktischen Ausbildung zu bekommen. Man kann als Grundlage außer den 3 Jahren allgemeinen Krankenhausturnus' auch ein operatives Fach mitbringen und dann 3 Jahre Anaesthesie machen. Das sind aber die wenigsten, die das gemacht haben, doch immerhin haben wir in den Jahren, seitdem die Anaesthesie bei uns begonnen hat, es auf derzeit etwa 80 Fachärzte in ganz Österreich auf 7 Millionen Einwohner gebracht, das heißt etwa 12 auf 1 Million. Als Ausbildungsstätten sind nach Gesetz nur anerkannt die 4 chirurgischen Universitätskliniken des Landes, 2 in Wien, 1 in Innsbruck und 1 in Graz, und theoretisch jedes große allgemeine Krankenhaus, das über sämtliche operativen Abteilungen verfügt und eine eigene zentrale Anaesthesieabteilung besitzt, die unter der Leitung eines Chefarztes steht. Praktisch kommen dafür nur die Krankenhäuser in den Landeshauptstädten infrage, und von den Landeshauptstädten hat bisher nur Linz eine zentrale Anaesthesieabteilung unter der Leitung von Chefarzt Dr. Bergmann. Eine Einschränkung besteht allerdings für diese Krankenhäuser, da sie nur für die drei praktischen Jahre ausbildungsberechtigt sind, während die theoretische Ausbildung nur an den Universitäten gemacht wird. Es ist nun so, daß in Wien ein Lehrauftrag für Anaesthesiologie, ein ständiger Lehrauftrag besteht, den es bis vor kurzem auch in Innsbruck gab. Seit dem 1. Oktober dieses Jahres ist der Lehrbeauftragte an der Innsbrucker Klinik zum Extraordinarius erhoben worden, ist also jetzt Leiter eines selbständigen Anaesthesieinstituts, nicht nur einer sogenannten Anaesthesieabteilung, wie in Wien und in Graz. Diese zentrale Anaesthesieabteilung an der Universität ist gleichzeitig auch die Stelle, die die übrigen Kliniken mit Anaesthesien versorgt. Das heißt also, daß nicht die chirurgischen Kliniken ihren eigenen Anaesthesistenstab haben, und die Frauenkliniken, die Hals-Nasen-Ohren-Kliniken usw., sondern daß eben in Innsbruck jetzt ganz offiziell ebenso wie in Graz und in Wien eigentlich mehr auf Grund interklinischer Übereinkommen diese zentralen Anaesthesieabteilungen fungieren und bestehen, was den großen Vorteil einerseits für die angeschlossenen Kliniken hat, daß auch die kleineren Kliniken, wie etwa die Kieferstation, die Orthopädie, die Hals-Nasen-Ohren-Klinik oder die Augenklinik jederzeit einen Anaesthesisten haben können, wenn sie einen brauchen, andererseits aber die Ausbildung eine umfassendere wird, weil jeder, der zur Ausbildung an die zentrale Anaesthesieabteilung kommt, während seiner 3jährigen Tätigkeit dort durch sämtliche Kliniken geschleußt wird und unter Anleitung der dort wirkenden Fachärzte eine praktische Schulung bekommt. Nun, soviel zum derzeitigen Stand.

Unser Plan für die Zukunft sieht in großen Zügen vor, daß für kleinere Krankenhäuser, also bis zu 100 Betten, die sich noch keinen Facharzt leisten können, eine Regelung gefunden werden sollte, und sich auch bereits anbahnt, daß ein Fachanaesthesist in 2 oder 3 Krankenhäusern die wichtigsten Narkosen macht, also jeden zweiten Tag in einem anderen Krankenhaus tätig ist und ansonsten eben dort die anderen Ärzte Narkose machen. In mittleren Krankenhäusern werden ein oder zwei oder mehr Fachanaesthesisten entweder durch andere Ärzte oder Schwestern unterstützt, wobei wir von der Lösung, Schwestern als Anaesthesiehelferin zu haben, die auch tatsächlich Narkosen machen, nicht begeistert sind. Es hat sich in Krankenhäusern wie etwa Salzburg, Wels, Steyr und dergleichen eingebürgert, daß dort Fachanaesthesisten sind, die einen Stab von Schwestern überwachen, und praktisch funktioniert das ganz gut, aber soviel ich weiß, ist das mit dem Gesetz nicht ganz in Einklang zu bringen. Denn die Narkose ist eine ärztliche Tätigkeit und darf nicht vom ärztlichen Hilfspersonal ausgeführt werden. Es ist dann immer die Frage, wenn wirklich einmal etwas passiert, wer trägt nun die Verantwortung, ist es der Operateur, oder ist es der Anaesthesist, der vielleicht bei der Narkose in einem ganz anderen Operationssaal sitzt und die Schwester ja gar nicht beaufsichtigen kann. Für große allgemeine Krankenhäuser, wie schon gesagt, das wären Linz, Salzburg, Klagenfurt, das ist schon ziemlich alles in der Provinz Österreichs, sollten Anaesthesieabteilungen unter der Leitung von Chefärzten errichtet werden, wie sie ja in Linz schon besteht. An den Universitäten ist schließlich vorgesehen, innerhalb von ein paar Jahren wie in Innsbruck selbständige Extraordinariate, also Lehrstühle für Anaesthesie zu schaffen, die die von Herrn Prof. Mushin angedeutete Dreiheit dann in sich beinhalten, nämlich die praktische Tätigkeit, die Lehre für die Studenten und schließlich die Forschungstätigkeit; aber wie gesagt, in dieser Reihenfolge. Ich glaube, das wäre alles, was man zum derzeitigen Stand und von den Plänen, wie wir sie in Österreich vorhaben, sagen kann. Ich könnte noch in Details gehen, aber es würde zu weit führen, wenn ich unsere Lehrpläne vorstellen würde.

L. Barth:

Ich danke Ihnen sehr, Herr Mayrhofer. Es ist schön, daß Sie sich beschränkt haben, wir wollen ja nicht bis unmittelbar vor unseren abendlichen Empfang hier diskutieren, sondern in spätestens $^1/_2$ Stunde am Ende sein. Man möge mir verzeihen, wenn ich in einer außergewöhnlichen Reihenfolge vorgegangen bin. Ich habe sie gewählt, wie sie gerade zum bisherigen Stand der Diskussion paßte. Wenn wir nun die Verhältnisse in Deutschland und Österreich kennen, über die Verhältnisse in der Sowjetunion hörten und von unseren englischen Lehrmeistern schon viele gute Ratschläge bekommen haben, so möchte ich mich jetzt an Herrn Prof. Rubányi wenden und ihn fragen, wie sieht es in Ungarn aus, wird die Anaesthesie dort planmäßig entwickelt, oder haben Sie derartige Pläne?

Bitte Herr Prof. Rubányi.

P. Rubányi:

Meine Damen und Herren!

Ich möchte von der Entwicklung unserer Anaesthesie nur soviel sagen, daß die moderne Anaesthesie Anfang 1950, also vor ein paar Jahren, in Ungarn angefangen hat, und ich glaube, wir können objektiv feststellen, daß wir in den letzten Jahren große Fortschritte gemacht haben, und daß wir in den nächsten Jahren noch weitere Fortschritte machen werden. Natürlich, das dauert noch eine Zeitlang, bis wir die anderen Länder werden einholen können. Die jetzige Lage ist in Ungarn so, daß auf 10 Stellen — Anaesthesiezentren könnte ich es nicht nennen — aber sagen wir anaesthesiologische Basen sind, das sind die 4 chirurgischen Universitäten in Budapest, 2 chirurgische Universitäten in der Provinz, in Szegedin und Pećs. Dann am Zentralinstitut für Kardiologie und Kardiochirurgie, am Zentralinstitut für Traumatologie und Neurochirurgie und im Zentralkrankenhaus des Heeres. Das sind vorläufig die Basen unserer Anaesthesiologie. Die Organisation der Anaesthesiologie begann vor einem Jahr, und zwar damit, daß die Anaesthesiologie als selbständiges Fach offiziell deklariert wurde. Bis heute haben wir 20 Fachärzte. Der neue Facharzt für Anaesthesiologie wird in Ungarn in Zukunft nach einer 4jährigen Ausbildung erworben. Das erste Jahr betrifft die theoretische Ausbildung, hauptsächlich Physiologie und Pharmakologie, dann praktische Ausbildung 1 Jahr in Chirurgie und interner Medizin und 2 Jahre praktische Ausbildung in den verschiedenen anaesthesiologischen Zentren oder Basen. Da diese 4jährige Ausbildung natürlich erst nach ein paar Jahren die Fachärzte für uns bringen wird, hat man erlaubt, daß in den nächsten 2 Jahren diejenigen Ärzte, die seit einigen Jahren die Anaesthesiologie systematisch betreiben, ohne Prüfung zu Fachärzten zu ernennen. Nach unserem Plan werden wir in 2 Jahren weitere 20 Ärzte, d. h. am Ende 1960 40 Fachärzte haben. Dazu parallel haben wir heute eine sogenannte „postgraduate Ausbildung", die für Fachärzte für Chirurgie aus den verschiedenen chirurgischen Abteilungen läuft. Sie werden natürlich keine anaesthesiologischen Fachärzte sein. Sie bekommen 3 bis 6 Monate Ausbildung und sind diejenigen, die jetzt auch die Narkosen in verschiedenen Krankenhäusern und chirurgischen Abteilungen ausüben. Sie bekommen einen 3- bis 6monatigen Fortbildungskursus, um die praktische Seite der Anaesthesiologie kennenzulernen. Ich möchte vielleicht noch einige Worte über unsere anaesthesiologische Gesellschaft sagen. Vor einem Jahr wurde die anaesthesiologische Gesellschaft in Ungarn gegründet, und es wurde viel darüber gesprochen, ob es einen Sinn hat oder nicht, für einige wenige Fachärzte eine Gesellschaft zu gründen. Wir haben gefunden, daß es doch einen Vorteil hat, weil die Anaesthesiologen, wenn es auch nur eine kleine Gruppe ist, in einer Gesellschaft konzentriert die Anaesthesiologie viel besser fördern können. Außerdem haben sie enge Beziehungen zu den Anaesthesiologen und anaesthesiologischen Gesellschaften verschiedener Länder. Die Frage der Publikation ist vorläufig so, daß die Anaesthesiologie kein selbständiges Fachblatt hat. Aber unser chirurgisches Fachblatt und auch das allgemeinärztliche Fachblatt haben einen anaesthesiologischen Teil und dort werden die Publikationen veröffentlicht. Soviel kann ich von der jetzigen Lage sagen.

L. Barth:

Vielen Dank Herr Prof. Rubányi. Wir wissen, daß die ungarischen Ärzte außerordentlich geschickt im Improvisieren sind, und daß sie auf diese Weise sehr viel Schwierigkeiten überwinden können. Offenbar herrscht in Ungarn kein Ärztemangel, und so ist die Aussicht gegeben, daß Sie sehr schnell das erreichen werden, was Sie sich zum Ziele gesetzt haben. Ich darf jetzt vielleicht, um die Reihenfolge zu vervollständigen, Herrn Dr. Pokrzywnicki bitten, uns einige Worte zu sagen, wie es in Polen aussieht, worüber wir sehr wenig unterrichtet sind.

St. Pokrzywnicki:

Die Entwicklung der Anaesthesie in Polen begann nach dem Krieg, und sie wurde durch unsere Chirurgen zu der Entwicklung gezwungen, da sie Fälle operieren wollten, die sie ohne moderne Anaesthesie nicht bewältigen konnten. Das ist der Grund, weshalb wir im Anfang unterstützt wurden. Jetzt besitzen wir Zentren für die Ausbildung von Anaesthesisten, und in diesen Zentren arbeiten Fachärzte. Ich kann sagen, daß wir fast in jeder chirurgischen Klinik oder Akademie einen ausgebildeten Anaesthesisten haben. Wir bilden Anaesthesisten in unserem Lande selbst aus und senden sie auch für eine kürzere oder längere Zeit in andere Länder. Bis jetzt haben wir noch nicht genug Spezialisten auf dem Gebiete der Anaesthesie und unsere Ausbildung geht langsam vonstatten. Die Ausbildung eines Anaesthesisten dauert bei uns 6 Jahre: 2 Jahre allgemeine Praxis, dann 2 Jahre unter der Aufsicht eines Facharztes für Anaesthesie, die mit einem Examen abschließen, 2 Jahre danach arbeitet der junge Anaesthesist für sich selbst und macht dann nochmals ein Examen, um voll ausgebildeter Anaesthesist zu sein. Aus dieser Schilderung können Sie entnehmen, daß es uns nicht um Quantität, sondern eher um Qualität geht. Da wir noch nicht genügend Anaesthesisten haben, würde die Entwicklung der Chirurgie schwierig sein. Aus diesem Grunde ist bis heute fast jeder junge Chirurg in Anaesthesie ausgebildet und muß wissen, wie er intubieren und welche einfache Narkose er ausführen muß. Ich hoffe, daß dies in nächster Zukunft nicht mehr nötig sein wird. Unser Ziel ist es, einen Anaesthesisten für 60 chirurgische Betten zu haben. Wir hoffen, diese Planzahl in der nächsten Zukunft zu erreichen.

L. Barth:

Ich danke Ihnen sehr, Herr Kollege Pokrzywnicki. Darf ich nunmehr Herrn Dr. Keszler bitten, uns einige Informationen über die Anaesthesie in der ČSSR zu geben.
Bitte Herr Dr. Keszler.

H. Keszler:

Meine Damen und Herren!

Ich werde versuchen, mich kurz zu fassen. Aber ich möchte doch auch einiges über die Situation in unserem Lande sagen. Bei uns gibt es keine selbständige Gesellschaft für Anaesthesie. Vorläufig gibt es nur eine — sozusagen — Zweigstelle der Chirurgischen Gesellschaft, die aber eigentlich alle Funktionen und auch alle Rechte einer Anaesthesiegesellschaft inne hat, und die auch seit 1955 Mitglied der World Federation of Societies of Anesthesiologists ist. Die Gesellschaft hat nur 32 vollqualifizierte Mitglieder, aber die Gesamtzahl der Mitglieder ist viel größer. Das sind einerseits Anaesthesiologen, die noch im Training sind und außerdem auch Chirurgen, die sich für die Anaesthesiologie interessieren; die Gesamtzahl beträgt fast 150. Die Gesellschaft oder Zweigstelle wurde 1952 gegründet. Die Organisation ist bei uns so, es gibt in den Hauptspezialitäten einen — ich weiß bloß wie das englisch heißt — adviser, sozusagen einen aufsichthabenden Arzt, der eine Beratungsfunktion auf dem ganzen Gebiete hat. Die kleineren Spezialitäten haben, wie in diesem Falle die Anaesthesiologie, beim chirurgischen Hauptadviser eine Kommission, die die Funktion hat, die Zusammenarbeit der Anaesthesiologen in den einzelnen Ländern oder Kreisen zu koordinieren. Diese in örtlichen oder in Landeskrankenhäusern tätigen Anaesthesiologen haben hauptsächlich die Aufgabe, die Schulung jüngerer Ärzte in der Anaesthesiologie zu sichern und auch die Beschaffung von technischen Möglichkeiten, also Apparaten usw. zu besorgen. Die technische Ausrüstung ist heute bereits im großen ganzen befriedigend und wird in unserem Lande fabriziert, auch die meisten Anaesthetika und Relaxantien usw. werden bei uns hergestellt. Die Spezialisierung ist bei uns etwas eigenartig, das ist sozusagen historisch bedingt, und zwar fordert die Spezialisierung erstmal $2^1/_2$ Jahre Chirurgie, Interne oder eine andere Fachausbildung und erst nachher kann der jüngere Arzt die anaesthesiologische Spezialisierung beginnen, die dann noch $2^1/_2$ Jahre dauert. Also die ganze Ausbildung dauert 5 Jahre und wird gewöhnlich mit einem 2monatigen Kursus im Institut für ärztliche Fortbildung beendet. Nach diesen 2 Monaten gibt es noch eine Fachprüfung. Es gibt keine selbständige Zeitschrift, aber wir haben so etwas wie Anaesthesia Abstracts, gewiß nicht so vollkommen, aber eine Zeitschrift, die eigentlich nur Auszügen aus der Weltliteratur gewidmet ist. Und außerdem publizieren wir natürlich in den anderen Zeitschriften, teilweise auch ein wenig im Ausland. Sonst möchte ich vielleicht noch sagen, daß bei uns leider in Wirklichkeit Schwestern noch Anaesthesien geben, und sogar noch ziemlich häufig. Aber diese Situation ist unerwünscht und wird eigentlich nur geduldet, weil es vorläufig nicht anders geht. Aber es ist immer ein Arzt verantwortlich, und wenn möglich, wird die Anaesthesie auch von einem Arzt besorgt. Was die Stellung des Anaesthesiologen anbelangt, ich meine vom Standpunkt des Einkommens, so ist sie die gleiche wie die Stellung anderer Fachspezialisten, denn es gibt ja bei uns eine allgemeine Krankenversicherung und das Gehalt hängt nur von der Qualifikation ab. Ich werde Sie nicht weiter damit aufhalten, über unsere Pläne zu berichten, denn wir sind ja mit dem Stand nicht zufrieden, aber ich möchte kurz etwas auf eine Frage sagen, die hier aufgeworfen wurde und die uns und besonders mich sehr interessiert. Es ist die Frage, ob in einem Lande, wo die Anaesthesiologie noch vieles einzuholen hat, auch gleichzeitig die Forschungsarbeit gefördert werden soll, oder ob es zweckmäßiger ist, das nicht zu tun. Diese Frage wurde von den sehr berühmten und weltbekannten Anaesthesiologen aus England, die hier sitzen, eigentlich schon verneint. Ich habe jedoch einen anderen Standpunkt. Um aber auf keinen Fall mißverstanden zu werden, erlaube ich mir, jetzt englisch weiterzusprechen, weil ich mit Ihrem Standpunkt nicht ganz einverstanden bin, bei aller Hochachtung vor Ihrer Erfahrung und leitenden Stellung in der Anaesthesie. (Folgt Übersetzung.) Ich kann nicht ganz mit Ihnen übereinstimmen bezüglich der Forschung in Ländern, die erst mit der Entwicklung der Anaesthesie beginnen. Vielleicht bin ich voreingenommen, weil ich selbst in einem Forschungsinstitut arbeite und einen großen Teil meiner Zeit der Forschung widme, doch gestatten Sie mir bitte trotzdem, einige Bemerkungen zu machen. Ich bin sicher, daß jeder mit mir darin übereinstimmen wird, daß der praktische Teil der Anaesthesie der wichtigste ist, doch gleichzeitig glaube ich, daß jeder mit mir übereinstimmen wird, daß, obgleich der klinische Blick, die Fähigkeit des Erkennens jeder Veränderung am Patienten sehr wichtig ist, es viele Beweise dafür gibt, daß diese einfachen klinischen Methoden nicht verläßlich genug sind. Um dazu einige Punkte zu erwähnen: Ich denke an Comroe, ich bin nicht ganz sicher, der vor vielen Jahren zeigte, daß viele sehr gut ausgebildete Ärzte oft völlig unfähig sind, eine Zyanose, oder besser gesagt, eine Hypoxie lediglich durch Beobachtung des Patienten zu bemerken. Es ist eine allzu bekannte Tatsache, daß sogar ausgebildete Anaesthesisten oft unfähig sind, eine geringe Herabsetzung im Ventilationsvolumen zu bemerken. Nun, ich weiß, daß das eine andere Sache ist, und sicher wird jeder eine etwas objektivere Methode begrüßen, ohne selbstverständlich die klinische Beobachtung zu vernachlässigen. Doch der andere Punkt, den ich erwähnen möchte, ist, daß es verschiedene Angaben gibt, die man nicht einfach annehmen kann, die *ich* nicht einfach annehmen konnte, wo die Literatur ziemlich widersprechende Aussagen macht; z. B. die Frage der Potenzierung der Praemedikationsmittel durch Neuroplegica, durch Arzneimittel wie Chlorpromazin usw. Racenberg und Buda aus unserem Institut wiesen nach, daß diese Meinung wohl richtig ist, aber daß die Potenzierung nichts Neues ist, denn die herkömmliche Kombination von Praemedikationsmitteln wie Morphin und Atropin hat ebenfalls einen Effekt, der nicht lediglich additiv ist, sondern der kombinierte Effekt ist wirklich größer. Ein Effekt, den wir sowohl bei Tieren als auch beim Menschen nachweisen konnten. Das ist so, Sie können das nicht ohne Forschung tun. Ohne Forschung sind sie lediglich darauf angewiesen, zu glauben, und obgleich ich natürlich überzeugt bin, daß es sehr notwendig ist, oft den Literaturangaben zu glauben, auch wenn sie unglaubhaft erscheinen, müssen sie gleichzeitig selbst manchmal einige Probleme lösen, denke ich. Um ein anderes Beispiel zu geben, wir sind sehr interessiert an der Frage des Noradrenalins. Wir sind der Meinung, daß Noradrenalin im Schock — das, was wir Schock nennen — gefährlich ist. Ich denke da an Wund- und haemorrhagischen Schock, nicht an peripheres Kreislaufversagen infolge von Anaesthesiemitteln oder hoher Spinalanaesthesie. Die Literatur ist sehr widersprechend. Es gibt Leute, die feststellten — und es scheint sehr überzeugend —, daß Noradrenalin ein gutes Mittel bei haemorrhagischem Schock ist, und es gibt Leute, die das Gegenteil behaupten. Anscheinend hatten beide Seiten Methoden, die auf den ersten Blick nach den angegebenen Daten ganz korrekt sind, aber doch verschiedene Schlußfolgerungen zulassen. Ich möchte meine Ausführungen nicht länger ausdehnen, aber eines möchte ich doch noch sagen, daß wir trotz des Bedürfnisses, uns in der praktischen Anaesthesie zu üben, und der Tatsache, daß wir einen großen Teil unserer Zeit auf die Lehre verwenden, dennoch die Notwendigkeit sehen, die Forschung voranzubringen. Wir wissen, daß das sehr schwierig sein wird, aber wir glauben auch, daß es notwendig ist zu versuchen, sowohl Anaesthesiologe im wissenschaftlichen als auch Anaesthesist im praktischen Sinne zu sein. Entschuldigen Sie bitte, daß ich etwas länger gesprochen habe, aber das war eine Frage, die mir sehr wichtig erschien.

L. Barth:

Vielen Dank, Herr Keszler, für Ihre Ausführungen. Ich glaube, die aufgeworfenen Fragen sollten am Schluß unserer Diskussion nochmals kurz beantwortet werden. Soweit ich Herrn Prof. Gray und Herrn Prof. Mushin verstanden habe, wenden sie sich nicht grundsätzlich gegen Forschungstätigkeit in den Ländern, die in der Anaesthesie Neulinge oder nicht genügend ausgerüstet sind. Es ging hauptsächlich um die Frage, was soll man planen, was soll man organisatorisch tun. Und so war wohl — wie ich es verstanden habe — die Ansicht von Herrn Prof. Gray und von Herrn Prof. Mushin, daß man zuerst für die Ausbildung sorgen soll, zuerst dafür sorgen soll, daß eine gute Anaesthesie appliziert wird. Das schließt nicht aus, daß an einzelnen Stellen, sagen wir praktisch außer Konkurrenz Forschung betrieben wird, wenn die Voraussetzungen dafür gegeben sind.

Wir haben noch 2 Länder vertreten, die noch nicht zu Wort gekommen sind, und so möchte ich Herrn Dr. Filipoff aus Sofia bitten, uns ganz kurz zu berichten, wie es in Bulgarien aussieht.

F. Filipoff:

In unserem Lande ist die Anaesthesiologie die jüngste Fachrichtung. Bis zum Jahre 1949 nach dem zweiten Weltkrieg wandten wir bei uns sehr häufig die Lokalanaesthesie an. Im Jahre 1949 bis 1950 kauften wir Apparaturen für die endotracheale Narkose, wie z. B. den Apparat nach Heidbrinck, Foregger, und dann begannen wir 1949 unsere erste Endotrachealnarkose, doch nur in der Thoraxchirurgie. Doch das war nur in einigen unserer hauptsächlichen Universitätsbasen, in medizinischen Instituten und in Instituten für ärztliche Fortbildung. Nach und nach führten wir diese Narkose auch in den übrigen Gebieten unseres Landes ein. Ich muß bemerken, daß die Anaesthesiologie zu dieser Zeit und bis heute eine praktische Arbeit war. Sie hatte keinen wissenschaftlichen und Forschungscharakter. Erst im Jahre 1956 begannen an unserem Institut für ärztliche Fortbildung spezielle Ausbildungskurse für Anaesthesisten. In diesen Kursen wurden im Verlaufe von 7 Monaten die Fächer: Pharmakologie, Physiologie und Chirurgie und die Anwendung der Narkose in den einzelnen Spezialrichtungen der Chirurgie, der Otolaryngologie, Geburtshilfe und Gynäkologie usw.

gelehrt. Doch das war nur für die theoretische Unterweisung. In unserem Institut gab es bisher solche Fachrichtungen nicht wie in den anderen Ländern mit ähnlichen Kursen. Nach diesem Kursus muß man mindestens 3 Jahre arbeiten und kann dann den Facharzt erhalten. Unsere besten Kader studierten in Frankreich, der ČSSR und der Sowjetunion, sowie ein Kollege von uns in Kopenhagen. Da wir keine einzige Schule hatten, sandten wir unsere Anaesthesisten in die verschiedenen Länder, um dort die Anaesthesiologie zu erlernen. Vor unserer Reise hierher hatte der wissenschaftliche Rat in unserem Ministerium für Gesundheitswesen eine Sitzung, auf der der Beschluß gefaßt wurde, einen Lehrstuhl für Anaesthesiologie mit einem speziellen Programm zu errichten. Er liegt leider erst im Entwurf vor und ist noch nicht zur Anwendung gekommen. In unseren anderen großen Städten führten wir nur praktische Arbeiten durch. Gewöhnlich ist es ein Chirurg, der 4 bis 5 Jahre in der Chirurgie arbeitete und dann als zweite Fachrichtung die Anaesthesiologie wählte. Bis jetzt ist bei uns die Frage noch nicht gelöst, ob sofort nach Verlassen der Universität eine spezielle Anaesthesieausbildung erfolgen soll, oder ob man zuerst eine beliebige andere Fachrichtung einschlagen soll, z. B. Interne Medizin, Chirurgie usw. In unseren Kreisstädten wurde zwar ein sogenanntes anaesthesiologisches Kabinett eingerichtet, aber die wissenschaftliche Anaesthesie wurde nur in 2 Institutionen durchgeführt: An der medizinischen Hochschule in Sofia und am Institut für Ärztliche Fortbildung. Ich kann von unserer Anaesthesiologie nur noch einmal sagen, daß es die jüngste Fachrichtung ist und sich erst als selbständiges Fachgebiet entwickelt. Ich vergaß zu erwähnen, daß das Ministerium für Gesundheitswesen eine Verfügung herausgab, nach der man den Facharzt nach 3 Jahren erlangen kann, der Anaesthesist muß vor allem 3 Jahre praktisch arbeiten, besucht die erwähnten Kurse, und danach sind 3 Jahre praktische Arbeit in der Anaesthesie erforderlich, um dann das Facharztdiplom zu erhalten.

L. Barth:

Vielen Dank Herr Dr. Filipoff. Unsere Zeit wird nun knapper und knapper, und ich darf vielleicht Herrn Dr. Holmdahl aus Uppsala bitten, uns noch kurz zu berichten, wie es in Schweden aussieht.

M. Holmdahl:

Die erste Stelle für einen Facharzt für Anaesthesie wurde 1940 in Schweden eingerichtet. Während der vierziger Jahre ging die Entwicklung ziemlich zögernd voran, aber in den letzten 10 Jahren ist es sehr schnell gegangen. Die Frage ist nicht nur, genügend Stellen für die Anaesthesisten zu finden, sondern Anaesthesisten für die Stellen zu finden. Die medizinalen Departments sind Abteilungen, und zwar Abteilungen für das ganze Hospital, nicht nur für die chirurgische Abteilung. Es gibt insgesamt 110 Spitäler in Schweden. Rund 80 von diesen Spitälern haben spezielle chirurgische Abteilungen, die das treiben, was man große Chirurgie nennt. In allen diesen Spitälern werden in 5 Jahren Anaesthesieabteilungen sein. Jetzt gibt es etwa 50 Spitäler, von diesen 37 Bezirksspitäler, die schon eine Anaesthesieabteilung mit einem Fachanaesthesisten haben.

Unsere Ausbildung ist im Ausland geschehen, und zwar meistens in den USA und England. Ich bin in England bei Dr. Payne ausgebildet, und für die Ausbildung haben die angelsächsischen Länder uns nicht nur mit der Ausbildung in ihren Ländern geholfen, sondern es sind auch Engländer gekommen, um als Anaesthesisten in unseren Spitälern zu arbeiten. Ich glaube, wir haben z. Z. mehr als 6 bis 7 englische Anaesthesisten, die als Chefanaesthesisten in unseren Spitälern arbeiten. Lassen Sie mich nun eine Bemerkung zur Frage „Wissenschaft oder nicht" sagen. Ich glaube, daß die Förderung der Anaesthesie von Seiten der Chirurgen in den nördlichen Ländern und speziell in Schweden daher gekommen ist, daß sich die Anaesthesisten auch an der Entwicklung der Medizin beteiligt haben. Ich muß an die These z. B. von NILSSON in Lund erinnern, die absolut gezeigt hat, daß die Behandlung der Schlafmittelvergiftung eine Aufgabe der Anaesthesisten ist. Ich will auch darauf hinweisen, was die Dänen während der Poliomyelitisepidemie 1952 in Kopenhagen geschafft haben. Ich glaube, daß diese Erfolge einen ganz großen Einfluß auf die Entwicklung der Anaesthesie in unserem Lande gehabt haben. Damit will ich natürlich nicht sagen, daß die Hauptaufgabe in unseren Ländern jetzt ist, so viel wie möglich gute und klinische Anaesthesisten auszubilden. Ich kann hier bezeugen, daß ich mich, auch wenn ich an der Wissenschaft in einer Universitätsstadt interessiert bin, doch von 8 Uhr morgens bis 8 Uhr abends in der Routineanaesthesie beschäftige. Wir sind noch wenig Anaesthesisten, so daß wir unsere Wissenschaft am Operationstisch machen müssen.

L. BARTH:

Herr Prof. GRAY bitte um ein letztes Wort.

T. C. GRAY:

Meine Damen und Herren, die einzige Frage, die wirklich aufgetaucht ist, war die Frage der Vorrangigkeit, die zuerst von Dr. BARTH aufgeworfen wurde, ob mehr Laboratorien oder mehr klinische Anaesthesisten, wie ich die Frage verstanden habe. Natürlich sind wir nicht gegen die Forschung, tatsächlich haben wir in unserem Lande gerade die erste, ausschließlich für Forschungszwecke bestimmte Anaesthesieabteilung gegründet, und zwar im Royal College of Surgeons. Die erste Aufgabe dieser Abteilung ist weder das Lehren noch der Routineanaesthesiebetrieb, sondern die Forschungsarbeit. Wie ich Ihnen sagte, haben wir etwa 6 Universitätsabteilungen mit Lehrstühlen für Anaesthesie, und jede von ihnen hat ihr Forschungslaboratorium. So wäre es absolut unrichtig zu sagen, unser Standpunkt sei, daß wir an der Entwicklung dieser Fachrichtung nicht interessiert seien, oder uns nicht damit beschäftigen; natürlich sind wir daran interessiert. Aber es ist meiner Meinung nach ein falscher Standpunkt in den noch in der Entwicklung stehenden Ländern, den Fortschritt in der Zahl der Anaesthesielaboratorien auszudrücken. Ich sehe den Fortschritt viel mehr in der Zahl von gut ausgebildeten geschickten Anaesthesisten, die verfügbar sind, und ich bin sicher, daß wir darin alle einer Meinung sind. Es scheint eine Sache der Vorrangigkeit zu sein, das Primäre voranzustellen, d. h. bildet Anaesthesisten aus und unterrichtet sie zuerst, und dann wird die Forschung und das Geld für Laboratorien nachkommen. Das ist wirklich der einzige Punkt, den ich zum Ausdruck bringen wollte. Aber ich möchte noch auf etwas anderes zurückkommen, entweder habe ich Dr. HOLMDAHL mißverstanden oder nicht, er erwähnte Dr. NILSSON in Lund, ob er ihn als Beispiel für einen Wissenschaftler nannte oder nicht, ich bin nicht sicher — er ist natürlich einer — aber sein Fortschritt in der Behandlung war ein rein klinischer Fortschritt und in keiner Weise die Folge von Laboratoriumsarbeit. Seine Resultate basierten auf klinischer Beobachtung und der Anwendung von klinischen Techniken, Anaesthesietechniken, auf dieses spezielle Problem. — Ich bin sehr glücklich, ich wünschte, wir hätten viel mehr diskutiert, denn das ist es, was wir mögen. Wir lieben die Auseinandersetzungen. Ich danke Ihnen, daß Sie mir die Gelegenheit gegeben haben, aber ich denke, mein Kollege MUSHIN wünscht vielleicht noch eine Ergänzung zu machen.

W. W. MUSHIN:

Ich danke Ihnen, Prof. GRAY, für die Worte, die ich selbst sonst gesagt hätte. Wenn ich Ihre ernsten Gesichter vor mir sehe, kann ich Sie vielleicht etwas aufheitern, indem ich Ihnen eine wahre Geschichte erzähle, die mir passiert ist, und welche sehr deutlich die Gefahr der falschen Darstellung der relativen Bedeutung im Entwicklungsstadium der Anaesthesie in bezug auf diese beiden Faktoren zeigt, nämlich die Forschung und die praktische Ausbildung. Vor einigen Jahren, gleich nach Kriegsende, erhielt ich zwei Anfragen in derselben Woche von Ärzten aus demselben Land, das zu dieser Zeit praktisch keine Anaesthesisten hatte. Die erste Frage kam von einem Kollegen derselben Universität, dem Professor für Pharmakologie, der mir berichtete, daß er einen jungen Arzt in der Ausbildung habe, der bei ihm schon 9 Monate tätig sei, um als Anaesthesist ausgebildet zu werden, und der anfragte, ob ich ihn für 1 bis 2 Wochen übernehmen würde, um ihm in der anaesthesiologischen Technik den letzten Schliff zu geben. Das war die eine Anfrage; in derselben Woche kam ein Arzt zu mir, ein sehr bekannter Chirurg, dessen Namen Sie sicher kennen würden. Er erzählte mir, daß er an einem großen chirurgischen Kongreß teilnehme und fragte an, ob ich seiner Sekretärin über das Wochenende nicht die Technik der Thoraxanaesthesie beibringen könnte. Dies ist in aller Kürze das Problem der Unklarheit in der Beziehung zwischen der praktischen Erfahrung und dem, was man Forschungstechnik und Forschungsideen nennen könnte. Es liegt mir wirklich ganz fern, das versichere ich Dr. KESZLER, etwa zu sagen, daß kein Platz für Forschung sei. Was ich zum Ausdruck bringen möchte, ist, daß die Forschung ganz von selbst kommt, das ist ganz unvermeidlich, wenn wirklich ernsthaftes Interesse an der praktischen Arbeit besteht.

Ein letztes Beispiel, um zu veranschaulichen, was ich meine: Wenn Sie die Aufgabe hätten, einen Autotransportbetrieb in einem Lande aufzubauen, in dem es keine Autos gab, was würden Sie tun, würden Sie eine Fabrik gründen, eine große Anzahl von Grundtypen entwickeln und eine große Anzahl von Fahrern ausbilden lassen, diese Autos zu fahren, oder würden Sie ein Forschungslaboratorium einrichten für die Erforschung und Entwicklung neuer Typen von Motoren? Das ist das gleiche Problem, dem viele Ihrer Länder gegenüberstehen. Es kostete England, wie Sie wissen, 100 Jahre, fast 100 Jahre, um dann 1936 den ersten Universitätslehrstuhl in Oxford einzurichten.

Nun ein letzter Punkt. Viele von Ihnen haben Schwestern erwähnt. Darf ich Ihnen vielleicht noch schnell sagen, was sich meiner Meinung nach als sehr gefährlicher und leicht um sich greifender Gedanke in bezug auf das Schwesternproblem erweisen könnte, weil ich der Meinung bin, daß wir Anaesthesisten in bezug auf die Schwestern sehr klar in unserem Denken sein sollten.

Ich bin zu der Überzeugung gekommen, nachdem ich viele Länder in der ganzen Welt besucht habe, daß es eigentlich nicht viel in technischer Hinsicht auf allen Gebieten der Medizin gibt, was man nicht ziemlich schnell einem Laien beibringen könnte. Dies schließt alle Gebiete der Medizin ein. Ich bin ganz sicher, daß ich, wenn ich mich befleißigen würde, innerhalb einer kurzen Zeit, ich meine vielleicht einige Monate, fast jede Technik der Medizin ausüben könnte, ob es sich um biochemische, radiologische, oder chirurgische oder dermatologische oder jede andere medizinische Technik handelt. Aber ich würde natürlich sehr wenig wissen über die eigentliche Sache, um die es bei dieser Technik geht. Viele von Ihnen werden vielleicht das erfolgreiche Land, die USA besucht haben und dort werden Sie beobachten, daß Schwestern noch immer den Hauptteil der Anaesthesie durchführen. Die Zahlen zeigen, daß die Mehrzahl der Narkosen noch immer von Schwestern verabfolgt werden, sogar in solch berühmten Kliniken wie in der Mayoklinik. Stellen Sie sich bitte auch nicht einen Augenblick vor, daß die so durchgeführten Narkosen etwa nicht zufriedenstellend wären. Sie sind vollkommen zufriedenstellend, aber natürlich ist das, was durchgeführt wird, die *Technik*. Wir Anaesthesisten aber können unsere Existenz niemals *nur* auf der Basis der Technik rechtfertigen wie jeder andere Arzt, sondern nur darauf, daß wir Kenntnisse in Anatomie, Physiologie, Pharmakologie, Pathologie und innerer Medizin besitzen, die uns befähigen, ein lebendes menschliches Wesen einem besonderen Experiment in der Anaesthesie zu unterwerfen. Jede Anaesthesie ist ein besonderes Experiment, und nur ein Arzt kann ein biologisch so unterschiedliches Objekt, wie es ein Mensch ist, richtig behandeln. Dies kann eine Schwester niemals tun. Und das ist die Grundlage, auf der wir unsere Existenzberechtigung haben, und nicht auf der Basis der Technik.

Ich sage deshalb auch niemals, daß ich als Anaesthesist etwas tun kann, während die Schwester nicht dieselbe Narkose geben kann, natürlich kann sie das. Vor vielen Jahren hat mein guter Freund und Kollege MACINTOSH eine solche Situation gemeistert. Es existierte in Britannien während des Krieges der Vorschlag, wegen des großen Ärztemangels Schwestern als Anaesthesisten auszubilden. Er begegnete dieser Situation in folgender Weise: Er sagte: „Ja, das ist eine sehr gute Idee. Wir sollten ein so wichtiges Projekt unterstützen wie es die Schwesternanaesthesisten sind. Aber aus demselben Grunde sollten wir auch Schwesterntonsillektomisten, Schwesternherniotomisten und Schwesternhaemorrhoidektomisten usw. ausbilden."

L. BARTH:

Ich danke Herrn Prof. GRAY und Herrn Prof. MUSHIN für ihre netten interessanten Bemerkungen, die ich als Schluß dieser Diskussion auffassen möchte. Bevor wir aber das Symposion zu einem Ende bringen, wünscht Herr Prof. GUMMEL, der Direktor unserer Klinik und Mitglied der Forschungsgemeinschaft der Deutschen Akademie der Wissenschaften, noch ein Wort an Sie zu richten. Bitte, Herr Prof. GUMMEL.

H. P. GUMMEL:

Meine sehr verehrten Damen und Herren!

Ich habe mit dem größten Vergnügen hier bei Ihnen wieder einmal den Hausherrn gespielt, der mit ißt und mit trinkt und dessen Aufgabe es ist, nicht durch unnütze Reden die Gäste zu belasten. Das Amt der „Hausfrau" in Ihrem Kreise, dem Freundeskreise, oblag in diesem Falle Herrn BARTH. Herr BARTH, so habe ich den Eindruck, hat sich bemüht, eine gute „Hausfrau" zu sein. Wenn die Gäste dann gehen, und in der Garderobe sich den Mantel anziehen, so sagen die einen, na ja, es waren nette Leute, die anderen sagen vielleicht: ein nutzlos verbrachter Abend. Ich glaube, daß das letztere wahrscheinlich sehr wenige sagen werden, und daß die „Hausfrau" glücklich sein kann, wenn sie dazu beigetragen hat, Ihnen allen nicht nur ein paar schöne Stunden zu geben, sondern Sie auch in Ihrem Kreise näher zusammenzuführen. Herr HUTSCHENREUTER war so freundlich, mich als Anaesthesiemäzen zu bezeichnen. Wie ich hoffe nicht etwa nach dem Motto: Ein durchschnittlicher Chirurg soll wenigstens einen guten Anaesthesisten haben. Ich bin davon überzeugt, daß ein verantwortungsbewußter Chirurg nicht ohne einen eben solchen Anaesthesisten arbeiten kann. Diejenigen, die das letzte Symposion hier miterleben durften, kennen wahrscheinlich die alte Geschichte meines eigenen anaesthesiologischen Daseins. Vor etwas mehr als 25 Jahren kam ich als unbedarfter Kliniker nach einer längeren theoretischen Ausbildung in eine chirurgische Klinik und sollte eine Narkose machen. Der Patient hat mit mir schwer ringen müssen, und Gott sei Dank war er kräftig. Ich habe ihn besiegt und er ist davongekommen. Aber es ist immer ein schweres Erlebnis für mich geblieben. Ich wünsche Ihrem Fach soviel Erfolg, daß ich diese Geschichte in einigen Jahren nicht mehr erzählen kann, sondern sie in die Märchenkiste packen muß. Unsere Patienten würden es uns sehr danken. Und nun lassen Sie mich zum Schluß, das Symposion ist ja noch nicht zu Ende, sondern nur das „Geistige" ist vollendet, Ihnen allen recht herzlich viel Erfolg in Ihrer weiteren Arbeit und vor allen Dingen auch für die Entwicklung Ihres jungen Faches eine robuste Gesundheit wünschen.

BERLINER SYMPOSION ÜBER FRAGEN DER CARCINOGENESE

VOM 11. BIS 16. DEZEMBER 1959

In memoriam CHARLES OBERLING

Herausgegeben von Prof. Dr. A. GRAFFI, Prof. Dr. H. KRAATZ und Prof. Dr. H. GUMMEL

Bearbeitet von Dr. H. BIELKA

(Abhandlungen der Deutschen Akademie der Wissenschaften zu Berlin, Klasse für Medizin, Jahrgang 1960, Nr. 3)

1960. X, 369 Seiten — 239 Abbildungen — 1 Titelbild — 69 Tabellen — 4° — Broschur DM 60,— Halbleinen DM 62,—

Veranstaltet von der Deutschen Akademie der Wissenschaften zu Berlin und dem Ministerium für Gesundheitswesen der DDR fand unter wissenschaftlicher Leitung von Prof. Dr. A. Graffi im Dezember 1959 in Berlin ein internationales „Symposion über Fragen der Carcinogenese" statt, auf welchem etwa 80 Wissenschaftler des gesamten europäischen Auslandes, der USA und Deutschlands über aktuelle Probleme der Krebsforschung, insbesondere über Fragen der Krebsätiologie und des Mechanismus der Carcinogenese in Vorträgen und ausführlichen Diskussionen berieten.
Der Kongreßband enthält in der Programmfolge sämtliche Vorträge mit zahlreichen Illustrationen und die Diskussionsbeiträge im Original. Der Symposionsbericht enthält Arbeiten über neuere chemische Carcinogene und Co-Carcinogene sowie über Fragen des Mechanismus der Carcinogenese und der Beziehungen zwischen Dosis und Wirkung, zum Problem der Tumorerzeugung durch Fremdkörperimplantationen und zum Thema der carcinogenen Wirkung radioaktiver Strahlen. Stadien der Malignität, biologische Wertigkeit maligner Tumoren und immunologische Aspekte der Carcinogenese waren weitere Vortrags- und Diskussionsthemen.
Besonders wurden im Rahmen dieses Themas Fragen der viralen Ätiologie der Leukämie vorgetragen und diskutiert. Ausgezeichnete elektronenmikroskopische Bilder verschiedener onkogener Viren verliehen diesem Teil des Symposions ein besonderes Gepräge. Den Abschluß bildeten Vorträge über chemotherapeutische Aspekte bei der Behandlung maligner Geschwülste.
Der Kongreßband gibt das Symposion in allen Einzelheiten wieder und gestattet so allen am Krebsproblem, insbesondere an den Fragen der Ätiologie und des Mechanismus der Cancerogenese Interessierten einen Einblick in neuere Ergebnisse und moderne Probleme der experimentellen Krebsforschung.

Kolibri 360 GmbH
Ferdinand-Jühlke-Straße 7
99095 Erfurt, Deutschland
produktsicherheit@kolibri360.de